工业科学家手册

基础药物动力学、药效动力学及药物代谢

Handbook of Essential Pharmacokinetics,
Pharmacodynamics and Drug Metabolism for Industrial Scientists

[韩]权宁吉 博士（Younggil Kwon, Ph.D.） 著

郭建军 张林琪 译

化学工业出版社

·北京·

内 容 简 介

本书介绍了 13 个特定的 PK/PD/DM 问题及其实际工业应用，包括 ADME（吸收、分布、代谢与排泄）的体内过程、蛋白结合、非线性药物动力学、药效动力学和药物动力学/药效动力学关系、人体药物动力学预测方法、常用动物生理学参数等内容，附录中还对重要的药物动力学公式、典型的药物动力学问题及可能原因进行了总结。

本书可供企业、研究院所从事 PK/PD/DM 相关领域工作的工业科学家、实验室科研人员和管理人员阅读，也可作为药学、药理学等相关专业教师和学生的参考书。

First published in English under the title
Handbook of Essential Pharmacokinetics, Pharmacodynamics and Drug Metabolism for Industrial Scientists
by Younggil Kwon, edition: 1
Copyright © Springer Science+Business Media New York, 2002 *
This edition has been translated and published under licence from
Springer Science+Business Media, LLC, part of Springer Nature.
Springer Science+Business Media, LLC, part of Springer Nature takes no responsibility and shall not be made liable for the accuracy of the translation.

本书中文简体字版由 Springer Nature Switzerland AG 授权化学工业出版社独家出版发行。

北京市版权局著作权合同登记号：01-2022-1934

图书在版编目（CIP）数据

工业科学家手册：基础药物动力学、药效动力学及药物代谢/（韩）权宁吉著；郭建军，张林琪译. —北京：化学工业出版社，2022.4（2023.6重印）

书名原文：Handbook of Essential Pharmacokinetics, Pharmacodynamics and Drug Metabolism for Industrial Scientists

ISBN 978-7-122-40816-7

Ⅰ.①工… Ⅱ.①权… ②郭… ③张… Ⅲ.①药物代谢动力学-手册

Ⅳ.①R969.1-62

中国版本图书馆 CIP 数据核字（2022）第 027257 号

责任编辑：冉海滢 刘 军　　　　　　　装帧设计：王晓宇
责任校对：宋 夏

出版发行：化学工业出版社（北京市东城区青年湖南街 13 号 邮政编码 100011）
印　　装：北京印刷集团有限责任公司
710mm×1000mm 1/16 印张17 字数305千字 2023 年 6 月北京第 1 版第 2 次印刷

购书咨询：010-64518888　　　　　　　　售后服务：010-64518899
网　　址：http://www.cip.com.cn
凡购买本书，如有缺损质量问题，本社销售中心负责调换。

定　　价：128.00 元　　　　　　　　　　　　版权所有　违者必究

序

药物代谢及药物动力学（DMPK）研究是解决药物开发以及临床用药等相关科学问题的重要理论支撑和方法手段，其在新药研发中的地位与作用日益重要并贯穿始终。而随着全球医药创新的蓬勃发展，DMPK 研究在药物筛选、药性评价、临床用药等方面的应用将持续深入，其对提高新药研发成功率、节省研发费用与时间、保障临床用药安全等都具有关键意义。

十年前，我与郭建军博士在苏州相识，他严谨的科学态度、饱满的工作激情以及在 DMPK 研究领域的造诣给我留下了很深的印象。在年轻一代的药物工业界科学家中，他是不可多得的同时具有深厚理论功底和丰富实战经验的优秀人才。此次，郭博士领衔的青年科学家团队精心翻译了 Younggil Kwon 博士所著的《工业科学家手册：基础药物动力学、药效动力学及药物代谢》一书，这本译著对当下国内风起云涌的新药研发将有非常高的实用价值。

本书结构清晰、内容全面、图表丰富，针对性和实用性较强，堪称 DMPK 应用领域的一本"简约版"百科全书。本书提供了 DMPK 研究常用的各类重要公式、常见动物生理参数，以及常用术语，极大地方便了相关研究人员的日常使用与参考。本书不仅适用于工业界的新药开发科学家，对于 DMPK 研究学者也是极具价值的工具书。即便是初学者，通过自学本书并进行相关练习后，也可在较短时间内熟练掌握 DMPK 专业知识。

纵览全书可见郭博士及其团队字斟句酌、精益求精的敬业精神，也体现了郭博士及其团队在 DMPK 研究领域的深厚造诣。借此书即将付梓之际，感谢郭博士对国内 DMPK 研究及应用领域的贡献，希望国内 DMPK 领域人才辈出，希望更多中国创新药走向世界！

成都中医药大学教授

2022 年 3 月于南京

近年来随着中国创新药的迅猛发展，药物开发过程中药物动力学、药效动力学和药物代谢（PK/PD/DM）的整合及其应用的重要性日益凸显。其中，药物代谢及药物动力学（DMPK）等研究则越来越早地介入到药物早期设计、筛选和评价中。新药研发领域的大多数研究者及项目管理工作者或多或少都会接触到PK/PD/DM 的相关内容，而其中从研究设计到数据解释过程中的众多实际应用问题是最受关注的。

Handbook of Essential Pharmacokinetics, Pharmacodynamics and Drug Metabolism for Industrial Scientists 一书由在制药工业界具有丰富经验的科学家Younggil Kwon 博士撰写，对从事PK/PD/DM 相关领域工作的工业科学家、实验室研究人员和项目管理人员都是非常有价值的参考手册。本书共13 章，每一章涉及一个特定的主题，第1 章简述了PK/PD/DM 的相关概念及其关联性；第2 章对动物体内 PK 研究中与给药相关的问题进行了讨论，采用房室/非房室模型进行了PK 数据解释；第3 章介绍了常用体内高通量PK 筛选的方法；第4～9 章分别介绍了吸收、分布、清除、蛋白结合、代谢和排泄；第10 章分析了非线性 PK 的识别方法、可能成因及影响因素等；第11 章讨论了 PK 和 PD 的关系及两者间的建模方法；第 12 章介绍了人体药物动力学预测的方法；第 13 章则总结了与PK/PD/DM 研究相关的动物生理学数据及常见实验动物给药的一些推荐条件。另外在本书的末尾，Younggil Kwon 博士对所用到的专业术语、重要的药物动力学公式、典型的药物动力学问题及其可能的原因进行了汇总和描述，以方便读者快速查阅参考。

本书由郭建军带领湖南恒兴医药科技有限公司从事 DMPK 工作的研究人员承担翻译工作，他们分别是（以姓氏拼音为序）：陈梅、郭建军、李长春、梁钜超、宁挺杨、彭蕊、苏文俏、王集华、韦唯、易红浪、张林琪、周玲、周文。全书由郭建军进行最终审阅和修改完善。同时，特别感谢杨志伟、张振两位博士的参与和大力协助，两位博士在药物代谢及动力学研究领域具有丰富的工业经验，以严谨的态度为译稿的修改提供了许多宝贵意见。

自 2016 年成立以来，恒兴医药为客户在药物开发中承担了许多非临床 DMPK、药效及临床药理学研究工作，在阅读和翻译本书的过程中，获益匪浅。译者期待本书的读者也能从中受益，为读者在各自的研究领域上提供理论参考、问题解决思路以及方便可得的实用信息。

本书涉及多个学科，限于用语习惯和译者水平，翻译有不当或疏漏之处，恳请读者批评指正，有感兴趣的内容，欢迎沟通交流。

湖南恒兴医药科技有限公司　郭建军

2021 年 9 月

献词

谨以本书献给我的妻子Heekyung和我的两个女儿Jessica和Jennifer。

在制药工业领域，人们已经认识到，在各种药物开发过程中将药物动力学、药效动力学和药物代谢（PK/PD/DM）学科整合起来并加以应用，对于成药性化合物的选择和优化是极其重要的。在早期发现阶段，对新化合物的关键 PK/PD/DM 特性的识别在理解其药理作用和构效关系方面发挥了至关重要的作用。得益于分析化学的最新进展，科学家们可以在相对较短的时间内获得大量化合物的 PK/PD/DM 特性。同时在开发阶段，化合物的毒理学研究和临床研究的设计和实验应基于对其 PK/PD/DM 特性的全面彻底的了解。

在担任工业科学家期间，我意识到为 PK/PD/DM 在实际工业的应用而设计的参考书不仅对药物动力学和药物代谢部门的研究人员，而且对制药公司的其他开发团队来说，都是非常有价值的工具。本书是专门为从事 PK/PD/DM 相关领域工作的工业科学家、实验室助手和管理人员设计的。本书由十三个章节组成，每一章都涉及一个特定的 PK/PD/DM 问题及其实际工业应用。特别地，第 3 章和第 12 章分别讨论了关于体内暴露量高通量筛选方法和人体药物动力学预测的热点话题，第 8 章介绍了工业科学家需了解的药物代谢相关的基础知识。书末的名词术语表中汇总了重要的公式，并总结了 PK/PD/DM 中常用的术语。我希望所有查阅这本书的读者都能发现它是一本易于理解的参考书，可以帮助大家在各自的研究领域识别、分析和解决与 PK/PD/DM 相关的问题。

权宁吉　博士
Younggil Kwon, Ph.D.

致

谢

　　我要感谢Bonnie Mangold博士、Francis Tse博士和Elina Dunn女士提出的宝贵意见和建议，以及Michael F. Hennelly的鼓励和支持。

全书插图导览

第 12 章

第 13 章

第1章

引言

药物动力学（以下或简称药动学）和药效动力学（以下或简称药效学）是药物科学中研究各种实验以及临床条件下药物在体内处置特征和药理效应的重要领域（Caldwell 等，1995；Cocchetto 和 Wargin，1980）。

药物动力学是研究给药后药物分子在体内行为规律的学科。药物从进入体内到被消除包含 4 个不同但互相关联的过程：口服后，药物分子在胃肠道中通过肠上皮细胞被吸收进入门静脉，流经肝脏和肺部，到达体循环，然后通过血液循环进入各个组织和器官，其中部分药物分子通过代谢或排泄的方式被消除。上述按顺序发生的事件被称为 ADME，即吸收、分布、代谢和排泄，见图 1-1。

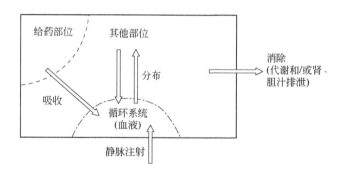

图 1-1 药物动力学行为示意图。药物在体内的分布和
消除两个过程合起来即称为药物的处置过程

药物动力学的目的是通过考察药物浓度在一些容易获得的体液如血液、血浆、尿液以及胆汁中随时间变化的规律来研究药物在体内的 ADME 过程。基本上，所有的药动学参数如清除率、表观分布容积、平均滞留时间以及半衰期都可以通过血浆或全血的药物浓度-时间曲线进行估算。值得注意的是，药物暴露曲线的药动学解释只是对 ADME 过程的表象所做出的简要描述。因此，对于相同的血浆药-时（药物浓度-时间）曲线的药动学特性可能有很多不同的解释。

药效学是研究药物在效应部位（靶标酶或受体位置）浓度和药理效应强度关系的学科。以抗凝剂药物为例，药物效应部位是体循环，其药效学就是要阐明血液中（效应部位）该药物的浓度和抗凝作用强度（药理效应）的关系。

当药物效应部位不在血浆中，且血浆（或血液）中的药物浓度与效应部位的不同时，药物动力学和药效动力学之间的动态关系就成为将血浆中的药物浓度和最终药理效应联系起来的重要桥梁。血浆中与效应部位药物浓度之间的动力学关系可以通过探索不同的 PK/PD 模型来获取（图 1-2）。合理的 PK 和 PD 研究中，研究者必须对实验所应用的条件和假设以及所采用的 PK 和 PD 模型有全面透彻的了解。因为几乎所有 PK 和 PD 数据解释的有效性都取决于这些假设和条件的科学合理性和生理意义。

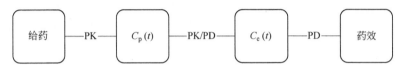

图 1-2　药物动力学（PK）、药效动力学（PD）以及药物动力学/药效动力学（PK/PD）之间关系的示意图。$C_p(t)$ 和 $C_e(t)$ 分别表示血浆（取样部位）中和药物效应部位的药物浓度

参考文献

Caldwell J. et al., An introduction to drug disposition: the basic principles of absorption, distribution, metabolism and excretion, *Toxicol. Pathol.* **23**: 102-114, 1995.

Cocchetto D. M. and Wargin W.A., A bibliography for selected pharmacokinetic topics, *Drug Intel. Clin. Pharmacol.* **14**: 769-776, 1980.

第 2 章

药物动力学研究设计和数据解释

药物动力学数据的解释可以被看作是主要致力于推论给药后药物在体内究竟发生了什么过程，而这种推论则是基于药物在血浆/血液等生物体液中暴露水平随时间变化的过程。体内药物动力学数据的可靠性依赖于实验设计、执行，生物样品采集、处理和分析的有效性。此外，选择合适的数据分析方法对于理解药物的药物动力学特性同样重要。在本章中，对动物体内静脉和口服给药研究中的有用信息、操作指南以及数据解释进行讨论。

2.1 静脉给药

2.1.1 静脉给药研究的作用

静脉给药后血浆中药物暴露情况为药物动力学特性提供关键信息，包括：

（1）**系统清除率和稳态表观分布容积** 药物的系统清除率可通过静脉给药后的血浆（血液）药物浓度-时间曲线估算而得。在生物利用度达到 100% 的预设前提下，也可以通过其他给药途径估算系统清除率。但是，稳态表观分布容积只能通过静脉注射获得的药物暴露量进行计算。

（2）**药物末端半衰期** 药物的末端半衰期是由静脉给药后体内的药物处置（药物分布和清除）过程决定的。非静脉给药途径下的末端半衰期不仅受药物处置过程影响，还与给药部位药物的吸收（输入）过程有关。

（3）**通过暴露水平估算生物利用度** 作为参照，静脉给药后血浆药物浓度-时间曲线下面积（AUC）通常被用来估算非静脉给药途径下的生物利用度。

2.1.2 静脉给药研究的一般考虑

静脉给药研究的重要考虑和建议总结如下：

（1）**快速推注（bolus injection）和短时输注（short infusion）** 一般情况下，

除非另有说明，所谓药物静脉（或者动脉）注射默认为是在几秒内快速完成的推注给药（即快速推注）。如果注射时间超过 1min，将被认为是短时输注。

（2）给药溶液　一般情况下，静脉给药的溶剂最理想的是 pH 6.8 的等渗无菌水。尽管通常水性溶剂更受欢迎，但由于某些化合物的水溶性有限或其在水中的化学稳定性较差，各种有机助溶剂的使用也并不罕见。非水性溶剂，如二甲基亚砜（DMSO）、乙醇、聚乙二醇 400（PEG400）及植物油，或者增溶剂（如 β-环糊精）经常和无菌水一起使用来提高化合物在给药溶剂中的溶解度，这样的办法在新药发现过程中尤为常用。这种情况下，应考虑有机溶剂或增溶剂对化合物的药物动力学特性（如代谢抑制作用和血细胞溶血）及药理和毒理反应的影响。通常，有机共溶剂的含量不宜超过总注射体积的 20%。可以调节给药溶剂的 pH 值至弱酸或弱碱性以提高溶解度。但是，采用这种方式需要注意，因为 pH 变化可能对化合物的化学稳定性造成影响。也应考虑给药溶剂的黏度，以保证可注射性和最优流动性。

（3）给药体积　快速推注情况下，合适的给药体积是非常重要的。如果给药体积太大，会增加注射时间；而给药体积太小，又会增加给药溶液配制和给药实施的难度。对于兔、猴和犬等体型较大的实验动物，单次快速推注最大的给药体积约为 1mL/kg。而对于如小鼠和大鼠这类小动物，每只动物最大可给药体积分别高至 0.3mL 和 0.5mL。对于小型实验动物，连续 24h 静脉输注体积不应超过 4mL/(kg·h)（参考第 13 章）。

2.1.3　静脉给药后的样品采集

（1）血样采集时间点（图 2-1）

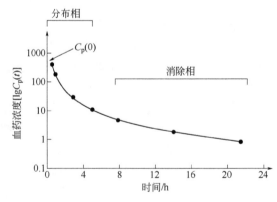

图 2-1　静脉给药后血浆药物浓度-时间曲线图。药物 $C_p(0)$ 可以通过给药后前两个点在药物浓度-时间曲线上的位置外推到 Y 轴估算，并且在消除相至少包含 3 个时间点来计算半衰期

① **完整的血药浓度-时间曲线。**建议采集 7 个（至少 5 个）时间点。

② **早期阶段（分布相）**。推荐在注射给药后的短时间内（通常，给药后 15min 内）至少采集两个时间点，以对外推的零时血药浓度 [$C_p(0)$] 进行可靠的估算。（译者注：在快速推注给药的情况下，通常还需要在推注过程中至少采集两个时间点。）

③ **末端阶段（消除相）**。为了可靠地估算药物的末端半衰期，末端阶段应至少包含 3 个时间点。根据经验，选择末端 3～4 个时间点来计算半衰期，其中第一个和最后一个时间点的间隔应超过这样计算出来的半衰期的两倍。

（2）血样采集体积 一般情况下，对于小型实验动物而言，每周的采血量不能超过体内血液总量的 10%；在不出现严重失血性休克和组织缺氧的情况下，短时间内的采血量不能超过 20%。在后一种情况下，动物在采血后需要 3～4 周的恢复时间或者给予适量的输血。

注释：静脉注射后假设的零时血药浓度[$C_p(0)$]。药物 $C_p(0)$ 可以通过静脉注射后的前两个数据点在"药物浓度-时间"半对数坐标图上外推到 Y 轴交点计算得到（图 2-1）。当然，时间零点时血液采集点的血药浓度事实上为零，因为注射瞬间药物还未到达血样采集点。但是，估算出的 $C_p(0)$ 对于计算从零时到第一个采样时间点的药物浓度-时间曲线下面积以及药物在中央室的表观分布容积（V_c，详见多房室模型）是非常有用的。V_c 是一个假想的体内空间，在这个空间内药物注射后瞬间即达到平衡，其可以通过静脉注射剂量除以 $C_p(0)$ 进行估算。对小型实验动物而言，药物可能仅需几秒钟即可达到血浆与中央室之间的分布平衡。

（3）尿液 对从实验动物收集到的一段较长时间范围内（通常在小动物中持续到 24h）的尿液样本进行分析，也能提供有用的药物动力学信息，例如肾清除率和药物代谢谱。一般情况下，在尿液中进行代谢物鉴定的工作相对于血液更容易，因为尿液中代谢物浓度更高。

肾清除率（Cl_r）可以通过尿液中原形药的排泄量除以 AUC 来进行计算。肾清除率与不同的给药途径无关。系统清除率（Cl_s）（参考第 6 章）与肾清除率之间的差异就是非肾清除率（Cl_{nr}）：

$$Cl_{nr} = Cl_s - Cl_r \qquad (2\text{-}1)$$

式中，Cl_{nr} 代表除经由肾脏以外的其他体内途径下的清除率，例如经由肝脏、肺、肠、血液或大脑清除的清除率。由于肝脏是大多数药物的主要消除器官，一般情况下 Cl_{nr} 被认为与肝脏清除率相近或相等。

2.2 口服给药

2.2.1 口服给药研究的作用

口服给药是最普遍和可接受的给药方式。以下是口服给药后通过药物血浆暴露情况估算出的重要药物动力学参数。

(1) 峰浓度 C_{max} 和达峰时间 t_{max} C_{max} 是指口服给药后观察到的血药浓度最高值，t_{max} 是指观察到的 C_{max} 处的时间点。

(2) 末端半衰期 口服给药后的末端半衰期受到药物的分布和处置速率的共同影响，其通常与静脉给药后的末端半衰期相似或更长。

(3) 生物利用度 生物利用度是指药物通过口服给药与参照给药途径（通常为静脉给药）的剂量归一化的 $AUC_{0-\infty}$ 比值。

2.2.2 口服给药研究的一般考虑

(1) 给药体积 药物溶液或混悬液可以通过口服灌胃给药。对于小型实验动物如大鼠，禁食条件下给药体积可以达到 10mL/kg，不禁食条件下 5mL/kg 的体积是可以接受的。对于口服给药而言，溶液是最理想的给药剂型，但是在必要时也可以给予混悬液（参见第 13 章）。

(2) 食物的摄入 口服给药时，同时进食可能会改变药物的吸收速率和程度。此外，当药物存在肝肠循环时，药物暴露情况在限制食物摄入的动物和正常进食的动物之间可能会显著不同。

(3) 水的摄入 有时需要限制饮水量以减少暴露量的差异性，尤其是在使用非水性给药溶剂如聚乙二醇 400（PEG400）以增加药物的溶解度情况下。这种情况下，水的摄入可能会导致药物析出，从而降低其吸收程度。

(4) 食粪性 在啮齿类动物中，食粪性（进食自身粪便）可能会显著影响药物的吸收情况。为了避免食粪的发生，可以通过使用尾帽或在代谢笼里进行实验的方式将动物和其粪便分开。

(5) 剂量水平 为了测试潜在的非线性药物动力学的存在，可以在预期的治疗范围内至少考察 3 个不同的剂量水平。但大多数情况下，在新药发现阶段，1 个或 2 个剂量水平足以确定化合物的初步药物动力学特征。

2.2.3 口服给药后的样品采集

(1) 血样采集时间点（图 2-2）
① 完整的血药浓度-时间曲线。建议采集 7 个（至少 5 个）时间点。
② t_{max} 前后。t_{max} 之前至少采集一个时间点，t_{max} 之后至少采集 3 个时间点。
③ 末端阶段。末端至少采用 3 个时间点用于半衰期的估算，并且其间隔时间大于所计算出的半衰期的两倍。
④ $AUC_{0-\infty}$ 估算。选择 t_{max} 之后至少涵盖 3 个半衰期的采样时间点，以获得可靠的 $AUC_{0-\infty}$。

（2）采样体积　对于小型实验动物，每周的采血量不超过血液总量的 10%。具体参阅静脉给药的给药体积建议。

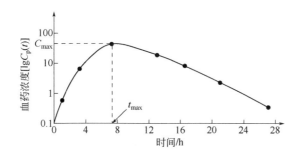

图 2-2　口服给药后血药浓度-时间曲线图。为了得到可靠的药物口服暴露特征，建议 t_{max} 时间点前至少采集一个时间点，t_{max} 时间点后至少采集 3 个时间点

2.3　数据解释

基本上，有两种不同的方法用于分析血药浓度-时间的关系以估算药物动力学参数，即房室模型和非房室模型（Balant 和 Gex-Fabry，1990；Gerlowke 和 Jain，1983；Gillespie，1991；Zierler，1981）。非房室模型更常用于制药工业中简单的药物动力学数据解释。

2.3.1　房室模型

房室模型是将机体看作是由动力学特性不同的若干个"房室"所组成。每个房室都可以被想象为机体内一个虚拟的空间，这个空间由各种组织器官构成，在其中药物浓度可快速分布、达到平衡。每个房室解剖结构是未知的，并且没有太大的现实意义。房室的数量可由血浆药物浓度-时间曲线来进行经验性的设定。房室模型的设计具有以下作用：

① 为药物在血浆（或血液）与体内其他组织或器官中的分布行为提供一个概念上的理解。

② 不需要通过充分的机理性考察，而可经验性地评估机体生理过程的变化，如跨膜转运及代谢等。

③ 估算各种药物动力学参数，如速率常数、清除率和表观分布容积。

房室模型分析法需要借助数学工具，对测得的血药浓度-时间数据用模型公式进行拟合（通常为非线性回归拟合），而得出相应的药物动力学参数。这种非线性拟合工作可以借助一些商业化的电脑程序来完成（如 PCNONLIN）。房室模型分析的第一步是设定模型中房室的数量。

2.3.1.1　一室和多室模型

给药后，药物起初会集中在给药部位，随后进一步分布到机体的其他区域。如果静脉注射后药物分子从注射位点（如静脉血管）能瞬间快速分布到全身各处，那整个机体就像一个药物动力学的单一均匀房室。这种情况下，血药浓度-时间曲线将在半对数坐标图（血药浓度为对数坐标轴，时间为线性坐标轴）中呈现单相下降特征，并能很好地用一房室模型进行描述。

当药物从血浆到某些特定组织或器官的分布明显慢于身体的其他部位时，就应该考虑多室模型了。这样的多房室模型是由一个中央室和一个或多个外周室所构成的模型。一般情况下，药物从血浆进入高度灌注的器官或组织（如肝脏、肾脏或脾脏）的速度比其进入血液供应有限的组织或器官（如脂肪、肌肉、皮肤或骨骼）要快得多。中央室通常就代表了体循环和血液高度灌注的器官或组织，而外周室通常代表了血液灌注的有限的器官和组织。在多房室模型系统中，血药浓度-时间曲线将在半对数坐标图中呈现多相下降特征。在药物动力学的描述上，房室之间的药物分布可以理解成药物通过血管和/或细胞膜在组织器官间的转运过程，一般可认为遵循一级反应动力学特征。

注释：一级反应动力学。一级反应动力学是指生物体液中药物浓度的变化速率与浓度自身成固定比例关系的一种动力学过程。一级反应动力学中，血浆中药物浓度的变化速率可以描述为浓度$[C_p(t)]$的函数，即 $dC_p(t)/dt = kC_p(t)$，k 是一个一级速率常数。一级药物动力学通常被称为线性药物动力学（参考第 10 章）。

2.3.1.2　一房室模型分析

房室模型中最简单的就是一房室模型，其将整个机体视为动力学上均一的单一房室。图 2-3 展示了静脉给药后以一房室模型描述的药物的一级动力学消除。

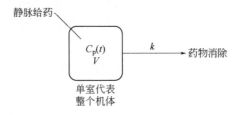

图 2-3　静脉给药后遵循一级动力学消除的一房室模型。$C_p(t)$是指时间 t 的血浆药物浓度，k 是一级消除速率常数，V 代表房室的表观分布容积

一房室模型中体内药物在任何给定时间的总量可以用下面的公式表示：

$$A(t) = C_p(t) \cdot V \tag{2-2}$$

$C_p(t)$ 和 V 分别代表血浆中的药物浓度和表观分布容积（参阅第 5 章）。单次快速静脉注射给药后，按一房室模型所描述的时间 t 的血药浓度 $[C_p(t)]$ 方程为：

$$C_p(t) = \underbrace{\frac{D_{iv}}{V}}_{C_p(0)} \times e^{-kt}$$

$$(2-3)$$

式中，$C_p(0)$ 为外推的零时血药浓度（图 2-1）；k 是一级消除速率常数。式（2-3）可采用血药浓度-时间数据进行拟合，以估算 V 和 k。药物的系统清除率（Cl_s，参考第 6 章）和半衰期（$t_{1/2}$）可通过以下公式进行估算：

$$Cl_s = kV \qquad (2-4)$$

$$t_{1/2} = \frac{0.693}{k} \qquad (2-5)$$

（1）血浆和组织中的药物浓度　需要特别注意的一点是，一房室模型并非指机体内所有组织和器官中的药物浓度完全相同。而是指，药物进入循环系统后，在不同的组织器官和血浆中的浓度瞬间即达到平衡状态，也就是血浆和各组织器官的浓度达到固定的比值。这时，血浆中药物浓度的变化速率可以直接反映组织中药物浓度的变化。区别只在于两者浓度值不同，这种不同反映了药物在血浆和组织间的蓄积程度（图 2-4）。

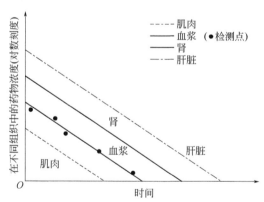

图 2-4　符合一房室模型的血浆及各组织中的浓度-时间半对数坐标曲线图示，浓度随时间曲线呈单相下降趋势。血药浓度是通过实验测定得到，各组织中药物浓度为假设值

（2）单相下降、单指数函数和一房室模型的关系　在符合一房室模型的系统中，静脉注射给药后，描述血浆药物浓度-时间曲线的单指数函数和其在半对数坐标曲线图上的单相下降行为是互为充分必要条件的（图 2-5）。（译者注：换句话说，在真正的一房室系统中施以静脉给药后，单指数函数就足以且亦只能描述半

对数坐标图上的药-时曲线单相下降行为。而其中隐含的前提是，真正的一房室系统是以线性药代动力学特征为基础的。）

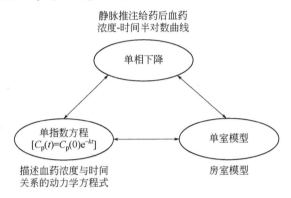

图 2-5 静脉注射给药后半对数血药浓度-时间坐标图上的单相下降、单指数函数以及一房室模型的关系

（3）线性或半对数坐标图上的血药浓度-时间曲线 如药物的处置遵循线性动力学特征、可采用一房室模型，静脉注射给药后的药物浓度-时间[$C_p(t)$-t]趋势特征在线性坐标图中将呈现为曲线形式。但同样的数据在半对数坐标图[$\lg C_p(t)$-t]中，将呈现为直线关系以及单相下降趋势（图 2-6）。如果静脉注射后，药物处置过程需采用二房室或三房室模型，在半对数坐标图中将分别呈现出二相或三相下降的趋势且在末端为直线形式。然而，在线性坐标中血药浓度-时间关系在整体上都呈现为曲线，具有二房室和三房室模型特征的曲线之间的差异非常微小，不易区别。因此，采用房室模型进行数据分析时，将药物浓度-时间坐标由线性坐标转换为半对数坐标后，更易于通过视觉上的直观判断来设定合适的房室数量。

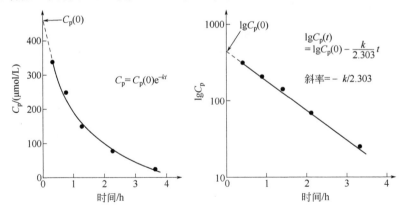

图 2-6 静脉注射给药后，使用药物浓度-时间的单指数函数绘制的血药浓度-时间曲线（左）和半对数血药浓度-时间曲线（右）

注释：自然对数和常用对数。自然对数是指以 e（2.718）为底数的对数，常用对数是指以 10 为底数的对数。两者的关系是：

$$\ln C_p(t) = 2.303 \lg C_p(t) \tag{2-6}$$

式（2-3）两边取自然对数或对数，得到下式：

$$\ln C_p(t) = \ln C_p(0) - kt \tag{2-7}$$

或

$$\lg C_p(t) = \lg C_p(0) - \frac{k}{2.303} t \tag{2-8}$$

2.3.1.3　多房室模型分析

房室模型中房室数量的选择（如：一房室模型还是二房室模型），会由于样品采集频率和药物在体内分布速率的不同而不同。可以设想一下：一个药物在静脉注射给药后 5min 内快速分布到血液中和高度灌注器官中，随后又以比较慢的速度分布到身体的其他部位；而注射后第一个血浆样品采集时间大于 5min。这种情况下，药物暴露情况将会显示出单相下降趋势，以致选择一房室模型进行拟合分析更为合适。但是，如果在注射后 5min 内额外采集几个血样，则整体的血药浓度-时间半对数曲线可能会呈现双相下降趋势，此时，选择二室模型较一室模型更为合适。

基于药物消除所处的房室，二房室或三房室模型可分别被具体划分为三个或七个不同的类型。在缺少实验数据的情况下，一般假设药物的消除只在中央室进行。这是因为大部分药物的主要消除部位都是肝脏（代谢和胆汁排泄）和肾脏（尿液排泄），而这两个器官都是血液高度灌注的器官（也就意味着它们更易提取出血浆中的药物）。静脉注射给药后最常用的二房室模型如图 2-7 所示。

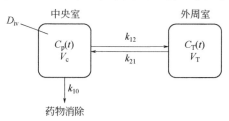

图 2-7　静脉注射后呈中央室一级消除动力学特征的二房室模型。静脉注射给药后中央室的药物清除具有明显的一级动力学特征。$C_p(t)$ 和 $C_T(t)$ 分别表示时间点 t 的血浆药物浓度和外周室药物浓度。D_{iv} 代表静脉注射的给药剂量，k_{12} 和 k_{21} 分别表示药物从中央室到外周室进行分布的一级动力学速率常数以及反方向的一级动力学速率常数。k_{10} 代表药物从中央室进行消除的一级动力学速率常数。V_c 和 V_T 分别表示中央室和外周室的表观分布容积

在线性药物动力学条件下的二房室模型中，静脉注射后的血药浓度-时间半对数曲线图呈现双相曲线特征（Jusko 和 Gibaldi，1972），可以通过以下双指数函数来描述：

$$C_p(t) = Ae^{-\alpha t} + Be^{-\beta t} \tag{2-9}$$

A、B、α、β 可以通过静脉给药后血药浓度-时间半对数坐标图上的截距和斜率估算而来，截距和斜率则可以通过电脑程序、使用残差法或非线性回归法对公式进行曲线拟合而获得（图 2-8）。以上这些参数能够被继续用来估算 $C_p(0)$、V_c 和其他常数如 k_{12}、k_{21} 和 k_{10}。

在零点时

$$C_p(0) = A + B \tag{2-10}$$

因此

$$V_c = \frac{D_{iv}}{C_p(0)} = \frac{D_{iv}}{A + B} \tag{2-11}$$

k_{12}、k_{21} 和 k_{10}，与 A、B、α 和 β 关系如下：

$$k_{21} = \frac{A\beta + B\alpha}{A + B} \tag{2-12}$$

$$k_{10} = \frac{\alpha\beta}{k_{21}} \tag{2-13}$$

$$k_{12} = \alpha + \beta - k_{21} - k_{10} \tag{2-14}$$

由 k_{12}、k_{21}、k_{10} 和 V_c 可以计算得到系统清除率（Cl_s，参考第 6 章）以及稳态表观分布容积（V_{ss}，参考第 5 章）：

$$Cl_s = k_{10}V_c \tag{2-15}$$

$$V_{ss} = V_c(1 + k_{12}/k_{21}) \tag{2-16}$$

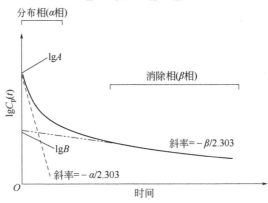

图 2-8　可按二房室模型处理的静脉注射给药后的半对数药物浓度-时间曲线呈双指数下降趋势

（1）分布相（distribution Phase）和末端相（terminal Phase） 如果药物在体内的处置过程可以通过线性条件下的二房室模型来描述，静脉注射给药后的血药浓度-时间半对数曲线则将呈现双指数下降（图2-8）。药物暴露水平在初始的急剧下降阶段常被称为分布相或 α 相，后期缓慢的直线下降阶段则被称为末端相或 β 相（也被称为后分布相、拟分布平衡相或是消除相）（Riegelman 等，1968）。在分布相，血药浓度急速下降的原因主要是药物从血浆中快速分布到高度灌注组织和/或器官。当血浆中的药物总量和身体所有其他组织中的药物总量的比例达到恒定时，就达到了拟分布平衡态。在这个阶段，血浆中药物浓度的降低主要是由于药物从体内的消除所导致，并且在半对数坐标图上呈现直线关系（图2-8）。

（2）外周室中的药物浓度 静脉注射给药后外周室中药物浓度在分布相快速增加，并且在末端相与血浆中的药物浓度逐渐地平行降低（图2-9）。曲线的形状根据药物的分布和消除速率的不同而不同（Gibaldi 等，1969）。

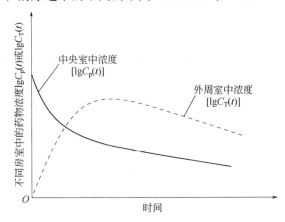

图2-9 中央室与外周室的半对数药物浓度-时间坐标图示。实线代表血浆（中央室）中测得的浓度，虚线代表身体其他组织（外周室）的假想浓度。外周室的药物浓度高低取决于药物在血浆和组织之间的分布速率

（3）双相下降、双指数函数和二房室模型的关系 静脉给药后，如果血药浓度-时间曲线在半对数坐标图中呈现双相（初期快速下降，随后缓慢下降）或三相特征，则选择二房室或三房室模型可能是合适的（图2-10）。但是，血药浓度-时间曲线呈现多相下降趋势并不一定意味着机体对药物的处置为"多房室"方式。例如，在药物暴露水平出现下面的药物处置情况中的任意一种也会呈现双指数下降趋势，即便机体内的药物分布实际上为"一房室"方式。

① **非线性蛋白结合。** 静脉注射给药初期药物浓度很高，由于血浆蛋白结合可能处于饱和状态，导致游离药物比例高于后期的时间点。除非固有清除率处于

饱和状态，当药物的蛋白结合率较其他情况下低时，药物清除率通常会更高。这种更高的清除率可以导致药物浓度在初始阶段的下降比在后面阶段更急剧。随着药物浓度的降低，药物蛋白结合比例大幅增加，继而造成药物清除率降低，最终反映出来就是药物浓度随时间呈现更缓的下降趋势。

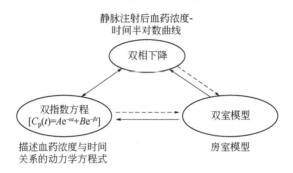

图 2-10　静脉注射给药后半对数血药浓度-时间坐标图上的双相下降、双指数函数以及双室模型的关系。从"双室模型"到"双相下降"的实线箭头表示如果药物在体内的行为呈现为二房室特征，血药浓度-时间曲线是双相的。但是药-时曲线上的双相下降趋势并不一定意味着机体符合二房室特征，如图中虚线箭头所示

② **代谢产物的抑制**。代谢产物可能会抑制原药的清除。给药初期，代谢产物的量比较低，其可能的抑制作用可以被忽略。但是给药后期，当代谢产物的生成量积累到一定程度，对原药的清除影响将会变得明显，而造成血药浓度随时间呈现更缓慢的下降。

③ **辅底物（cosubstrate）的消耗**。一定时间后，药物消除（代谢）所需的辅底物的消耗可能会导致药物浓度-时间曲线呈现明显的双相下降趋势。

④ **对映体的药物动力学差异**。当药物是以外消旋混合物的形式给药且药物对映体的药物动力学行为不同时，血药浓度-时间曲线可能具有明显的双相特征。

2.3.1.4　模型选择

选择合适的药物动力学模型的最重要因素是模型与药物动力学行为的生理相关性。尤其是当有实验数据表明某个药物具有特定的药物分布特征或消除途径的情况下，所选用的模型应能适用于这些特征。例如，如果静脉注射给药后，实验数据表明该药物的消除主要是通过肝脏代谢，并且血药浓度呈现双向下降趋势，那么一个从中央室而不是外周室清除药物的二房室模型将更合理。

多种不同的房室模型可以用于分析同一套数据。最复杂的模型（具有很多房室和参数的房室模型）不一定是表征药物动力学特征的最佳模型。模型选择的一个重要经验法则是"简约原则"，就是模型越简单越好。有几种统计方法可用于确定最合适的房室模型。

（1）赤池信息量准则（Akaike information criterion，AIC） 用于模型选择的最广泛使用的方法是赤池信息量准则法（Akaike，1974）。对某个特定模型，可以先通过以下公式算得 AIC 值：

$$AIC = n\ln(WSS) + 2m \qquad (2-17)$$

式中，n 和 m 分别指模型中使用的浓度数据点和参数的数量；WSS 是指加权平方和：

$$WSS = \sum_{i=1}^{i=n}(Y_{obs,i} - Y_{calc,i})^2 W_i \qquad (2-18)$$

式中，W_i 是一个权重因子，用于实验数据（药物浓度）模型拟合，通常为 $1/Y$ 或 $1/Y^2$；$Y_{obs,i}$ 是指 y 的观察值（测得的药物浓度）；$Y_{calc,i}$ 是指通过模型拟合得出的 y 值（估算的药物浓度）。在不同的模型中，AIC 值越小的模型是越合适的模型。

（2）Schwarz 准则（SC） 该准则与赤池信息量准则类似，计算如下：

$$SC = n\ln(WSS) + m\ln n \qquad (2-19)$$

与赤池信息量准则类似，数值越小代表模型越适用。

2.3.2 非房室模型

非房室模型不需要将机体分成特定的房室，并且能够适用于任何药物动力学数据。目前存在多种非房室模型，包括统计矩分析、系统分析或非房室回流模型（noncompartmental recirculatory model）。非房室模型分析方法可以用来估算各种药动学参数，如系统清除率、稳态表观分布体积、平均滞留时间和生物利用度，而无需假设或理解药物在体内药动学行为的结构性或机制性特点。除此之外，很多非房室模型方法可以直接通过血药浓度曲线进行药物动力学参数估算，而不需要经过房室模型所需的复杂的、主观的非线性回归处理过程。由于非房室模型的广泛适用性和重现性，现已成为制药工业研究中最主要的药动学分析方法。统计矩分析则是最常用的非房室模型，介绍如下。

2.3.2.1 统计矩分析

统计矩分析被广泛用于化工领域，阐释化学物质在管内液体中的扩散特性。相似的概念被引入药物动力学研究中，分析药物在体内的处置过程和估算药物动力学参数（Yamaoka 等，1978）。血药浓度-时间曲线可以被认为是一个统计意义上的分布曲线，其中前两个矩（零阶矩和一阶矩）定义为药-时曲线下面积（AUC）和药物平均滞留时间（MRT），MRT 即药物分子被清除前在体内的平均滞留时间。根据统计矩来进行分析，可以通过血浆药物浓度-时间曲线来计算 AUC 和 MRT，而与给药途径无关，如下所示：

$$AUC_{0-\infty} = \int_0^\infty C_p(t)\,\mathrm{d}t \tag{2-20}$$

$$MRT = \frac{AUMC_{0-\infty}}{AUC_{0-\infty}} = \frac{\int_0^\infty tC_p(t)\,\mathrm{d}t}{\int_0^\infty C_p(t)\,\mathrm{d}t} \tag{2-21}$$

AUMC 为一阶矩曲线下面积，即时间与血药浓度乘积-时间曲线的零到无穷大时间的曲线下面积。

（1）AUC、AUMC 和 MRT 的单位

AUC：浓度×时间，例如 g·h/mL。

AUMC：（浓度×时间）×时间，例如 $g \cdot h^2/mL$。

MRT：时间，例如 h。

（2）AUC 和 AUMC 的药动学含义　　AUC 是量化药物在体内的暴露程度和从体内清除程度的重要药动学参数。与单个药物浓度相比，AUC 被认为是评估对药物总体暴露水平的更可靠参数。AUMC 用于评估药物分布程度，即稳态表观分布容积和药物在体内的持续性。

（3）估算 AUC 和 AUMC

① 线性梯形法。线性梯形法是最常用的估算 AUC 和 AUMC 的一种方法。例如，两个相邻的时间点 t_1 和 t_2 之间的 AUC（$AUC_{t_1-t_2}$，图 2-11）可以近似看成通过直线连接这两个相邻点而形成的梯形的面积 [式（2-22）]。然后，可以通过将一系列单个的梯形面积相加来获得一段较长时间范围内的 AUC 估算值。使用线性梯形法估算 AUC 应在线性坐标上完成。

$$
\begin{aligned}
AUC_{t_1-t_2} &= t_1 \text{和} t_2 \text{之间梯形的面积} \\
&= (t_2 - t_1) \times \frac{C_2 + C_1}{2}
\end{aligned} \tag{2-22}
$$

相邻时间点　　　　对应于时间点的药物
（时间间隔）　　　浓度（平均浓度）

线性梯形法的优缺点如下。

A．优点：a．易于使用；b．对于缓慢上升或下降的曲线下面积计算是很可靠的。

B．缺点：a．由于数据点之间的线性插值，对于凹或凸曲线的 AUC 的评估可能分别存在高估或低估的情况（图 2-11）；b．相邻时间点的浓度急剧变化时误差更大；c．时间间隔长时误差更大。

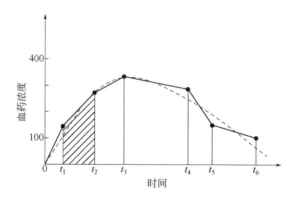

图2-11 在线性坐标上通过线性梯形法估算 AUC 图示。图中阴影部分表示 t_1 和 t_2
之间的 AUC。图中可以看到实线和虚线之间的偏差，其中实线为数据点之间的
插值法作出，虚线则为非线性回归拟合法所作出

表2-1 假定药物口服给药后通过线性梯形法估算 0～7h 的 AUC 和 AUMC

采样时间/h	血药浓度/（ng/mL）	血药浓度×时间/（ng·h/mL）	AUC[a]/（ng·h/mL）	AUMC[a]/（ng·h²/mL）
0	0	0	0	0
1	100	100	50	50
2	200	400	150	250
3	300	900	250	650
4	200	800	250	850
6	100	600	300	1400
7	0	0	50	300
			AUC$_{0-7}$: 1050	AUMC$_{0-7}$: 3500

[a] AUC 或 AUMC 为相邻点间的数据。

AUMC 同样可以在线性坐标图中通过线性梯形法从浓度时间乘积 $[C_p(t)t]$ - 时间（t）曲线下面积进行估算。表 2-1 中展示了假定药物口服给药后通过梯形线性法计算的 AUC 和 AUMC 的示例。当最后一个取样点（t_{last}）的浓度不为零时，AUC$_{0-\infty}$可以采用线性梯形法估算从零点到最后取样点的曲线下面积（AUC$_{0-t_{last}}$）并与最后取样点到无穷的曲线下面积（AUC$_{t_{last}-\infty}$）相加得到。（AUC$_{t_{last}-\infty}$）通过以下公式进行计算：

$$AUCt_{last-\infty} = \frac{C^*}{\lambda_z} \qquad (2\text{-}23)$$

式中，C^*是最后取样点（t_{last}）的药物浓度；λ_z 是半对数药-时曲线图上末端相的斜率。C^*和 λ_z 可以通过末端相最后几个点（一般 3 个）线性回归得到。

$\text{AUMC}_{t_{\text{last}}-\infty}$ 可以通过以下公式计算：

$$\text{AUMC}_{t_{\text{last}}-\infty} = \frac{C*t}{\lambda_z} + \frac{C*}{\lambda_z^2} \qquad (2\text{-}24)$$

同样地，可以通过将使用线性梯形法计算所得的 $\text{AUMC}_{0-t_{\text{last}}}$ 与估算的 $\text{AUMC}_{t_{\text{last}}-\infty}$ 相加来获得 $\text{AUMC}_{0-\infty}$。

② **对数梯形法**。在所谓的对数梯形法中，假设浓度值随采样点间隔的不同而线性变化。$\text{AUC}_{t_1-t_2}$ 可以通过下面的公式计算：

$$\text{AUC}_{t_1-t_2} = (t_2 - t_1) \times \frac{C_2 - C_1}{\ln(C_2 / C_1)} \qquad (2\text{-}25)$$

式（2-25）最适用于呈指数下降的血药浓度-时间曲线。该方法在上升趋势曲线、峰值附近，或者陡峭下降的多指数曲线的应用中易产生误差，而当药物浓度为零或者两个时间点药物浓度相同时该方法无法使用。另外还有几种方法可以估算 AUC，例如，拉格朗日法（Lagrange method）运用三次多项式 $[C_p(t) = a + bt + ct^2 + dt^3]$ 代替线性函数，而样条曲线拟合法（spline method）使用分段多项式进行曲线拟合（Yeh 和 Kwan，1978）。

注释：最后时间点的估算浓度（$C*$）。最后一个时间点测得的药物浓度（$C_{t_{\text{last}}}$）从分析上来看最容易出错，因为 $C_{t_{\text{last}}}$ 通常可能接近分析方法的定量下限。因此，通常认为如下估算 $\text{AUC}_{t_{\text{last}}-\infty}$ 的方法更为可靠：取用最后几个时间点（一般 3 个）、通过合适的线性回归法估算最后一个时间点血样浓度 $C*$，然后计算得到 $\text{AUC}_{t_{\text{last}}-\infty}$（图 2-12）。（译者注：尽管此处的建议有其合理之处，但目前主流的 PK 计算程序还是直接采用实测得到的 $C_{t_{\text{last}}}$ 来计算 $\text{AUC}_{t_{\text{last}}-\infty}$。）

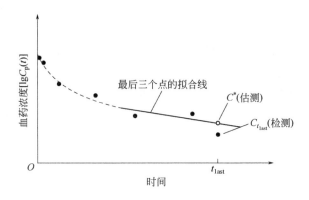

图 2-12 通过最后三个取样点的测得浓度进行线性回归计算得到最后一个取样点的估算浓度 $C*$。$C_{t_{\text{last}}}$ 是实际测得的时间点 t_{last} 浓度

2.3.2.2 通过统计矩分析估算药动学参数

（1）清除率 药物系统清除率（参考第 6 章）可以通过静脉给药剂量 D_{iv} 除以给药后血药浓度-时间曲线的零阶矩值（即 AUC_{iv}）来估算得到，如以下公式：

$$Cl_s = \frac{D_{iv}}{AUC_{iv}} \tag{2-26}$$

（2）稳态表观分布容积 稳态下药物表观分布容积（Vd_{ss}）（参考第 5 章）可以通过静脉注射给药后平均滞留时间（MRT_{iv}）和 Cl_s 的乘积得到：

$$Vd_{ss} = MRT_{iv} \times Cl_s = \frac{AUMC_{iv}}{AUC_{iv}} \times \frac{D_{iv}}{AUC_{iv}} \tag{2-27}$$

注释：AUC、Cl_s 和 V_{ss} 之间的关系。$AUC_{0-\infty}$ 能够逆向地反映系统清除的程度，但与 V_{ss} 的大小没有直接关系。因为 Cl_s 仅影响 $AUC_{0-\infty}$，而 V_{ss} 受 $AUC_{0-\infty}$ 和 $AUMC_{0-\infty}$ 共同影响［式（2-26）和式（2-27）］。因此，静脉注射相同剂量情况下，$AUC_{0-\infty}$ 越小，Cl_s 越高，但是 V_{ss} 不一定越大。假设有两种药 A 和 B，大鼠 3mg/kg 静脉注射给药后，A 药的 $AUC_{0-\infty}$ 和 $AUMC_{0-\infty}$ 均小于 B 药（表 2-2、图 2-13）。$AUC_{0-\infty}$ 和 $AUMC_{0-\infty}$（表 2-2）的估算结果显示：A 药的 Cl_s 大于 B 药，由其较低的 $AUC_{0-\infty}$ 反映出来；而 B 药的 V_{ss} 则可能大于 A 药，尽管 B 药的 $AUC_{0-\infty}$ 大于 A 药。

表 2-2 药物 A 和 B 的药动学参数总结

参数	A	B
D_{iv}/(mg/kg)	3	3
$AUC_{0-\infty}$/(g·h/mL)	2	3
$AUMC_{0-\infty}$/(μg·h²/mL)	1	4.5
Cl_s/[mL/(min·kg)]	25	16.7
V_{ss}/(L/kg)	0.75	1.5

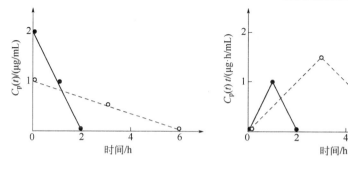

图 2-13 两种药物 A（●）和 B（○）在线性坐标图上的零阶矩血药浓度-时间曲线（左）和一阶矩血药浓度×时间-时间曲线（右）

（3）生物利用度（bioavailability） 生物利用度（F）通常是指药物通过静脉注射以外的途径下到达体循环的药量占给药剂量的比例。例如，口服给药途径下 F 可以通过口服和静脉给药后各自的剂量归一化零阶矩值（即 $\mathrm{AUC}_{0-\infty}$）的比率估算得到，如以下公式（参考第 4 章）：

$$F = \frac{D_{\mathrm{iv}} \times \mathrm{AUC}_{\mathrm{po}}}{D_{\mathrm{po}} \times \mathrm{AUC}_{\mathrm{iv}}} \tag{2-28}$$

式中，D_{iv} 和 D_{po} 分别指静脉和口服的给药剂量；$\mathrm{AUC}_{\mathrm{iv}}$ 和 $\mathrm{AUC}_{\mathrm{po}}$ 分别指静脉和口服给药后的 $\mathrm{AUC}_{0-\infty}$。

（4）平均滞留时间 平均滞留时间（MRT）是指单个药物分子在任一给药途径下从给药后到被消除之前在体内滞留的平均时间。静脉注射给药后，半对数药-时曲线呈现单指数下降趋势时，$\mathrm{MRT}_{\mathrm{iv}}$ 是指药物从体内消除 63.2% 所需要的时间。其他给药方式的 MRT 总是比静脉给药的 $\mathrm{MRT}_{\mathrm{iv}}$ 大。其他给药途径和静脉注射之间的 MRT 差值可视为药物分子从给药部位到达体循环所需的平均时间。例如，口服给药 $\mathrm{MRT}_{\mathrm{po}}$ 和静脉注射给药 $\mathrm{MRT}_{\mathrm{iv}}$ 之间的差值即药物平均吸收时间（mean absorption time，MAT）（参考第 4 章），代表口服后药物从胃肠到达体循环所需的平均时间：

$$\mathrm{MAT} = \mathrm{MRT}_{\mathrm{po}} - \mathrm{MRT}_{\mathrm{iv}}$$

$$\mathrm{MRT}_{\mathrm{po}} = \frac{\mathrm{AUMC}_{\mathrm{po}}}{\mathrm{AUC}_{\mathrm{po}}} \tag{2-29}$$

如果药物吸收过程符合一级动力学，从 MAT 的倒数可以估算出吸收速率常数（k_{a}）：

$$k_{\mathrm{a}} = 1 / \mathrm{MAT} \tag{2-30}$$

（5）半衰期 药物的半衰期（$t_{1/2}$）通常是指末端相的半衰期，在末端相 $\lg C_{\mathrm{p}}(t)$-时间图呈直线（Gibaldi 和 Weintraub，1971）趋势。半衰期是指血浆中的药物从一个给定时间点处的浓度减少到一半时所需要的时间。如果静脉给药后，药-时曲线呈现单指数下降趋势，$t_{1/2}$ 和 $\mathrm{MRT}_{\mathrm{iv}}$ 呈如下比例关系：

$$t_{1/2} = 0.693 \mathrm{MRT}_{\mathrm{iv}} \tag{2-31}$$

如果血药浓度-时间曲线呈现二相或三相下降趋势，则 $t_{1/2}$ 大于 0.693MRT（Kwon，1996）。

① 半衰期的估算。通过药-时曲线，有多种方式可以估算半衰期。

A. 药-时曲线图直接观察获得。 通过肉眼观察血药浓度-时间曲线中从任意时间点的浓度降低一半所需的时间间隔可以粗略地估计出 $t_{1/2}$。

B. 曲线拟合。 这种方法中，通常采用末端相的 3 个数据点，并且时间跨度至少大于 2 个最终得出的半衰期。末端相的半对数药-时曲线的斜率（λ_z）与半衰期呈如下反比关系：

$$t_{1/2} = 0.693 / \lambda_z \qquad (2\text{-}32)$$

当血药浓度-时间曲线图呈现单相或双相下降时，λ_z 分别等于 k [式（2-5）] 或 β [式（2-9）]。

C. 通过两个时间点进行估算。以下公式能够通过两个时间点 t_1 和 t_2 以及分别对应的药物浓度 C_1 和 C_2 进行半衰期的估算。采用这种方法估算半衰期的逻辑是：通过药物浓度从 C_1 降到 C_2 所需要经过的时间（即从 t_1 到 t_2），来推算药物浓度降低一半所需的时间，如以下公式：

$$t_{1/2} = \frac{0.693 \times (t_2 - t_1)}{\ln(C_1 / C_2)} \qquad (2\text{-}33)$$

② **半衰期的药动学意义。**末端半衰期可能是评估药物暴露持续时间的最重要参数。

A. 半衰期和药效的关系。如果药物的血浆暴露水平和药理反应之间有直接关系，则末端相的绝对暴露水平以及 $t_{1/2}$ 对评估其药效持续时间会非常重要。假设药物 A 和 B 具有相同的体外药理活性，静脉注射后，A 药的 $\text{AUC}_{0-\infty}$ 大于 B 药，而末端相中 B 药的暴露水平大于 A 药且 $t_{1/2}$ 更长（图 2-14）。如果 EC_{50}、体内药效和血药浓度水平三者之间存在直接关系，尽管 A 的 $\text{AUC}_{0-\infty}$ 大于 B，但 B 可能比 A 具有更长的药效持续时间。

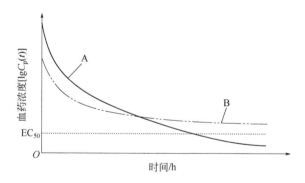

图 2-14 EC_{50} 相同的 A 和 B 两种药物的药-时曲线。药物 A 的 $\text{AUC}_{0-\infty}$ 大于 B，但是末端相 B 的暴露水平大于 A 且半衰期更长

B. 多次给药半衰期的意义。在任意给药途径下，多次给药后的药物半衰期都将接近于单次给药后的末端半衰期。也就是说多次给药的半衰期由单次给药的半衰期决定。一个常见的现象是多次给药的表观半衰期比单次给药的长。这可能

是因为分析方法的局限性和/或取样点不充分所致，在这些因素的影响下无法准确测得单次给药后真实的末端半衰期（图 2-15）。

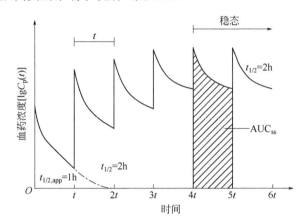

图 2-15　多次给药后血浆药物暴露曲线和表观半衰期变化图示。如图中曲线所示，由于取样点不足和/或分析方法的局限性导致单次给药后估算出的表观末端半衰期（$t_{1/2,app}$=1h）短于多次给药后的表观半衰期（$t_{1/2}$=2h）。τ 代表给药时间间隔，AUC_{ss} 代表达到稳态时相邻给药间隔的 AUC

C. 多次给药后到达稳态的时间。 多次给药后达到稳态所需要的时间与单次给药后的半衰期直接相关。对于线性条件下表现出一房室模型特性的药物，无论剂量或给药间隔如何，多次给药后通常需要大约五个半衰期才能达到稳态药物浓度。例如，某种药物单次给药的半衰期是 10h，其多次给药后达到稳态时的时间大约是 50h，并且该期间的给药剂量以及给药间隔对达到稳态所需的时间没有影响。多次给药时，给药剂量以及给药间隔决定了稳态药物浓度，并且依赖于药物的清除率，但并不依赖于达到稳态所需的时间。

注释：多次给药的蓄积因子（accumulation factor，R）。蓄积因子反映了多次给药达到稳态后相对于单次给药的体内药物的蓄积情况。R 值可以通过多次给药稳态后时间间隔 τ 之间的 AUC（AUC_{ss}）除以第一次给药后从时间点 0 到 τ 的 $AUC_{0-\tau}$ 进行估算（图 2-15）。因为单次给药产生的 $AUC_{0-\infty}$ 等同于多次给药后的 AUC_{ss}，公式中也可以做相应的转换。

$$R = \frac{AUC_{ss}}{AUC_{0-\tau}} = \frac{AUC_{0-\infty}}{AUC_{0-\tau}} \qquad (2\text{-}34)$$

多次给药后，稳态平均血药浓度（$C_{avg,ss}$）可以通过 AUC_{ss} 除以时间间隔 τ 估算，而 AUC_{ss} 同样可以替换为 $AUC_{0-\infty}$ 来进行计算，如以下公式。

$$C_{avg,ss} = \frac{AUC_{ss}}{\tau} = \frac{AUC_{0-\infty}}{\tau} \qquad (2\text{-}35)$$

以上公式可以用于已知单次给药后的药物暴露水平来估算多次给药后的 R 和 $C_{avg,ss}$。

　　③ **分析方法局限性和半衰期**。仜何实验方案中，如果样品采集时间点设计的不合理可能会导致半衰期的估算值和真实值之间存在较大差异。样品分析方法的灵敏度是否能满足末端相药物浓度的测定也是对半衰期估算准确性的一个影响因素。一个并不少见的现象是，在较高剂量水平下获得的半衰期与低剂量相比更长。这可能是由药物较高剂量下的非线性药动学特性所导致；但是，也可能只是由在较低剂量水平下检测灵敏度有限而无法在末端时间点准确定量药物浓度所致（图2-16）。因此，在获得可靠的半衰期之前，重要的是要在不同剂量的药-时曲线末端区域较长的时间范围内测定和比较不同的半衰期。另外一种方法是，在假设没有剂量或时间依赖性药动学变化的前提下，多次给药后在较高的药物暴露水平下测量半衰期，这个值比较接近于真实值。

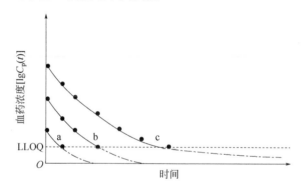

图2-16　假定的药物在线性药动学条件下及三个不同剂量给药后的药-时曲线图示（给药剂量：
　　　a＜b＜c）。尽管药物处置并不存在剂量依赖性，但是低中剂量水平（a和b）
　　　估算的半衰期短于高剂量（c）。而低剂量水平下药物半衰期明显较短则仅是因为
　　　检测的灵敏度有限。a、b曲线在LLOQ以下的虚线代表的是药物的真实浓度，
　　　与c曲线上LLOQ以下的浓度平行降低。LLOQ是分析方法的定量下限

参考文献

Akaike H.，A new look at the statistical model identification，*IEEE Trans. Automat. Control* **19**：716-723，1974.

Balant L. P. and Gex-Fabry M.，Physiological pharmacokinetic modelling，*Xenobiotica* **20**：1241-1257，1990.

Gerlowke L. E. and Jain R. K.，Physiologically based pharmacokinetic modeling：principles and applications，*J. Pharm. Sci.* **72**：1103-1127，1983.

Gibaldi M. et al.，Relationship between drug concentration in plasma or serum and amount of drug in the body，*J. Pharm. Sci.* **58**：193-197，1969.

Gibaldi M. and Weintraub H.，Some considerations as to the determination and significance of biological half-life，

J. Pharm. Sci. **60**: 624-626，1971.

Gillespie W. R.，Noncompartmental versus compartmental modelling in clinical pharmacokinetics，Clin. *Pharmacokinet.* **20**: 253-262，1991.

Jusko W. J. and Gibaldi M.，Effects of change in elimination on various parameters of the two compartment open model，*J. Pharm. Sci.* **61**: 1270-1273，1972.

Kwon Y.，Volume of distribution at pseudo-distribution equilibrium: relationship between physiologically based pharmacokinetic parameters and terminal half-life of drug，*Pharm. Sci*. **2**: 387-388，1996.

Riegelman S. et al.，Shortcomings in pharmacokinetic analysis by conceiving the body to exhibit properties of a single compartment，*J. Pharm. Sci.* **57**: 117-123，1968.

Schwarz G.，Estimating the dimension of model，*Ann. Stat.* **6**: 461-464，1978.

Yamaoka K. et al.，Statistical moments in pharmacokinetics，*J. Pharmacokinet. Biopharm.* **6**: 547-557，1978.

Yeh K. C. and Kwan K. C.，A comparison of numerical integrating algorithms by trapezoidal，Lagrange，and Spline approximation，*J. Pharmacokinet. Biopharm*. **6**: 79-97，1978.

Zierler L.，A critique of compartmental analysis，*Ann. Rev. Biophys. Bioeng.* **10**: 531-562，1981.

第 3 章

体内暴露量高通量筛选的新方法

长期以来，在动物体内快速获得高质量的药动学数据一直被认为是制药行业药物发现过程中至关重要的一步，同样也是潜在的限速步骤。尤其是近来组合化学的出现，极大地提高了发现阶段化合物的合成数量，从而引发了对体内暴露量筛选性研究的传统方法（一次评估一个化合物）的重新评估（Ku-binyi，1995；Tarbit 和 Berman，1998）。基于液相色谱-串联质谱（LC/MS/MS）的定量分析技术的最新进展，使得高通量进行体内暴露量筛选研究成为可能，并且一些创新实验方法的引入也起到了辅助作用。包括：

① 多合一（盒式或鸡尾酒法）给药；
② 给药后样品混合（或鸡尾酒分析法）；
③ 从单一混合样品估算 AUC；
④ 连续采样法。

根据研究的需要和分析能力，研究人员可单独利用上述方法的一种或将其中一些结合起来用于动物体内暴露量筛选研究。每种方法的简要背景及研究设计策略介绍如下。

3.1 多合一（盒式或鸡尾酒法）给药

多合一的方法是指将几种化合物混合在同一给药溶剂中给药，而不是一次向每个动物分别给予单个化合物。现代分析方法，如 LC/MS/MS，允许在不花费大量方法开发时间的情况下，同时测量生物样品中共存的多种化合物的浓度（Beaudry 等，1998；Olah 等，1997）。使用 LC/MS/MS 方法进行多合一给药分析时需要考虑几个重要因素（Frick 等，1998）。

（1）化合物的数量
① **质谱灵敏度。** 化合物数量应基于分析方法的灵敏度与选择性，因为包含的化合物越多，分析灵敏度将会越低。而基于以下实际情况，灵敏度问题将会进

一步加重：随着越来越多的化合物被混合到一个给药溶剂中，通常每一种药物的给药量会越来越低。

② **药物-药物相互作用。**任何转运体或酶介导的药动学过程，如细胞色素P450介导的代谢过程，都可能受到药物-药物相互作用的影响。这种药物相互作用的影响，取决于具体的化合物及其浓度；并且随着给药剂量的增加，药物相互作用的可能性也会增加。

（2）化合物的分组

① **具有相似理化性质的化合物。**优选水溶性和电离特性（酸或碱）相似的化合物配制在相同的溶剂中，主要是为了保持给药制剂本身及其定量配制过程的均一性和可重现性。

② **在质谱分析中相互干扰最小的化合物。**当使用多反应监测（MRM）模式进行质谱分析时，应避免将可能产生相同产物（或子离子）的化合物分配在同一给药方案中。分子量相差16（潜在的氧化代谢物）的化合物也避免放在同一给药方案中，因为其他化合物潜在的氧化代谢产物可能具有类似的裂解方式而对质谱分析形成干扰。在质谱中不同电离模式（正离子和负离子模式）的化合物也不宜组合在一起。

（3）剂量 恒定或低剂量水平。化合物的总剂量应保持恒定且尽可能低，以最大限度地降低药物吸收和处置各阶段中潜在的药物相互作用。

（4）参比化合物 减少研究差异性。每个研究中含有一个已知暴露量的参比化合物作为药物相互作用潜在指标和生物内标，以最大程度减少研究中动物内/动物间差异和实验差异。该化合物暴露量的变化能提示受试化合物间潜在的药物相互作用和/或剂量错误。类似的方法也被用来评估体内代谢酶的活性（Frye等，1997），以及评估化合物在Caco-2细胞膜中的渗透特性（Taylor等，1997）。

多合一给药相对于单一化合物给药在体内暴露量筛选研究上的优点与缺点见表3-1。

表3-1 多合一给药相对于单一化合物给药在体内暴露量筛选研究上的优点与缺点

优点	缺点
快速筛选更多的化合物	需要用LC/MS/MS分析
分析的样品数更少	潜在的药物-药物相互作用
研究所需的动物数量更少	数据分析的不确定性更多

3.2 给药后样品混合（或鸡尾酒分析法）

作为多合一给药的替代方法，将单个化合物给药后在不同动物个体采集到的血浆样品混合在一起分析。预期化合物一起给药会产生显著的药物相互作用时，采用这个方法可能比较有用，但是实际操作起来需要更多的实验动物及资源（Kuo 等，1998）。

3.3 从单一混合样品估算 AUC

对于口服给药后药物的暴露程度，通常认为 $\text{AUC}_{0-t_{last}}$ 比 C_{max} 更有意义。估算 $\text{AUC}_{0-t_{last}}$ 的传统方法是测定不同时间点的血药浓度，然后利用这些不同时间点的药物浓度来计算 AUC。提高口服暴露量评估通量的另一个值得关注的方法是将所有时间点的样品分别取不同体积合并制备成一个混合样品，用它的浓度（C_{pool}）乘以 0 到 t_{last} 的时间间隔来计算 $\text{AUC}_{0-t_{last}}$（Hop 等，1998）。

$$\text{AUC}_{0-t_{last}} = C_{pool}t_{last} \tag{3-1}$$

换句话说，该方法就是基于把同一动物不同时间点的血浆样品按对应于各自时间间隔长短的权重比例混合在一起。这个方法的优点在于需要分析的样品数量大幅度减少，且每个动物个体的暴露量都可以估算出来。而缺点在于无法获取化合物浓度随时间变化的曲线。在该方法中，个体样品每个时间点（0、t_1、t_2、……、t_{last}）所取体积占混合样品总体积的分数（f_0、f_1、f_2、……、f_{last}）是基于非房室模型中用于估算 AUC 的线性梯形法得出的，如表 3-2 所示（Hamilton 等，1981）。

表 3-2 用于估算 $\text{AUC}_{0-t_{last}}$ 的单个样品在每个时间点所需的体积占混合样品总体积的比例

时间 [a]	每个采样时间点所需的混合样品体积分数							
	0	t_1	t_2	t_3	t_4	t_5	t_6	t_7
t_1	$\frac{1}{2}$	$\frac{1}{2}$	—	—	—	—	—	—
t_2	$t_1/2t_2$	$t_2/2t_2$	$(t_2-t_1)/2t_2$	—	—	—	—	—
t_3	$t_1/2t_3$	$t_2/2t_3$	$(t_3-t_1)/2t_3$	$(t_3-t_2)/2t_3$	—	—	—	—
t_4	$t_1/2t_4$	$t_2/2t_4$	$(t_3-t_1)/2t_4$	$(t_4-t_2)/2t_4$	$(t_4-t_3)/2t_4$	—	—	—
t_5	$t_1/2t_5$	$t_2/2t_5$	$(t_3-t_1)/2t_5$	$(t_4-t_2)/2t_5$	$(t_5-t_3)/2t_5$	$(t_5-t_4)/2t_5$	—	—
t_6	$t_1/2t_6$	$t_2/2t_6$	$(t_3-t_1)/2t_6$	$(t_4-t_2)/2t_6$	$(t_5-t_3)/2t_6$	$(t_6-t_4)/2t_6$	$(t_6-t_5)/2t_6$	—
t_7	$t_1/2t_7$	$t_2/2t_7$	$(t_3-t_1)/2t_7$	$(t_4-t_2)/2t_7$	$(t_5-t_3)/2t_7$	$(t_6-t_4)/2t_7$	$(t_7-t_5)/2t_7$	$(t_7-t_6)/2t_7$

[a] t_1、t_2、t_3、t_4、t_5、t_6、t_7 指样品时间点。

为了对样品混合法与传统的单一浓度测定法计算出的暴露量数值进行比对，我们假设口服给药前（即时间点 0）及给药后 0.25h、0.5h、1h、2h、4h、7h 和 24h 时的血浆样品浓度分别为 0μg/mL、1μg/mL、3μg/mL、10μg/mL、7μg/mL、5μg/mL、4μg/mL 和 1μg/mL。如果单个混合样品的体积设为 480μL，不同时间点 0h、0.25h、0.5h、1h、2h、4h、7h 和 24h 用来制备混合样品的血浆样品的体积则分别为 2.5μL、5μL、7.5μL、15μL、30μL、50μL、200μL 和 170μL（表 3-3）。因此，理论上，该混合样品中的浓度 C_{pool} 应该等于 3.338g/mL，如下所示：

$$C_{\text{pool}} = C_0 f_0 + C_1 f_1 + C_2 f_2 + C_3 f_3 + C_4 f_4 + C_5 f_5 + C_6 f_6 + C_7 f_7$$

$$= 0 \times 0.005 + 1 \times 0.01 + 3 \times 0.015 + 10 \times 0.03 + 7 \times 0.104 + 5 \times 0.104 + 4 \times 0.417 + 1 \times 0.354$$

$$= 3.338 \text{g/mL}$$

式中，C_0、C_1、$\cdots$、C_7 分别为给药前（时间点 0）及给药后 0h、0.25h、$\cdots$、24h 的药物浓度。换句话说，测得的 C_{pool} 值应该接近理论值 3.338 g/mL，因此基于 C_{pool} 计算的 $\text{AUC}_{0-t_{\text{last}}}$ 应约为 80.112g·h/mL：

$$\text{AUC}_{0-t_{\text{last}}} = C_{\text{pool}} t_{\text{last}} \approx 3.338 \times (24 - 0) = 80.112 \text{g} \cdot \text{h}/\text{mL}$$

表 3-3　给药后不同时间点的单个样品占混合样品的体积分数

项目	每个采样时间点占混合样品的体积分数							
	0h	0.25h	0.5h	1h	2h	4h	7h	24h
24	0.25/48	0.5/48	0.75/48	1.5/48	3/48	5/48	20/48	17/48
体积分数（f_i)	f_0	f_1	f_2	f_3	f_4	f_5	f_6	f_7

而采用不同时间点利用梯形法则的常规方法估算出的暴露量为 80.375g·h/mL，与用 C_{pool} 值估算的结果有很好的一致性。这种所谓的"混合法"可以与多合一给药法结合使用，进一步降低分析所需的样品数量。

3.4　连续采样法

采用连续采样法代替间歇采样法来制备混合样品，以一个合适的流速从动物身上连续采血来获得每只动物的单个样品（Humphreys 等，1998）。与混合样品的方法相比，此方法的主要优点在于减少了样品采集和处理过程所需的时间。$\text{AUC}_{0-t_{\text{last}}}$ 可以通过连续采样获得的单个样品的浓度乘以采样总时长计算获得：

$$\text{AUC}_{0-t_{\text{last}}} = C_{\text{ss}_{\text{cw}}} \times P_{\text{w}} \qquad (3\text{-}2)$$

式中，$C_{\text{ss}_{\text{cw}}}$ 是指连续采样获得的单个样品的药物浓度；P_{w} 是采样总时长。

参考文献

Beaudry F. et al.，*In vivo* pharmacokinetic screening in cassette dosing experiments：the use of on-line Prospekt® liquid chromatography/atmospheric pressure chemical ionization tandem mass spectrometry technology in drug discovery，*Rapid Commun. Mass Spectrom.* **12**：1216-1222，1998.

Frick L. W. et al.，Cassette dosing：rapid *in vivo* assessment of pharmacokinetics，*Pharm. Technol. Today* **1**：12-18，1998.

Frye R. F. et al.，Validation of the five-drug "Pittsburgh cocktail" approach for assessment of selective regulation of drug-metabolizing enzymes. *Clin. Pharmacol. Ther.* **62**：365-376，1997.

Hamilton R. A. et al.，Determination of mean valproic acid serum level by assay of a single pooled sample，*Clin. Pharmacol. Ther.* **29**：408-413，1981.

Hop C. E. C. A. et al.，Plasma-pooling methods to increase throughput for *in vivo* pharmacokinetic screening. *J. Pharm. Sci.* 87：901-903，1998.

Humphreys W. G. et al.，Continuous blood withdrawal as a rapid screening method for determining clearance and oral bioavailability in rats，*Pharm. Res.* **15**：1257-1261，1998.

Kubinyi H.，Strategies and recent technologies in drug discovery，*Pharmazie.* **50**：647-662. 1995.

Kuo B-S. et al.，Sample pooling to expedite bioanalysis and pharmacokinetic research，*J. Pharm. Biomed. Anal.* **16**：837-846，1998.

Olah T. V. et al.，The simultaneous determination of mixtures of drug candidates by liquid chromatography/atmospheric pressure chemical ionization mass spectrometry as an *in vivo* drug screening procedure，*Rapid Commun. Mass Spectrom.* **11**：17-23，1997.

Tarbit M. H. and Berman J.，High-throughput approaches for evaluating absorption，distribution，metabolism and excretion properties of lead compounds，*Curr. Opin. Chem. Biol.* **2**：411-416，1998.

Taylor E. W. et al.，Intestinal absorption screening of mixtures from combinatorial libraries in the Caco-2 model，*Pharm. Res.*，**14**：572-577，1997.

第4章

吸收

口服给药是最常见的给药途径。通常大部分用于口服的药物其设计本质上是为了使药物呈现系统的药理效应（译者注：为了呈现一定的系统药理效应，就需要达到一定系统暴露水平），而不是仅在胃肠道中发挥局部效应。为了达到理想的系统暴露水平（如血浆或全血药物浓度），很多药动学研究中都十分关注药物口服后的生物利用度。当药物通过胃肠道时，部分药物可能由于水溶性差、膜通透性有限和/或化学性或生物性降解等而无法被吸收，也就是说药物吸收受限。药物分子被吸收进入肠细胞膜后，在到达体循环之前会进一步在肠道或肝脏中被消除，即首过效应。对药物吸收过程中这两个过程的量化贡献的彻底理解，对于提高药物的口服生物利用度是十分重要的。本章主要讨论以下内容：影响口服吸收至关重要的各种生理和理化因素，影响首过效应的因素，以及评估口服生物利用度的各种实验方法。

4.1 口服药物吸收的限速步骤

对于口服药物的固体制剂，比如片剂和胶囊剂，在吸收中有两个独特的过程（图4-1）：溶出（dissolution），即固态药物颗粒在胃肠液中释放/溶解为药物分子；渗透（permeation），即药物分子穿过肠细胞膜的过程。根据这两个过程的相对速率大小，其中之一可能会成为药物吸收整体过程中的限速步骤。

4.1.1 溶出速率限制性吸收

作为口服吸收的先决条件，药物分子必须首先溶于水溶液中（胞饮或者淋巴吸收途径除外）。当药物以固体制剂（如片剂）给药时，其制剂形态应首先崩解（disintegration）为小的固体颗粒而形成悬浮液，然后才能溶解（即溶出）。通常，崩解比溶出快很多。对于大多数高脂溶性药物，吸收速率主要取决于药物颗粒的溶出速率。颗粒的表面积、药物分子的水溶性、胃肠液的 pH 值以及胃肠道中的混合程度都是影响固体药物颗粒溶出速率的重要因素。

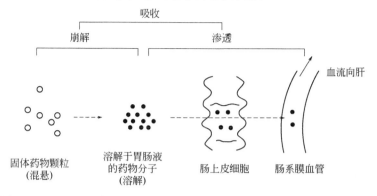

图 4-1　口服固体制剂（片剂和胶囊剂）药物后吸收过程中的潜在限速步骤

溶出。药物分子从固体药物颗粒到周围水性介质中的溶出速率，是药物分子水溶解度、颗粒表面积以及溶出速率常数的函数，用 Noyes–Whitney 方程表达如下：

$$\mathrm{d}C / \mathrm{d}t = kS(C_s - C_t) \tag{4-1}$$

式中，$\mathrm{d}C/\mathrm{d}t$ 表示固体药物颗粒的溶出速率；k 表示溶出速率常数；S 表示固体药物颗粒表面积；C_s 表示药物在扩散层的饱和浓度，当药物在扩散层达到饱和时，该值接近于药物的最大溶解度；C_t 表示时间 t 时药物在周围溶出介质中的浓度（图 4-2）。当固体药物颗粒溶出时，其表层的药物分子先扩散到药物颗粒相邻的溶液中，从而产生一个包裹在颗粒表层的药物溶液饱和层（也被称为扩散层）。药物分子从形成的药物溶液饱和层中继续融入周围的介质中，同时该层不断从药物颗粒表面补充新扩散进入的药物分子。

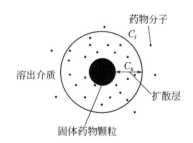

图 4-2　固体药物颗粒溶出到溶出介质中的示意图。C_s 是药物在扩散层的饱和浓度，C_t 是在时间 t 时药物在周围溶解介质中的浓度

药物的溶出速率可通过以下的方法提高：

① 通过降低粒度（如研磨、气流粉碎等）来增加颗粒的表面积。

② 增加药物的水溶性（如升高温度，对于可电离药物改变溶出介质的 pH 等）。

③ 增加溶出速率常数（搅拌、升温、降低介质的黏度等）。

4.1.2　膜渗透速率限制性吸收

如果药物的溶出过程非常迅速，那么该药物的吸收速率可能主要取决于其跨肠膜转运的能力。对于水溶性高的化合物来说，由于其渗透进入肠细胞膜的脂质双分子层的能力有限，因此膜的渗透性对于整个吸收可能至关重要（图 4-3）。

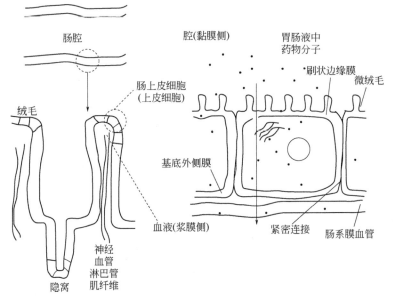

图 4-3　肠绒毛和上皮细胞。小肠上皮细胞的表面被肠绒毛覆盖（长度为 0.5～1mm），绒毛沿其表面有单层的柱状上皮细胞，柱状上皮细胞通过紧密连接而在肠腔和浆膜毛细血管之间形成屏障。绒毛细胞具有微绒毛（直径 100nm），形成刷状边缘膜，增加了细胞表面积。黏膜细胞的平均寿命是 2～5d。箭头表示药物经由肠腔侧到基底侧的吸收方向

4.1.2.1　药物渗透

药物经口服后通过肠膜的渗透速率可表示为肠膜渗透性（P_{int}）、肠膜能渗透药物分子的有效表面积（S_{int}）和药物在胃肠液中的浓度（C_{int}）的函数：

$$渗透速率 = P_{int}S_{int}C_{int} \tag{4-2}$$

水溶液药物口服给药后（意味着没有体内溶出过程）被吸收进入门静脉的剂量比例（F_{abs}），在假设没有肠道菌群和肠代谢的情况下，可以用方程（4-3）来估算。但是，方程（4-3）对于体内口服药物吸收的实用性是相当有限的。因为在大部分情况下，体外或者在体实验获得的 P_{int} 和 S_{int} 与真实的体内情况相关性有限。

$$F_{abs} = 1 - e^{-P_{int}S_{int}/Q_{int}} \tag{4-3}$$

4.1.2.2　渗透性

药物的渗透性反映了药物分子通过细胞膜的难易程度。影响化合物渗透性的三个主要因素是亲脂性、分子量大小和电荷。渗透性具有速率单位，即距离/时间。渗透速率和可供药物渗透的表面积的乘积可被视为分布清除率，具有流速单位，即体积/时间。

4.2 影响口服吸收的因素

以下总结了影响药物口服吸收速率和程度的生理和理化因素。

4.2.1 生理因素

（1）**胃排空和滞留时间** 与小肠（药物在胃肠道的主要吸收部位）相比，胃的较小表面积可能不利于药物吸收。然而，药物在胃中的滞留时间对于速释固体制剂（如常规的片剂和胶囊剂）可能至关重要。决定药物胃滞留时间的重要生理因素是胃运动（Dressman，1986；Kararli，1995；Walter-Sack，1992），根据食物存在与否有两种不同的模式（禁食和进食状态）。在禁食状态下胃运动有三个不同的阶段，即阶段Ⅰ、Ⅱ和Ⅲ，这些阶段会周期性地重复（例如，人类每两小时重复一次）。阶段Ⅰ是静止阶段，约占据禁食周期时长的一半，在该阶段几乎没有收缩活动。在阶段Ⅱ，开始产生不规则收缩并逐渐地增加幅度和频率。发展至收缩的幅度最大和频率最高时称为阶段Ⅲ。在阶段Ⅲ期间，强烈的收缩可以将胃内容物全部排入小肠（此过程称为"清扫波"）。胃内的阶段Ⅲ活动通常与十二指肠中的复合移行性运动（MMC）的启动有关，该启动自十二指肠的复合移行性运动将向后继续移行，经由小肠到达回肠。在阶段Ⅲ活动结束时，胃运动返回到静止阶段。当食物进入胃时，即在进食状态下，胃收缩恢复到低于阶段Ⅲ的收缩水平。胃的这些有规律的紧张性收缩将食物推向胃窦，同时将其与胃液一起研磨并混合。胃滞留时间对药物吸收的影响应该结合药物的剂型来考虑。例如，液体制剂药物的胃滞留时间将取决于液体排空时间和服用液体药物的总体积。如果是在禁食状态下给药，由于较大固形物质的排空行为仅在禁食状态下的阶段Ⅲ进行，所以非崩解固体制剂药物的胃滞留时间取决于阶段Ⅲ收缩运动的频率；如果是在进食状态下给药，还要考虑阶段Ⅲ收缩运动的恢复时间。

（2）**胃肠道中的 pH 值** 人类胃部的 pH 值范围大概是 1~3，从十二指肠到结肠的肠道 pH 值范围大概是 5~8。不管是酸性或碱性药物，如果有足够的亲脂性，非解离型药物比解离型药物可以更好地被吸收。药物的非解离型在胃肠液中的存在比例取决于药物的解离常数（K_a）和胃肠液的 pH 值。例如，pK_a 在 4~8 的酸性药物在低 pH 值的胃液中主要以非解离型存在，部分药物可能从胃中被吸收，也可能在肠道中部分是非解离型。弱酸性药物（$pK_a>8$）基本以非解离型经过整个胃肠道。另外，由于大多数碱性药物在低 pH 值时主要是解离型，所以在胃中几乎不被吸收。弱碱性药物（$pK_a<5$）基本以非解离型经过肠道。在某些情况下，药物本身可以引起胃肠液 pH 值的改变（Dressman 等，1993）。

（3）**肠道表面积和转运时间** 整个胃肠道由连续的上皮细胞构成。胃部缺乏胃肠道其他区域都有的绒毛结构。小肠由于提供了由许多微绒毛组成的用于吸收的巨大表面积，以及药物分子通过时需要的相对较长的转运时间，所以被认为是大部分口服药物吸收的主要部位。结肠中具有过多的黏性内容物（渗透性低），且缺乏绒毛结构（较小的表面积），这些缺点可以抵消掉药物在其中具有更长药物转运时间的优势。此外，在胃肠道的不同部位，上皮细胞的细胞形态和功能差异很大。胃肠道中的某些部位主要参与各种营养物质的选择性吸收，而其他部位则没有这项功能。有些部位的分泌能力要比吸收能力强，而其他区域则同时发挥两种功能（Hunt 和 Groff，1990）。

（4）**食物** 食物的摄入会刺激胃肠道中激素和胆汁盐的分泌，从而降低胃的 pH 值，延迟胃排空并增加了胃肠道转运时间。膳食中的液体量和脂肪量似乎是影响药物吸收的主要食物相关因素。例如，随餐摄入的液体可使人的胃容量增至原来的 1.51 倍。由脂肪餐诱导而分泌增多的胆汁盐可增加肠腔中乳化相的稳定性，从而促进亲脂性药物的吸收。但是，食用脂肪餐后，亲水性药物的吸收特性似乎没有显著的改变。为数不多的研究表明，膳食中的蛋白质可能会加快内脏和肝脏中的血流速率，而脂肪不会改变肝脏血流速率（Baijal 和 Fitzpatrick，1996；Winne，1980；Zhi 等，1995）。

（5）**肠道菌群** 在胃肠道中有将近 400 种不同的微生物。胃肠道的某些微生物菌群可以代谢多种药物，从而减少可吸收的药物量。酯和酰胺的水解，双键和硝基、重氮基团的还原反应，脱羟基、脱烷基化、脱氨基、乙酰化和酯化作用都是肠道菌群可介导的一些代谢反应。

（6）**其他因素**
① 胃液或肠液浸润药物颗粒；
② 吸收部位的血液循环；
③ 主动转运体的参与；
④ 疾病状态。

4.2.2　药物的理化因素

（1）**亲水性和亲脂性** 药物的亲水性和亲脂性的平衡对口服吸收来说是很重要的。通常，化合物的 $\lg D_{7.4}$ 值介于 $-0.5\sim2$ 之间被认为是口服吸收的最佳选择。

（2）**电离度和电荷** 药物的非解离型比解离型更容易被吸收，而药物的电离度受其本身解离常数 pK_a 和胃肠液的 pH 值影响。

（3）**化学稳定性** 在胃肠道的酸性或碱性条件下，药物的酯或酰胺基团可能会发生水解反应。

（4）**悬浮液中颗粒的粒度** 减小固体药物颗粒的粒度通常会使其表面积增

加，从而提高药物在混悬液中的溶出速率。

（5）晶型的多态性 一种药物可以存在许多不同的晶型（多形态的），它们中的每一种都有不同的能量水平和理化性质，例如熔点、溶解度、密度和折射率。由于溶解动力学不同，不同晶形颗粒的溶出速率也可能不同。当药物的口服吸收受溶出度限制时，固体颗粒的多晶型对确定口服生物利用度可能很重要。通常，与晶型药物相比，无定形（亚稳态的）药物的动力学溶解度更高（译者注：溶解度分为热力学溶解度和动力学溶解度，其中热力学溶解度反映的是化合物的固有溶解度即最终溶解极限，而动力学溶解度是在非平衡态下的溶解度，反映的是某种非正常的表观溶解度）。但药物在无定形状态下稳定性差，在生产和储存过程中会转换成更加稳定且动力学溶解度更低的晶型，这也限制了其商业潜力。

（6）分子大小 吸收途径受药物分子大小影响。对分子量小于 200 的较小水溶性分子来讲，通过肠上皮细胞间的紧密连接处进行的旁路转运是其被吸收的一个重要的路径。随着分子量增加，跨细胞转运（被动扩散或主动转运）途径变得更加重要。

（7）络合作用 很多药物，比如四环素衍生物和头孢地尼（一种可口服的头孢菌素类药物），如果与通常存在于食物中的多价金属离子（如 Ca^{2+}、Mg^{2+}、Fe^{3+} 或 Al^{3+}）形成不溶于水的复合物，其口服吸收的速率和程度可能会受到严重的影响（Hörter 和 Dressman，1997）。

4.2.3　pH 和 pK_a 对吸收的影响（pH 分配理论）

生物膜具有类脂性，被动扩散的药物必须经历从水性的胃肠液穿过膜的过程，最终进入血液。药物吸收的"pH 分配理论"，是指在不同 pH 值下，通过"水"和"脂"之间的分配过程而完成药物吸收过程的概念，该理论说明了影响化合物口服吸收中分配过程的三个不同因素之间的关系：化合物的电离常数、亲脂性以及吸收部位的 pH 值。对于可电离的化合物，非解离型比相应的解离型更容易通过亲脂膜。化合物在水溶液中的电离度是化合物的电离常数 K_a 和介质溶液 pH 值的函数。酸性和碱性化合物的电离常数常用 pK_a（酸解离常数的负对数）表示。化合物的 pH 值和 pK_a 之间的关系可用 Henderson-Hasselbalch 方程来描述，如式（4-4）和式（4-5）所示。

对于一个酸性化合物（HA）：

非解离型化合物浓度（酸）
|

$$pK_a = pH + \lg([HA]/[A^-]) \qquad (4\text{-}4)$$

|
解离型化合物浓度（盐）

对于一个碱性化合物（B）：

$$pK_a = pH + lg([BH^+]/[B])$$ (4-5)

其中，解离型（盐）对应 $[BH^+]$，非解离型（原型药）对应 $[B]$。

根据以上方程，可以获得酸性和碱性化合物在不同 pH 值的水溶液中的非解离型（[HA]和[B]）与解离型（[BH$^+$]和[A$^-$]）的浓度比。例如：一个 pK_a 为 4 酸性药物在 pH 值为 7 的水溶液中的[HA]/[A$^-$]比例为 0.001，这意味着在 pH 值为 7 的水溶液中 A$^-$ 的浓度是 HA 的 1000 倍。

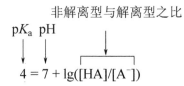

$$4 = 7 + lg([HA]/[A^-])$$

假设有一个 pK_a 为 4 的羧酸（R—COOH）和 pK_a 为 9 的伯胺（R—CH$_2$—NH$_2$）。依据 Henderson-Hasselbalch 方程，对这两个化合物在不同 pH 值的水溶液的解离型和非解离型的比值进行总结，如表 4-1 所示。在胃中（pH≈2），羧酸的解离型（R—COO$^-$）和非解离型（R—COOH）的比值是 1:99，也就是说，大部分酸是未电离的，然而伯胺主要以解离型（R—CH$_2$—NH$_3^+$）存在，其非解离型（R—CH$_2$—NH$_2$）几乎可以忽略不计。另外，在肠道中（pH≈6），羧酸主要以解离型存在（解离型:非解离型=99:1），胺也是如此（解离型:非解离型=99.9:0.1）。因此，由于胃中较低的 pH 值，与肠道相比，酸性化合物在胃中的吸收更容易，尽管由于肠道转运时间更长、表面积更大而使化合物（包括酸）在肠道的吸收从量上来讲比胃部更多。几种常见的有机化合物结构基团的 pK_a 值如表 4-2 所示。

表 4-1　pK_a 为 4 的羧酸（R—COOH）和 pK_a 为 9 的伯胺（R—CH$_2$—NH$_2$）在不同的 pH 值下解离型和非解离型的比值

pH	解离型：非解离型≈	
	酸（$pK_a = 4$）	碱（$pK_a = 9$）
13		
12		0.1:99.9
11		1:99
10	非解离型持续减少	10:90
9[a]		50:50
8		90:10

pH	解离型∶非解离型≈	
	酸（pK_a = 4）	碱（pK_a = 9）
7	99.9∶0.1	99∶1
6	99∶1	99.9∶0.1
5	90∶10	
4[a]	50∶50	
3	10∶90	非解离型 持续减少
2	1∶99	
1	0.1∶99.9	

[a] 当 pH 值等于化合物的 pK_a 时，化合物的解离型和非解离型相等。当 pH 值大于化合物的 pK_a 时，酸性化合物的解离型大于非解离型，碱性化合物的非解离型大于解离型。

表 4-2　几种常见的有机化合物结构基团的 pK_a 值

化学组成部分	结构		酸或碱	pK_a[a]
羧酸	R—COOH	R：脂肪族	酸	4～5
		R：芳香族		9～10
苯酚	R—C₆H₄OH（R：脂肪族）		酸	10
磺酸	R—SO₃H		酸	<1
磺酰胺	C₆H₅—SO₂—NH—R	R=H	酸	10
		R =芳香族或杂环		5～7
异羟肟酸 （hydroxamic acid）	R—CO—NHOH		酸	9
胺	R—NH₂、R₂NH、 R₃N	R：脂肪族	碱	9～10
		R：芳香族		4～5
吡啶	C₅H₅N		碱	5.2
N-氧化物	R₃N—O（R：脂肪族）		碱	4.6
	C₅H₅N—O（吡啶-N-氧化物）			0.8
季铵盐	R₄—N⁺		极性阳离子	在 pH 1～13 之间 完全解离
乙醇	RCH₂—OH		中性	
醚	R—O—R′		中性	
酮	R—CO—R′		中性	
酯	R—COO—R′		中性	
酰胺	R—CONH—R′		中性	

[a] 酸性化合物的 pK_a 值越低，则酸性越强，碱性化合物的 pK_a 值越高，则碱性越强。

4.2.4 分配系数和分布系数

化合物的重要药物动力学特征，比如代谢、膜转运（分布）以及被动吸收，可能会受到几个理化性质影响，包括亲脂性［分配系数（P）和分布系数（D）］、分子量及分子表面积（Krarup，1998；Palm 等，1996）、电离状态以及氢键结合能力（Lipinski 等，1997）。尤其是药物的亲脂性，被认为是影响蛋白结合、代谢和吸收程度的重要因素之一（Lee 等，1997；Testa 等，1997）。

化合物的分配系数（P，或通常用的 $\lg P$）定义为化合物在有机相和水相达到分配（或分布）平衡状态时在两者之中非解离型化合物浓度的比值。分配系数可以看作是化合物未发生离子化或解离情况下固有的亲脂性指标。正辛醇是有机化合物 $\lg P$ 测定使用最广泛的有机相。药物分子通过肠上皮细胞渗透的示意图见图 4-4。

分布系数（D，或通常用的 $\lg D$）定义为化合物在有机相和水相达到分配（或分布）平衡状态时在两者之中化合物总浓度（解离型+非解离型化合物浓度）的比值。当化合物在水相中被部分电离时，不仅将建立非解离的化合物在水相和有机相之间的分配平衡，而且还将建立在水相中非解离化合物与解离化合物之间的解离平衡。只有非解离型化合物才会被认为可以在两相之间进行分布并达到平衡。这些过程以下图进行说明：

$$[解离药物]_{水相} \underset{}{\overset{解离平衡}{\rightleftharpoons}} [非解离药物]_{水相} \underset{}{\overset{分配平衡}{\rightleftharpoons}} [非解离药物]_{有机相}$$

关于在特定的 pH 下有机酸（HA）在有机相和水相中的分配，解离型（A⁻）和非解离型（HA）在有机相和水相中的平衡过程可描述如下：

$$[A^-]_{水相} \rightleftharpoons [HA]_{水相} \rightleftharpoons [HA]_{有机相}$$

HA 的分配系数（P）和分布系数（D）可被表达为：

$$P = \frac{[HA]_{有机相}}{[HA]_{水相}} \tag{4-6}$$

$$D = \frac{[HA]_{有机相}}{[HA]_{水相} + [A^-]_{水相}} \tag{4-7}$$

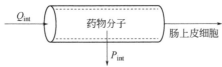

图 4-4 药物分子通过肠上皮细胞渗透的示意图。Q_{int} 和 P_{int} 分别表示肠道血流速率（也就是肠道血流量除以肠道转运时间）和药物跨肠上皮细胞的表观渗透率

因为分配系数 P 仅指两相之间非解离型化合物的平衡，它是非 pH 依赖的；

而由于化合物在水相中的电离程度受 pH 和 pK_a 的影响，所以分布系数 D 是 pH 依赖性的。在给定的任意 pH 值下化合物的 $\lg D$ 的粗略估算值可通过 $\lg P$ 值减去 pH 值大于 pK_a 的差值（酸性）或 pK_a 大于 pH 值的差值（碱性）来获得［详见方程（4-8）］。注意 $\lg P$ 总是大于 $\lg D$。化合物 $\lg P$ 的值可通过很多数学方法来估算，比如由 Hansch 和 Leo（1979）发明的碎片常数法：

$$\lg D \approx \lg P - \Delta \,|\, pK_a - pH\,| \tag{4-8}$$

① **Clg P 和 Mlg P**。化合物的 Clg P 和 Mlg P 分别是由加拿大波莫纳学院药物化学系和 Moriguchi 等（1992）开发的方法来估算的化合物的 $\lg P$ 值。

② **$\lg D$ 和口服吸收**。通常，对于化合物的口服吸收来说，其 $\lg D_{7.4}$ 值介于 $-0.5\sim 2$ 被认为是最佳的。$\lg D_{7.4}$ 值小于 -0.5 或者大于 2 的化合物口服吸收均倾向于较差，分别是因为其膜渗透受限（亲脂性低）或水溶性差（亲水性低）（Smith 等，1990）。$\lg D_{7.4}$ 是未经电离度校正［译者注：见式（4-7）］，在 pH 7.4 时化合物的正辛醇/缓冲液分配系数。

4.3 生物利用度

对于任何一个被开发为血管外给药途径的药物来讲，生物利用度都被认为是最重要的药动学参数之一。

4.3.1 定义

口服生物利用度是一个具有相对意义的术语，用于描述口服给药后与参考途径（通常是静脉快速注射）给药后吸收的速率和程度的相对比值。

单位：生物利用度没有单位，常用百分比表示。

4.3.2 生物利用度的影响因素和首过效应

药物的口服生物利用度受其从肠腔吸收进入肠细胞的程度，以及其到达体循环前被肠道和肝脏消除的程度的影响。

4.3.2.1 不完全吸收

由于药物经由胃肠道的吸收并不完全，其生物利用度通常会小于 100%。药物口服后影响肠道吸收的各种生理和理化因素已经讨论过（译者注：见 4.2 节）。

4.3.2.2 体循环前消除（即首过效应）

药物分子经由肠腔被吸收进入肠上皮细胞后，进入门静脉，然后通过肝脏和肺脏后，进入体循环（通常要在此处采集血样）。在吸收过程中，由于肠细胞中的代谢、肝脏中的代谢和/或胆汁排泄以及肺脏中的代谢作用，部分药物在首次进入体循环之前会被消除掉。这个过程被称为"首过效应或体循环前效应（消除）"。

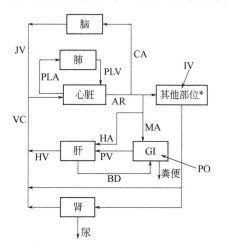

图4-5 人体器官和体循环示意图

AR—主动脉；BD—胆管；CA—颈动脉；GI—胃肠道；HA—肝动脉；HV—肝静脉；IV—静脉注射；JV—颈静脉；MA—肠系膜动脉；PLA—肺动脉；PLV—肺静脉；PO—口服；PV—门静脉；VC—腔静脉。*可视为体循环有效避免首过效应。）

因为通常认为经肺部消除是极少量的，所以药物口服后肺部首过效应被认为是可以忽略不计的。静脉注射的药物在到达体循环前也必须先通过肺部。因此，当静注后的药物浓度被用于暴露量对比来进行口服给药后生物利用度的计算时，肺部的首过效应是没有被考虑在内的。血液循环和各种组织器官的解剖学排列如图4-5所示。

药物在肠道或肝脏的首过效应的程度受以下因素影响：

① **吸收部位。**如果药物在肠道中的吸收部位与在肠道中可被代谢的部位不同，则肠道代谢的首过效应可能不显著。（译者注：这是因为这种情况下药物在吸收过程中可以有②**药物分子在肠细胞内的滞留时间。**在进入肠系膜静脉前，药物分子在肠细胞中停留的时间越长，则其在肠细胞中的代谢将会越严重。

③ **内脏床和肠上皮细胞之间的扩散屏障。**药物经由肠上皮细胞扩散进入肠系膜静脉血管的速率越低，药物在肠上皮细胞内的停留时间越长。

④ **黏膜和门静脉的血流速率。**一旦药物分子被吸收，内脏床中血液可作为一个漏槽，将药物分子从肠细胞中带走，从而减少了药物分子在肠上皮细胞内的滞留时间。引起门静脉血流速率改变的因素也可以影响肝脏首过效应的程度（参见第6章）。

⑤ **底物浓度。**药物吸收过程中，在肠道某些区域或肠系膜/门静脉血管的药物浓度通常会比较高，这会导致首过效应出现非线性消除。

4.3.3 吸收程度的估算

4.3.3.1 口服生物利用度

药物的口服生物利用度（F）通常就是简单地表示口服后进入体循环的那一部分原形药物占给药量的比例，可以通过比较口服与静脉注射给药后的剂量归一

化 $AUC_{0-\infty}$ 来估算：

$$F = \frac{AUC_{po,0-\infty} \times D_{iv}}{AUC_{iv,0-\infty} \times D_{po}} \tag{4-9}$$

式中，D_{iv} 和 D_{po} 分别为静注和口服剂量；$AUC_{iv,0-\infty}$ 和 $AUC_{po,0-\infty}$ 分别为静注和口服后时间从零到无穷的药-时曲线下面积。

（1）没有口服给药数据下的口服生物利用度预测　如果满足以下四个假设，采用式（4-10）可以单独从静脉注射给药后获得的数据估算药物的 F 而无需使用口服数据。

① 口服吸收完全；

② 药物的消除仅通过肝脏进行；

③ 线性动力学；

④ 血浆和全血中的药物浓度相同。

$$F = 1 - \frac{D_{iv}}{Q_h \times AUC_{0-\infty,iv}} \tag{4-10}$$

式中，Q_h 是肝脏血流速率。但是，由于以上假设的不确定性，这种方法的有效性难以保证。

（2）绝对和相对生物利用度　绝对生物利用度是指与静脉注射相比，通过静脉注射以外的途径给药后的药物利用度。相对生物利用度指的是没有静脉注射给药数据的情况下获得的药物利用度。例如，两种不同的口服制剂在没有静脉给药数据的情况下吸收程度的比较，就可以被认为是两种不同的制剂的相对生物利用度。

4.3.3.2　口服给药后的吸收比例和首过效应消除比例

药物口服后以原形药物到达体循环的总比例可被看作是吸收进入肠上皮细胞的比例，与进入细胞且逃过肠上皮细胞、肝脏以及肺脏首过消除的药物比例的乘积，用方程（4-11）表示：

$$F_s = F_a F_g F_h F_l \tag{4-11}$$

式中，F_s 表示口服给药后以原形药物到达体循环的比例；F_a 表示药物口服后从肠腔被吸收进入肠上皮细胞的比例；F_g 表示被吸收进入肠上皮细胞而未经肠道消除的药物量的比例；F_h 表示进入肝脏而未经肝脏消除的药物量的比例；F_l 表示进入肺部而未经肺消除的药物量的比例。方程（4-11）中，F_s 的计算将 F_l 也包括在内。在这种情况下，F_s 为口服给药后相对于动脉给药（而非静脉给药）后的生物利用度，研究时则通常都采取静脉血（Cassidy 和 Houston，1980；Kwan，1998；Pang，1986）。

与静注给药后药物的暴露量相比来计算药物的口服生物利用度时，F_l 会被抵消。因为如口服给药一样，静脉给药在到达体循环前也必须先通过肺部。因此，相对于静脉注射后的暴露量，药物的口服生物利用度（F）仅是 F_a、F_g 和 F_h 的函数：

$$F = F_a F_g F_h \qquad (4\text{-}12)$$

F_a、F_g 和 F_h 的计算方法在下文中讨论。

（1）口服后经肠腔被吸收进入肠上皮细胞的药物的比例（F_a） 当药物的口服生物利用度很低时，那么药物实际上有多少被吸收进入肠上皮细胞（或者有多少被吸收后进入门静脉）的信息就变得至关重要了，该信息可用于区分药物的吸收程度和首过效应对生物利用度的相对影响大小。用放射性标记药物进行研究可以估算实际吸收的药物量。有两种不同的方法可以识别这些过程。

① **物质平衡。** 在一段较长的时间范围内，收集放射性标记药物给药后的动物的尿液、胆汁和粪便。尿液和胆汁样品中药物及其代谢产物的总放射性反映了从肠道吸收到肠细胞中的药物的实际量（译者注：这句话的成立有个前提条件是，药物及代谢物不存在肠道分泌等可以将药物反向排出至肠道的过程）。当在肠上皮细胞内产生的代谢物被释放回肠腔和/或药物存在肝肠循环时，从胆管插管动物的尿液和胆汁发现的总放射性可能与实际吸收的药物量不同。胆管插管手术可能会改变动物的生理特征（肝功能、血浆蛋白含量等）和药物的吸收特性。

② **AUC 或尿液中的放射性对比。** 口服和静脉注射给予放射性标记化合物后，剂量归一化的总放射性 AUC 之比或者尿液中总放射性之比，近似等于口服给药后药物被吸收的比例（译者注：口服和静脉注射后尿液中的总放射性信号差异仅来源于吸收进入肠上皮细胞的差异；前提仍然是，药物及代谢物不存在肠道分泌等可以将药物反向排出至肠道的过程）。这种方法需要静脉注射的数据。

（2）被吸收进入肠上皮细胞而未经肠道消除的药物比例（F_g）（译者注：F_g 的另一个常用的中文说法是"肠利用度"） 从实验上很难来估算 F_g 值，但是，可以先估算出 F_a、F_g 的乘积（$F_a F_g$ 是口服后被吸收进入门静脉血的药物比例）。如果 F_a 用实验方法可以测得，例如，通过放射性标记化合物的物质平衡研究，那么 F_g 就可以用 $F_a F_g$ 除以 F_a 来计算。

（3）口服后被吸收进入门静脉的药物比例（$F_a F_g$） 以下四种不同方法可以用于计算 $F_a F_g$。表 4-3 汇总了每种方法的优缺点。

表 4-3　计算 $F_a F_g$ 的不同方法的优缺点

方法	优点	缺点
口服和腹腔注射 AUC 的比较	药物存在肠道代谢时能更准确地估算 $F_a F_g$ [译者注：相比于物质平衡法，腹腔注射的 F_a 和 F_g 通常认为等于 100%，而总体 F_h 通常会比口服的高（因为腹腔注射后只有一部分药物汇入门静脉接受肝脏首过代谢）；在口服和腹腔注射下的 F_h 较为接近的情况下（如肝脏首过代谢作用较弱的情况下），该方法比较有效]	需要口服和腹腔注射的数据。腹腔给药实验有一定的困难，验证假设有难度（见下文）

方法	优点	缺点
口服和静脉注射 AUC 的比较	当 F 已知时可获得更多其他的信息 [译者注：在已知真正的 F 的情况下可以推测出肝利用度 (F_h)/肝提取率、肝外消除途径的存在等信息]	需要口服和静脉给药的数据，验证假设有难度（见下文）
物质平衡法（Fick's 原则）	仅需要口服给药的数据 [译者注：见 4.3.3.2（1）中①]	外科手术困难且门静脉连续采血可能有相关并发症的风险，门静脉血流速率难以测定，存在系统的肠道代谢时 F_aF_g 值被低估情况
清除率方法	药物在存在肠道代谢时能更准确地估算 F_aF_g（译者注：相比于物质平衡法）	需要口服和静脉给药的数据，外科手术困难且门静脉连续采血可能有相关并发症的风险，验证假设有难度（见下文）

① **口服和门静脉给药的 AUC 比较**。F_aF_g 可通过比较口服和门静脉 [或腹腔（I.P.）] 注射后的剂量归一化 AUC 值来计算（Cassidy 和 Houston，1980）。

$$F_aF_g = \frac{\mathrm{AUC}_{po,0-\infty} \times D_{ip}}{\mathrm{AUC}_{ip,0-\infty} \times D_{po}} \tag{4-13}$$

式中，D_{ip} 和 D_{po} 是门静脉注射和口服给药的剂量；$\mathrm{AUC}_{ip,0-\infty}$ 和 $\mathrm{AUC}_{po,0-\infty}$ 分别是门静脉注射和口服给药后药物在全身血浆中的 $\mathrm{AUC}_{0-\infty}$。这种方法仅在门静脉注射和口服给药后肝脏清除程度相同的情况下有效。

② **口服和静脉注射给药的 AUC 的比较**。当药物没有肠道代谢的情况下（译者注：更严谨些来说，当药物仅由肝脏进行消除时），F_aF_g 可以根据以下假设，通过静注和口服后血浆的药-时曲线来计算，而无需口服后进行门静脉取血样：a. 线性动力学（清除率与给药途径无关）；b. 即使口服给药后可能存在肠道首过效应，但肝脏清除是静脉注射给药后唯一的清除途径；c. 全血药物浓度等于血浆药物浓度。

$$F_aF_g = \frac{Q_h \times \mathrm{AUC}_{po} \times D_{iv}}{(Q_h - Cl_s) \times \mathrm{AUC}_{iv} \times D_{po}} \tag{4-14}$$

式中，Q_h 代表肝血流量。

③ **物质平衡**。口服后门静脉的药物总量由两个来源构成，即从肠道经由肠系膜静脉血管新吸收进入门静脉的药物，以及来自肠系膜动脉血中的药物（译者注：即已经吸收进入体循环后随血液循环补充进入肠系膜血管并汇入门静脉的药物），以公式表达如下：

門静脉药物在短　　dt时间内新吸收　　dt时间内肠系膜动
时间内的量(dt)　　药物量　　　　　脉的药物量

$$Q_{pv}C_{po,pv}(t)dt = A(t) + Q_{pv}C_{po,sys}(t)dt \tag{4-15}$$

　　式中，Q_{pv} 表示门静脉血流量，因此 $Q_{pv}dt$ 表示从时间 t 开始在短时间 dt 内流经门静脉的总血流量；$A(t)$ 表示在时间 dt 内从肠道新吸收进入门静脉中的药量；$C_{po,pv}(t)$ 和 $C_{po,sys}(t)$ 分别为口服后 t 时刻，门静脉血和体循环（通常指静脉血）中的药物浓度。可以用体循环中的药物浓度代替肠系膜动脉中的药物浓度，以估算肠系膜动脉中的药量，因为在大部分情况下，可以认为这两个区域的药物浓度是相同的。图 4-6 说明了口服给药后在不同的解剖学部位，不同的药物浓度之间的关系。

　　方程(4-15)中从 0 到∞的积分可以用来计算口服后到达门静脉的药物总量(A_a)。

$$A_a = Q_{pv} \times (\text{AUC}_{po,pv} - \text{AUC}_{po,sys}) \tag{4-16}$$

　　式中，$\text{AUC}_{po,pv}$ 和 $\text{AUC}_{po,sys}$ 分别为口服给药后，在门静脉全血和体循环全血（若血浆和全血中的药物浓度相同，也可以表示为血浆）中药物的 $\text{AUC}_{0-\infty}$ 值。因此，F_aF_g 可表达为

$$F_aF_g = \frac{Q_{pv} \times (\text{AUC}_{po,pv} - \text{AUC}_{po,sys})}{D_{po}} \tag{4-17}$$

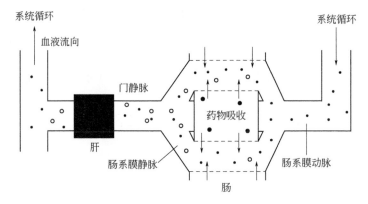

图 4-6　从肠内的药物颗粒/分子（●）中新吸收的药物分子（○）和体循环中已吸收的
药物分子（·）之间的关系示意图。门静脉和肠系膜动脉之间的药物浓度差异是
由于新吸收的药物引起的

　　A. 门静脉采血。 门静脉血样的采集，可以通过在动物体进行门静脉插管并实现单个动物连续采样，也可以在不同时间点牺牲动物后进行终末采血（可避免

门静脉插管）（参见附录 C）。门静脉插管手术可能会引起一些生理学变化，例如，门静脉血流速率或者血液中的白蛋白量，这会影响药物的处置特征，而且各个时间点在不同组的动物身上进行终末采血可能导致药物暴露差异较大。

B. 物质平衡法的局限性。a. A_a 的估算值根据所使用的门静脉血流量（通常使用文献中的门静脉血流量值）不同而具有差异。b. 如果药物存在系统肠道代谢时，A 值可能会被低估。因为体循环中的药物（即已吸收的药物）随循环系统通过肠系膜血管时，将有部分在滞留时间内被代谢掉，所以门静脉和体循环的药物浓度的差异会导致低估新吸收进入门静脉的药物浓度（译者注：因为高估了真正的应被扣减的"已有药物浓度"）。如果怀疑药物存在显著的肠道代谢时，用清除率方法来估算 F_aF_g 更加合适。

④ **清除率法。**清除率法是基于三房室模型（全血、肠道、肝脏）得出。该模型的重要的假设包括：a. 与给药途径无关的线性动力学；b. 仅通过肠道和/或肝脏清除；c. 药物在房室内瞬间且均匀分布。A_a 和 F_aF_g 的估算值可用以下方程获得：

$$A_a = Cl_b \times AUC_{po,pv} \tag{4-18}$$

$$F_aF_g = \frac{Cl_b \times AUC_{po,pv}}{D_{po}} \tag{4-19}$$

式中，Cl_b 表示全血清除率（若全血和血浆中的药物浓度相同，则可用血浆清除率代替）。

注意：如何检测药物的肠道代谢。对某些药物来说，肠道代谢在药物的消除过程中是非常重要的因素。下列发现之一可能表明该药存在肠道代谢：a. 用方程（4-17）估算的 F_aF_g 小于用方程（4-9）估算的 F 值，这种情况通常只有在存在肠道代谢时才可能发生；b. 用方程（4-17）估算得到的 F_aF_g 显著小于用方程（4-13）或方程（4-19）估算得到的值。当药物受肠道代谢较为严重时，基于 AUC 比值［即采用式（4-13）或式（4-14）］或者清除率法［即采用式（4-19）］得到的 F_aF_g 值比物质平衡法［即采用式（4-17）］得到的值更加准确。

（4）口服给药后进入肝脏且未经肝脏首过消除的药物比例（F_h）（译者注：F_h 的另一个常用的中文说法是"肝利用度"）

① **门静脉和静脉注射的 AUC 对比。**F_h 值可通过比较门静脉和静脉注射给药后血浆（或全血）的剂量归一化 AUC 比值获得（Cassidy 和 Houston，1980）：

$$F_h = \frac{AUC_{ip} \times D_{iv}}{AUC_{iv} \times D_{ip}} \tag{4-20}$$

② **清除率法。**F_h 也可以根据清除率法来计算（Kwon，1996）：

$$F_h = \frac{AUC_{po,pv} - AUC_{po,sys}}{AUC_{po,pv}} \tag{4-21}$$

（5）口服给药后进入肺且未经肺脏首过消除的药物比例（F_l）（译者注：F_l 的另一个常用的中文说法是"肺利用度"）　F_l 值可通过比较静脉和动脉给药后的剂量归一化全血 AUC 比值来获得：

$$F_l = \frac{AUC_{iv} \times D_{ia}}{AUC_{ia} \times D_{iv}} \tag{4-22}$$

式中，AUC_{ia} 表示动脉给药后全血 $AUC_{0-\infty}$；D_{ia} 表示动脉给药剂量。在不存在肺部代谢的情况下，AUC_{ia} 和 AUC_{iv} 应该是相等的。（译者注：以上全血 AUC 可替换为血浆 AUC。）

（6）F_s、F_a、F_g、F_h 和 F_l 的关系　完整的系统生物利用度 F_s 可表示为 F_aF_g、F_h 和 F_l 以及相对应的 AUC［分别对应方程（4-13）、方程（4-20）、方程（4-22）］的关系式，假设剂量相同的情况下如下所示：

$$F_s = \frac{AUC_{po}}{\cancel{AUC_{pv}}} \times \frac{\cancel{AUC_{pv}}}{\cancel{AUC_{iv}}} \times \frac{\cancel{AUC_{iv}}}{AUC_{ia}} \tag{4-23}$$
$$= \frac{AUC_{po}}{AUC_{ia}}$$

其中箭头标注：F_aF_g、F_h、F_l

当 AUC_{ia} 和 AUC_{iv} 相等时，即不存在肺消除，则 F_s 等于口服生物利用度 F（AUC_{po} 除以 AUC_{iv}）。

（7）避免肠道或肝脏首过效应的口服吸收途径

① 胃肠道中的淋巴转移。胃肠道的淋巴液在进入血液前，先被收集到胸淋巴导管中而不经过肝脏。因此，尽管肠细胞引起的消除仍旧可能会发生，但通过胃肠道淋巴管吸收的药物可以避免肝的首过效应（Muranishi，1991）。由于淋巴液流速慢，通过淋巴途径转运的药物的实际量可能相当有限（详见第 13 章）。

② 直肠给药。直肠下部血管与下腔静脉相连而不是汇入门静脉，所以通过栓剂直肠给药可以避免肝脏的首过效应。

4.3.4　吸收速率的估算

口服给药后的药物吸收速率可通过体内血浆的药-时曲线进行拟合或统计矩分析估算获得。体外或在体实验，比如 Caco-2 细胞渗透或者肠灌注研究，也可以为药物口服给药后肠道吸收速率的评估提供信息。

4.3.4.1 体内实验

吸收速率常数（k_a），反映了药物分子在口服给药后跨肠上皮细胞转运和到达体循环的速度，可通过曲线拟合或者统计矩分析来估算。

（1）曲线拟合 口服药物后，通过采用合适的房室模型对血浆药物浓度-时间曲线的拟合来估算 k_a 值。该工作可以借助软件程序如 WinNonlin®（Pharsight, NC），使用残差法或非线性最小二乘回归法来完成。

① **贝特曼方程**。该方程是最常用于估计 k 的方程式，其是基于肠道和身体其余部分的二房室模型（图 4-7）。根据该模型，口服给药后 $C_p(t)$ 的时间过程可描述为式（4-24），即贝特曼方程：

$$C_p(t) = \frac{k_a F D_{po}}{V(k_a - k)} \times (e^{-kt} - e^{-k_a t}) \qquad (4\text{-}24)$$

式中，k 代表消除速率常数；V 代表身体其余部分房室的表观分布容积。通过非线性回归分析，F、V 和 k 可由静脉注射后的血药浓度数据计算获得，而 k_a 可进一步由口服给药后的血药浓度数据通过方程（4-24）拟合得到。需要注意到，当满足以下三个假设时，用方程（4-24）估算得到的 k_a 值才有效：a. 吸收和消除速率符合一级动力学；b. 肠道中药物吸收具有均一性；c. 肠道外其他部分的药动学呈一房室模型（静脉注射给药后，半对数坐标图上的药-时曲线呈单指数下降）（译者注：即药物处置过程符合一房室模型）。

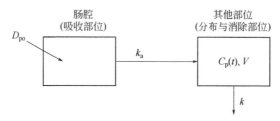

图 4-7 药物吸收和处置的二房室模型

$C_p(t)$—口服后 t 时刻的血药浓度；D_{po}—口服剂量；k_a—吸收速率常数；

k—消除速率常数；V—表观分布容积

② **残差法**。基于吸收速率远大于消除速率的假设（即 $k_a \gg k$），可以使用残差法来估算 k_a 值。这种情况下，在口服给药的末端相，方程（4-24）中的 $e^{-k_a t}$ 远小于 e^{-kt}，因此末端相的 $[C_p^{Exp}(t)]$ 约等于：

$$C_p^{Exp}(t) = \frac{k_a F D_{po}}{V(k_a - k)} \times e^{-kt} \qquad (4\text{-}25)$$

方程（4-25）减去方程（4-24）得到：

$$C_p'^{\mathrm{Exp}}(t) - C_p'(t) = \frac{k_a F D_{po}}{V(k_a - k)} \times e^{-k_a t} \tag{4-26}$$

"$C_p^{\mathrm{Exp}}(t) - C_p(t)$ 曲线图"也就是 $C_p^{\mathrm{Exp}}(t)$ 和 $C_p(t)$ 的"残差"对时间作图，其末端相的斜率呈现为一条直线（$= -k_a/2.303$），此时可通过曲线拟合来估算 k_a，如图 4-8 所示。

只有满足 Bateman 方程的所有假设且 $k_a \gg k$ 的条件下，残差法才是有效的。根据贝特曼方程或者残差法估算得到的 k_a 是反映整个吸收过程的一个表观值，涵盖了固体制剂崩解、溶出（如果不是在溶液状态下给药）以及吸收中肠道和肝脏的转运等过程的速率。

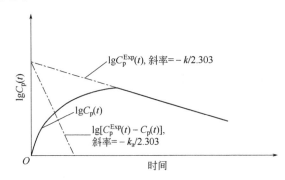

图 4-8　残差法估算药物口服后的吸收速率常数 k_a。$C_p^{\mathrm{Exp}}(t)$ 和 $C_p(t)$ 差值与时间的半对数图呈现一条斜率为 $-k_a/2.303$ 的直线。$C_p^{\mathrm{Exp}}(t)$ 代表从 $C_p(t)$ 的末端相外推到纵坐标交点得到的血浆药-时曲线

③ $C_{\max}$ 和 $t_{\max}$。口服给药后的药物峰浓度 $C_{\max}$ 和达峰时间 $t_{\max}$，可从贝特曼方程衍生得到：

$$C_{\max} = \frac{F D_{po}}{V} \times e^{-k t_{\max}} \tag{4-27}$$

$$t_{\max} = \frac{\ln(k_a / k)}{k_a - k} \tag{4-28}$$

如方程（4-27）和方程（4-28）所示，$C_{\max}$ 和 $t_{\max}$ 都受 k_a 和 k 的影响。如果同一种药物的两种不同的制剂（具有不同的 k_a 值和同样的 k 值），吸收更快的制剂（具有更大的 k_a）将会产生更早的 $t_{\max}$ 和更高的 $C_{\max}$。

④ 倒置（Flip-flop）动力学。如果两个连续的、不可逆的一级动力学过程构成了一个整体的系列过程，比如药物在肠道的吸收和随后的从循环系统中消除，其中的每个过程都可以成为整体过程的限速步骤。通常，药物口服后的 k_a 值大于

k 值，因此口服给药后药物在体内浓度变化的整体趋势主要取决于药物进入体循环后消除的速度。在这种情况下（例如 $k_a > 3k$），口服给药后血浆药-时曲线显示的半衰期（$t_{1/2,po}$）与静脉注射半衰期（$t_{1/2,iv}$）相似。但是，当 k_a 值远小于 k 值（例如 $k > 3k_a$）时，药物在体内浓度变化的整体趋势转变为受吸收速率而不是消除速率决定，同时 $t_{1/2,po} > t_{1/2,iv}$。这种现象被称为倒置（flip-flop）动力学（图 4-9）。

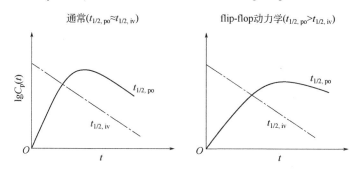

图 4-9　静注（-·-·）和口服（—）给药后在半对数坐标图上的血浆药-时曲线。在大多数情况下，口服给药后的吸收速率常数远大于消除速率常数，口服和静注后末端消除半衰期相似（左）。当吸收速率常数小于消除速率常数，药物口服后的半衰期（$t_{1/2,po}$）则大于静注后的末端消除半衰期（$t_{1/2,iv}$）（右）

（2）统计矩分析

① 平均吸收时间。k_a 值也可以通过统计矩分析法获得的平均滞留时间（MRT）来估算。口服给药后的平均滞留时间 MRT（MRT_{po}）包括吸收需要的时间（平均吸收时间，MAT）和静注给药后的平均滞留时间 MRT（MRT_{iv}）（译者注：静注给药后的平均滞留时间 MRT 代表药物处置所需要的 MRT），如下：

$$MRT_{po} = MAT + MRT_{iv} \tag{4-29}$$

而 k_a 为 MAT 的倒数：

$$k_a = \frac{1}{MAT} = \frac{1}{MRT_{po} - MRT_{iv}} \tag{4-30}$$

$$MRT_{po} = \frac{AUMC_{0-\infty,po}}{AUC_{0-\infty,po}} \ \text{和} \ MRT_{iv} = \frac{AUMC_{0-\infty,iv}}{AUC_{0-\infty,iv}}$$

$AUMC_{0-\infty,iv}$ 和 $AUMC_{0-\infty,po}$ 为一阶矩曲线下面积，即静脉注射和口服给药后血药浓度与时间乘积对取样时间作图所得零到无穷大时间内曲线下面积（见第 2 章）。

② **MRT_{disint}、MRT_{diss} 和 MRT_{abs}**。口服给药后不同步骤的 MRT 值可通过不同形式制剂的药物暴露水平的统计矩分析来获得（图 4-10）。例如，片剂和混悬液给药后的 MRT 值的差值就是片剂崩解成混悬液颗粒的 MRT（MRT_{disint}）。混悬液和溶液给药后的 MRT 值的差值就是混悬液中固体药物颗粒溶解到药物溶液中

的 MRT（MRT_{diss}）。口服溶液和静脉注射后的 MRT 值的差值就是溶液中药物分子被吸收进入体循环的 MRT。

例如，片剂药物口服后的 MRT_{po}（即 $AUMC_{0-\infty,po}/AUC_{0-\infty,po}$）是 MRT_{disint}、MRT_{diss}、MRT_{abs} 和 MRT_{iv} 的总和。因此，MAT（即 $MRT_{po}- MRT_{iv}$）是 MRT_{disint}、MRT_{diss} 和 MRT_{abs} 的总和。混悬液口服后的 MRT_{po} 包括 MRT_{diss}、MRT_{abs} 和 MRT_{iv}，这种情况下的 MAT 是 MRT_{diss} 和 MRT_{abs} 的总和。

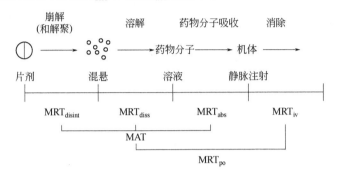

图 4-10 不同的平均滞留时间（MRT）之间的关系反映了
不同制剂形式口服给药后的吸收过程

MAT—口服给药后的平均吸收时间；MRT_{abs}—溶液中药物分子吸收的 MRT；MRT_{disint}—固体剂型
比如片剂崩解的 MRT；MRT_{diss}—混悬液中的固体药物颗粒溶解的 MRT；MRT_{po}—口服给
药后的 MRT；MRT_{iv}—静注给药后的 MRT

4.3.4.2 在体或体外实验

通常，大多数在体或体外吸收或转运的研究，比如肠道灌注或 Caco-2 细胞实验，都是用药物溶液而不是固体或者混悬制剂。因此，从在体或体外研究中估算得到的吸收速率常数，只是反映了吸收过程中跨肠上皮细胞的膜渗透过程。应该注意的是，仅仅当制剂的崩解和/或溶出速率显著地大于药物分子的膜渗透速率时，药物跨肠上皮细胞的膜渗透速率在整个吸收过程中才变得重要。

（1）肠道灌注 在体肠道灌注研究中通常在稳态条件下（译者注：灌注一段时间后药物在所测定对象中的浓度将达到相对稳定的状态，即此处所指的稳态条件）使用一截离体出来的肠段进行药物溶液的单向灌注，而不是循环灌注。根据采样的不同，研究分为两种不同的类型。如果目的是测定药物在肠腔消减的速率和程度，则需要在灌注的入口和出口处采集灌注夜。除灌注液样品外，还可以从离体肠段的肠系膜静脉血管采集血样。对这些样品的分析，不仅可以提供药物在肠腔消失的信息，还可以提供药物进入肠系膜静脉血管的信息，这与实际药物吸收更加相关。由于该研究是在稳态条件下完成的，因此灌注过程中，药物在灌注设备和管道或肠膜上的非特异性吸附对实验结果的影响（即对药物从肠腔消减或进入肠系膜静脉的影响）可以忽略（Raoof 等，1998）。

① **肠腔内药物的消减。**在稳态下，药物在离体的肠腔内消减的速率和程度可以通过测量灌注液在入口和出口处的药物浓度后计算获得。药物在灌注液的消减可能是由于药物转运进入肠上皮细胞和/或被肠腔内菌群代谢。表观吸收速率常数（$k_{a,app}$），反映了药物分子随灌注液流经肠段时消减的速率，可以通过下面的公式估算：

$$k_{a,app} = \frac{\overbrace{Q(C_{in,ss} - C_{out,ss})}^{\text{药物在肠腔的消除率}}}{C_{in,ss}V} \tag{4-31}$$

式中，$C_{in,ss}$ 和 $C_{out,ss}$ 分别为稳态下进入和离开离体肠段的灌注液中的药物浓度；Q 和 V 分别表示灌注速率和用于实验的离体肠段的体积。肠道灌注研究的示意图如图 4-11。

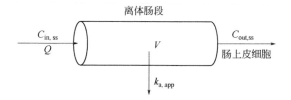

图 4-11　离体肠段单向灌注的示意图

$C_{in,ss}$—稳态下的入口处药物浓度；$C_{out,ss}$—稳态下的出口处药物浓度；
$k_{a,app}$—表观吸收速率常数；Q—灌注速率；V—离体肠段的体积

假设药物从肠道中的消失是一个线性过程，稳态灌注药物浓度与药物在肠腔中的有效渗透率（P_{eff}）之间的关系可表示为：

$$C_{out,ss} / C_{in,ss} = e^{-P_{eff}(2\pi rL)/Q} \tag{4-32}$$

式中，r 和 L 分别对应肠腔的半径和长度；P_{eff} 是药物从肠道中被转运进入肠上皮细胞的有效渗透率，由于用 $2\pi rL$ 低估了肠腔的吸收表面积，所以可能会高估化合物在体内的真实肠渗透率。

$k_{a,app}$ 和 P_{eff} 之间的关系是

$$k_{a,app} = \frac{Q[1 - e^{-P_{eff}(2\pi rL)/Q}]}{V} \tag{4-33}$$

不动水层和渗透性：不动水层（unstirred water layer，UWL），有时被称为水相分界层，围绕在肠上皮细胞的刷状缘膜的表面。化合物穿过 UML 的渗透性会被分界层的厚度和灌注液经过肠道的速率所影响。而化合物从肠腔进入内脏血液

的渗透率则可能受分子转运穿过 UWL 或者肠上皮细胞膜的转运的限制（图 4-12）（Amidon 等，1988；Zimmerman 等，1997）。胃肠道壁的有效渗透率（P_{eff}）被认为是由 UWL 的渗透率（P_{aq}）和肠上皮细胞膜的渗透率（P_{m}）构成的方程：

$$P_{\text{eff}} = \frac{P_{\text{aq}}P_{\text{m}}}{P_{\text{aq}} + P_{\text{m}}} \tag{4-34}$$

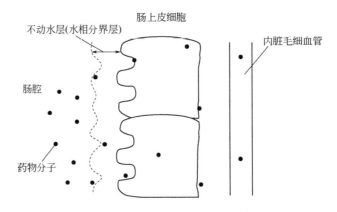

图 4-12　肠上皮细胞表面的不动水层示意图

② **进入肠系膜静脉的药物。**除了采集入口和出口处灌注液外，分析从肠系膜静脉采集的血样可以得到吸收速率常数，该常数与体内实际的药物吸收和肠道代谢更相关。为了在肠系膜静脉保持恒定的血流速率，并且避免与来自体循环的血液的混合，通常以恒定的速率将新鲜血液补充到肠系膜动脉中。药物溶液的肠道灌注中，从肠系膜静脉取样的示意图如图 4-13 所示。

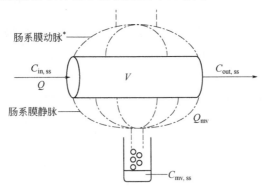

图 4-13　肠段灌注实验中从肠系膜静脉进行样品收集示意图

$C_{\text{in,ss}}$—稳态下入口处药物浓度；$C_{\text{out,ss}}$—稳态下出口处药物浓度；$C_{\text{mv,ss}}$—稳态下肠系膜静脉中的血液药物浓度；Q—灌注流速；Q_{mv}—肠系膜血流速率；V—离体肠段的体积。

*为了保持肠系膜中血流速率，应以恒定的速率将新鲜血液注入肠系膜动脉肠道灌注研究中物质平衡的方程如下所示：

灌入离体肠段的药物量（$QC_{in,ss}$）

= 离开离体肠段的药物量（$QC_{out,ss}$）

+离体肠段肠系膜静脉吸收的药物量（$Q_{mv}C_{mv,ss}$）

+灌注液中化学不稳定性消除、肠道菌群代谢和/或肠上皮细胞首过消除的药物量

$C_{in,ss}$ 和 $C_{out,ss}$ 分别表示在稳态下，灌注液进入和离开肠段的药物浓度，$C_{mv,ss}$ 是稳态下肠系膜静脉中的血液药物浓度，Q 和 Q_{mv} 分别是灌注液流速和肠系膜血流速率。

基于此关系，就可以得到以下关于吸收的信息：

药物被吸收进入肠系膜静脉的比例（F_{mv}）：

$$F_{mv} = \frac{Q_{mv}C_{mv,ss}}{QC_{in,ss}} \tag{4-35}$$

表观吸收速率常数（$k_{a,app}$）为：

$$k_{a,app} = \frac{Q_{mv}C_{mv,ss}}{C_{i,ss}V} \tag{4-36}$$

式中，$C_{i,ss}$ 表示肠段内的平均浓度；V 表示实验肠段的体积。

$$C_{i,ss} = \frac{C_{in,ss} - C_{out,ss}}{\ln(C_{in,ss} / C_{out,ss})}$$

（2）Caco-2 细胞 大部分口服药物都是主要以被动扩散的方式跨过肠细胞从而被吸收。为了从肠腔转运进入肠系膜静脉，药物分子必须通过一系列不同的生理障碍，包括黏液凝胶层（不动水相层）、肠上皮细胞、肠道黏膜固有层以及肠道毛细管内皮细胞。其中，单层的肠上皮细胞已经被认为是最重要的屏障。

Caco-2 细胞系是研究药物通过人的肠上皮细胞进行转运的最常用的细胞之一（Artursson，1991）。该细胞系源于人类结肠癌，其与同样来源的其他细胞系的独特之处是，在常规的细胞培养条件下其具有自发分化为极化的单层肠上皮细胞的能力（Artursson 和 Karlsson，1991；Hidalgo 等，1989；Rubas 等，1993）。药物转运实验中，如需要研究从顶端（管腔）到基底（血液）侧的转运（即沿真实吸收方向的转运），研究者可以通过将药物溶液加在顶端侧并在不同的孵育时间从基底侧收集样品来完成。而如果需要研究从基底侧到顶端侧的转运，则需要将药物加在基底侧而从顶端侧收集样品（图 4-14）。Caco-2 细胞实验中，药物的表观膜渗透率（P_{app}）可用以下方法测定：

$$P_{app} = \frac{\text{时间} t \text{ 时接收侧的药量}/\Delta t}{\text{细胞层的表面积} \times \text{零时刻给药侧的药物浓度}} \tag{4-37}$$

式中，Δt 表示孵育阶段。在大部分情况下，P_{app} 以单位 cm/s 来表示。

① **转运方向**。药物溶液和空白缓冲液加入的空间分别称为给药侧和接收侧。当 Caco-2 细胞的顶端面（A）是给药侧，实验研究的是药物从肠腔到肠系膜静脉（即吸收方向上）的转运；然而当药物溶液被加在基底面（B），则实验研究的是药物从肠系膜静脉到肠腔（药物外排方向上）的转运（图 4-14）。如果药物的转运只通过被动扩散进行，不管转运方向如何，P_{app} 估算值一定是相等的。但是，当药物在肠上皮细胞刷状缘膜上受到主动转运或外排机制（比如 P-糖蛋白）影响时（Gatmaitan 和 Arias，1993；Leveque 和 Jehl，1995），从 A 到 B 的 P_{app} 测定值可能会相应地大于或者小于从 B 到 A 的 P_{app} 值。

② **Caco-2 细胞体系的建立和验证**。如果 Caco-2 细胞体系是新建立的，对细胞的致密性（融合度）和功能性（主动转运蛋白和酶的表达）进行彻底的验证是非常重要的。因为实验条件的不同，细胞培养系统会呈现较大的变异性。以下方法可以用于评估单层细胞模型的致密性。

A. 甘露醇通过 Caco-2 单层细胞的渗透性。已知甘露醇仅通过细胞旁路进行转运，如果在 Caco-2 细胞中从给药侧到接收侧的透过率大于 0.5%/h，这可能表明细胞已经被破坏，不适合用于转运研究。甘露醇的 P_{app} 值低于 10^{-6}cm/s，则表明单层细胞的致密性保持良好。普萘洛尔是另一个被用于跨细胞被动转运的质控化合物，其 P_{app} 值通常大于 10^{-5}cm/s（即高渗透性质控）。

B. 跨膜电阻。Caco-2 单层细胞的连接紧密性可以通过测定其跨上皮细胞电阻（TEER）值来监测。完整的 Caco-2 单层细胞的 TEER 值范围应在 $200 \sim 500\Omega \cdot cm^2$（Hidalgo，1996）。

为了评估细胞的功能，可以使用已知的主动转运体的底物进行转运研究（表 4-4）。通常，在接种后大约需要 3 周时间才能使主动转运体在细胞膜中完全表达。对于细胞培养，其他重要的因素有细胞的传代次数、培养小孔的材料和表面积、孵育缓冲液的组成成分以及实验中的有机溶剂量。通常，一般认为实验体系中小于 1%（体积分数）乙腈或甲醇、0.5%（体积分数）二甲基亚砜（DMSO）的有机溶剂含量不会对研究造成太大影响。

表 4-4 肠上皮细胞膜的载体介导转运系统 [a]

位置	转运体	底物
刷状缘膜	氨基酸转运体	氨基酸和类氨基酸化合物，比如亮氨酸、赖氨酸、谷氨酸盐、L-二羟基苯丙氨酸
	寡肽转运体	拟肽类化合物，比如血管紧张素转换酶（ACE）抑制剂、肾素抑制剂、一些 β-内酰胺类抗生素

位置	转运体	底物
刷状缘膜	单羧酸转运体	羧酸，比如水杨酸、苯甲酸
	葡萄糖载体	p-硝基苯基-β-D-喃葡萄糖
	胆汁酸转运体	牛磺胆酸
	磷酸盐转运体	磷霉素
	膜电势依赖转运	丙吡胺、酪胺
	质子逆向转运	四乙胺、N-甲基尼古丁酰胺
	P-糖蛋白[b]	环孢菌素 A、维拉帕米、长春花碱
基底外侧膜	氨基酸转运体	
	磷酸盐转运体	

[a] 数据来自 Tsuji 和 Tamai（1996）和 Zhang 等（1998）。

[b] P-糖蛋白，一个多药耐药基因产物，可以将外源性物质从肠细胞的细胞质中排出和/或泵回肠腔，成为许多外源性物质肠道吸收的屏障。

③ P_{app} 值与人体内吸收程度之间的关系。表 4-5 总结了化合物在 Caco-2 细胞的 P_{app} 值与其在人体内吸收程度之间的关系的一般规则（Artursson 和 Karlsson，1991），该规则的前提是化合物的溶出和/或肠道代谢对药物的吸收没有显著性影响。

表 4-5　化合物在 Caco-2 细胞的 P_{app} 值与其在人体内吸收程度关系的一般规则[a]

Caco-2 细胞中化合物的 P_{app}/（cm/s）	口服给药后人体的吸收程度
$>10^{-5}$	吸收良好（>70%）
$10^{-6} \sim 10^{-5}$	中等吸收（20%~70%）
$<10^{-6}$	吸收不良（<20%）

[a] 数据来源于 Artursson and Karlsson（1991）。

④ P_{app} 和 $k_{a,app}$ 之间的关系。Caco-2 细胞研究得到的 P_{app} 值和肠灌注实验得到的 $k_{a,app}$ 之间的药动学关系如下：

$$P_{app} = \frac{k_{a,app}V}{S} \qquad (4\text{-}38)$$

式中，S 和 V 分别为口服给药后可用于吸收药物的肠表面积和体积。由于方程（4-38）忽略了体外和体内实验条件的差异性，所以它只是 P_{app} 和 $k_{a,app}$ 之间真实关系的一种简单化表示；但是，据报道，在具有相似吸收特征的结构类似化合物中，P_{app} 和 $k_{a,app}$ 之间存在线性关系（Cutler，1991；Kim 等，1993）。

⑤ 肠细胞的膜转运机制。跨肠上皮细胞膜的转运过程有四种主要的方式：

a. 被动扩散；b. 载体转运（易化扩散和主动转运）；c. 旁路转运；d. 内吞作用（胞饮）。图 4-14 阐明了肠细胞不同的转运机制。

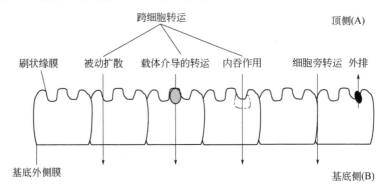

图 4-14　肠细胞跨膜转运的机制

A. 被动扩散。对于大部分药物，被动扩散是主要的跨膜转运机制。未解离的亲脂性分子比解离的亲水性分子能更好地跨膜扩散。扩散作用是一个不饱和的、浓度梯度依赖过程，不需要转运载体或代谢能消耗。

B. 载体转运。载体转运可以分为两种不同的方式，即易化扩散和主动转运，前者不需要消耗能量，后者需要能量（即 ATP）消耗。

a. 易化扩散：某些化合物基于其理化特性，沿着电化学梯度进行跨膜转运比简单扩散更加迅速。这种由载体系统介导的"促进性"扩散（也就是易化扩散）过程是可饱和的和立体定向的。和简单扩散一样，易化扩散也是浓度梯度依赖过程；也就是说，一旦生物膜两端的浓度达到平衡，化合物通过易化扩散的表观净转运即终止。易化扩散与主动转运的区别在于不需要能量消耗。

b. 主动转运：主动转运是可饱和的，与被动扩散或易化扩散的不同在于，可以通过消耗 ATP 使药物不遵从热力学平衡进行转运。表 4-5 总结了在肠上皮细胞的刷状缘膜和基底外侧膜的主动转运系统。

C. 旁路转运。通常，较小的（分子量小于 200）亲水性化合物跨膜转运的主要途径是相邻肠上皮细胞间的紧密连接。可以通过在存在和不存在二价阳离子（例如 Ca^{2+}）的条件下分别进行转运研究来考察化合物旁路转运的程度，因为阳离子可以中和带负电荷的旁路通道。通常，旁路转运被认为是次要的吸收途径。

D. 内吞作用。内吞作用是细胞通过细胞膜的内陷包裹产生吞饮囊泡（其中包封了少量细胞外液和其内容物）而吞入大分子（比如蛋白质或多糖）的过程。这种膜吞入过程有两种不同的类型，即吞噬作用和胞饮作用。吞噬作用仅发生在特定细胞种类，如巨噬细胞吞噬大颗粒物质如病毒、细胞碎片等；而胞饮作用发生在所有细胞类型中，对细胞外液及其内部物质进行摄取。

（3）药物肠道吸收的其他体外评价系统　各种体外实验系统，如分离细胞、膜囊泡、Caco-2 以外的其他细胞系培养系统（如 HT-29、T84 和 MDCK），以及离体组织（包括离体肠段、尤斯灌注法、外翻囊法、肠环、剥离和未剥离的黏膜层等）等模型，已经在不同程度上被用于对药物的吸收的研究（Hillgren，1995）。

4.4　肝肠循环

　　胆汁在肝脏分泌并通过胆管进入十二指肠。胆汁包含胆汁盐，它充当了表面活性剂的角色以促进包括食物成分和药物在内的亲脂性物质的吸收。排泄进入肠道的胆汁大约有 90% 被重吸收并返回到肝脏继续分泌。药物可以原形和/或代谢物的形式从肝细胞被排泄进入胆汁。一些通过胆汁排泄到肠道的代谢物，可能在肠道中通过酶促反应或化学反应转化成原形药物。例如，药物的葡萄糖醛酸结合物会被肠道菌群产生的 β-葡萄糖醛酸酶转化成其原形化合物。脱葡萄糖醛酸而形成的原形药物或者其他形式的代谢物可能会被重吸收进入门静脉循环，它们中的一部分将会到达体循环，其余的在肝脏中进一步代谢和/或随后通过胆汁排泄（Tabata 等，1995）。几乎所有的药物都在一定程度上经历肝肠循环（图 4-15）。

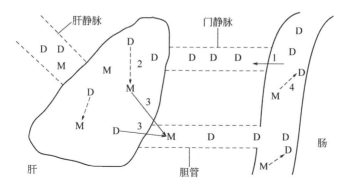

图 4-15　药物肝肠循环示意图。D—药物；M—代谢物。步骤 1，药物分子由肠腔被吸收入门静脉；步骤 2，药物被代谢酶转化为代谢物；步骤 3，药物和代谢物被排入胆汁；步骤 4，在某些情况下，代谢物被肠道菌群转化为原形药物

4.4.1　识别肝肠循环

　　药物的肝肠循环（EHC）在有胆囊的动物体内更加明显，比如小鼠、雪貂、犬、猴和人，在用餐后短时间内药物的暴露出现一次瞬时增加，药-时曲线上形成一个独特的"驼峰"。这是由于胆囊中积累的含药胆汁随着食物的摄入，以脉冲式释放进入十二指肠，然后在肠道中药物被重吸收。但是，即使很大一部分药物经历肝肠循环，药-时曲线通常也不易观察到这个"驼峰"，这可能某种程度上是由

于采血点的数量不够。也有报道在没有 EHC 的情况下，犬体内药物暴露量瞬时增加的例子，例如，胃排空时间的延迟或者胃肠液黏度或者 pH 的改变也可能导致暴露水平的瞬时增加（Mummaneni 等，1995；Reppas 等，1998）。

对于没有胆囊的动物（比如大鼠），尽管有食物摄取，但由于胆汁是持续分泌的，故即使具有 EHC 机制的药物在进食后暴露曲线的肝肠循环"驼峰"可能并不明显。但是，在这些动物体内也可以观察到血浆药物浓度的瞬时增加。例如，当药物的葡萄糖苷酸结合物经胆汁进入肠道且在特定肠段被肠道菌群代谢后，药物的重吸收也可能导致在药-时曲线再次出现一个肝肠循环"峰"。

4.4.2 肝肠循环的药动学意义

① 肝肠循环应该被看作是分布过程，而不是消除过程。

② 如果药物存在严重的 EHC，通常会表现出比没有 EHC 药物的血浆暴露水平更高的情况，并且暴露持续时间更长。结果是，存在 EHC 机制的药物与不存在 EHC 的药物相比，显示出更低的清除率、更大的分布容积以及更长的末端半衰期。

③ 当药物存在严重的 EHC 时，通常很难准确估计口服生物利用度。

④ 与人类相比，在实验动物中（如大鼠和犬），药物的胆汁排泄似乎是更重要的消除途径。因此，应谨慎将动物中获得的化合物的胆汁排泄数据外推至人。受限于药物及其代谢产物在人体中的胆汁排泄的总体信息，EHC 在人体内药物暴露的程度和持续时间的药物动力学意义尚不清楚。（译者注：现今，已有更加丰富的药物在人体内胆汁排泄的总体信息供科学家们进行更深入的研究。）

4.4.3 化合物的理化性质对于胆汁排泄的影响

化合物的胆汁排泄被认为主要通过载体转运进行。使化合物具有高的胆汁排泄的重要的理化性质有亲脂性、分子量和电荷量（Hirom 等，1974）。

① 亲脂性（$\lg P > -2$）。

② 分子量（对于可观察到的胆汁排泄而言，在大鼠和人体内分别为 >300 和 >500）。

③ 电荷量：酸性、碱性和中性化合物似乎存在各自独立的胆汁排泄机制。

4.4.4 肝肠循环存在时清除率的测定

由于 EHC 的存在使药物暴露水平提高，通过剂量（D_{iv}）除以静脉注射后的 $AUC_{0-\infty}$ 估算得到的系统清除率（Cl_s）可能低于各个器官真实的清除率的总和。此外，由于暴露曲线中 EHC "驼峰"的存在，使用常规的曲线拟合方式很难准确

地对 $\text{AUC}_{t_{\text{last}}-\infty}$（从可以测得浓度的最后一个时间点到时间无穷大的 AUC）进行测定。对于存在 EHC 的药物,可以使用肾清除率(Cl_{r})来准确估算静注后 $\text{AUC}_{t_{\text{last}}-\infty}$。

① 在同一只动物上进行尿液收集,第一个尿样收集时间从 0 到 t_{last},第二个尿样收集时间从 t_{last} 到 t（至时间 t 药物在尿中的排泄已完成）。

② 原形药物在尿液中 0 到 t_{last} 的排泄量（$A_{\text{e},0-t_{\text{last}}}$）除以 $\text{AUC}_{0-t_{\text{last}}}$ 得到药物的 Cl_{r}。因为 Cl_{r} 是一个与血浆药-时曲线无关的常数,可以采用药物在尿液中 t_{last} 到 t 的排泄量除以 Cl_{r} 计算得到 $\text{AUC}_{t_{\text{last}}-\infty}$:

$$\text{Cl}_{\text{r}} = \frac{A_{\text{e},0-t_{\text{last}}}}{\text{AUC}_{0-t_{\text{last}}}}$$

因此,

$$\text{AUC}_{t_{\text{last}}-\infty} = \frac{A_{\text{e},t_{\text{last}}-t}}{\text{Cl}_{\text{r}}}$$

③ Cl_{s} 可以通过 D_{iv} 除以 $\text{AUC}_{0-\infty}$（$\text{AUC}_{0-t_{\text{last}}}$ 和 $\text{AUC}_{t_{\text{last}}-\infty}$ 的和）来计算得到。

4.4.5 肝肠循环研究

以下介绍了研究药物在动物体内肝肠循环的实验方法:

（1）比较正常的和胆管插管的动物之间的血浆暴露曲线　如果正常动物体内的药物暴露水平高于胆管插管动物,尤其是在消除阶段,则表明药物可能存在 EHC。

（2）将一只动物的胆汁转移至另一只动物　将一只动物（供体动物）的胆管通过外科手术连接至另一只动物（受体动物）的十二指肠上,同时也对受体动物进行胆管插管以采集胆汁。供体动物给药后,从受体动物采集血浆和胆汁样品进行分析。如果在受体动物的样品中发现了该药物,则表明该药物存在 EHC。

（3）肠道灭菌　当结合型代谢物被肠道菌群代谢为原形药物并随后被重吸收而导致暴露量瞬时增加,则可以通过用非吸收的抗生素（如林可霉素）对动物事先进行肠腔灭菌的方法对这种菌群作用进行验证。

4.5　药物的粪排泄和食粪性

粪排泄是外源性物质从体内排泄的一个重要的途径。药物粪排泄的几个重要影响因素如下:

（1）不完全吸收　口服给药后,未吸收部分以原形通过粪便排泄。许多大分子和在生理 pH 下解离的化合物在口服给药后,其大部分可能以原形随粪便排泄。

（2）胆汁排泄　药物的胆汁排泄可能是粪排泄最重要的因素。

（3）肠道分泌　药物可以通过肠上皮细胞从肠系膜血液被分泌到肠腔（主要

通过被动扩散）。对于某些亲脂性药物，只有当其他的消除途径特别缓慢时，肠道分泌才可能会变成重要的消除途径。口服活性炭或者脂肪餐都可以促进亲脂性药物的肠道分泌。

大部分啮齿动物，如大鼠和兔子，都需要以自己的粪便作为它们日常食物的一部分，这被称为食粪性。因此，为了避免药物在粪便中被重新摄取，可以通过放置尾杯或者在代谢笼中进行实验来避免食粪性。

4.6　淋巴吸收

除了血液循环之外，淋巴系统是维持体内水平衡的一个重要系统，且整个胃肠道遍布淋巴管和血管。肠道淋巴管是许多亲脂性营养素主要的吸收途径，包括脂肪、脂溶性维生素和胆固醇。口服给药的药物分子在进入血管或淋巴管前，必须通过肠上皮细胞。胃肠道中的淋巴液在进入体循环之前，直接进入胸淋巴管而无需经过肝脏。因此，通过胃肠道淋巴管吸收的药物可以避免肝脏的首过效应，但仍然需要经历肠道首过效应。即使对于高亲脂性化合物来说，淋巴吸收也通常被认为是次要的吸收途径（Muranishi，1991）。

参考文献

Amidon G. L. et al., Estimating human oral fraction dose absorbed: a correlation using rat instestinal membrane permeability for passive and carrier-mediated compounds, *Pharm. Res.* **5**: 651-654, 1988.

Artursson P., Cell culture as models for drug absorption across the intestinal mucosa, *Crit. Rev. Ther. Drug Carrier Syst.* **8**: 305-330, 1991.

Artursson P. and Karlsson J., Correlation between oral drug absorption in humans and apparent drug permeability coefficients in human intestinal epithelial（Caco-2）cells, *Biochem. Biophys. Res. Comm.* **175**: 880-885, 1991.

Baijal P. K. and Fitzpatrick D. W., Effect of dietary protein on hepatic and extrahepatic phase I and phase II drug metabolizing enzymes, *Toxicol. Lett.* **89**: 99-106, 1996.

Cassidy M. K. and Houston J. B., *In vivo* assessment of extrahepatic conjugative metabolism in first pass effects using the model compound phenol, *J. Pharm. Pharmacol.* **32**: 57-59, 1980.

Cutler D., Assessment of rate and extent of drug absorption, *Pharmacol. Ther.* **14**: 123-160, 1991.

Dressman J. B., Comparsion of canine and human gastrointestinal physiology, *Pharm. Res.* **3**: 123-131, 1986.

Dressman J. B. et al., Gastrointestinal parameters that influences oral medications, *J. Pharm. Sci.* **82**: 857-872, 1993.

Fujieda Y. et al., Local absorption kinetics of levofloxacin from intestinal tract into portal vein in conscious rat using portal-venous concentration difference, *Pharm. Res.* **13**: 1201-1204, 1996.

Gatmaitan Z. C. and Arias I. M., Structure and function of P-glycoprotein in normal liver and small intestine, *Adv.*

Pharmacol. **24**: 77-97, 1993.

Hansch C. and Leo A., *Substituent Constants for Correlation Analysis in Chemistry and Biology*, Wiley (Interscience), New York, 1979.

Hidalgo I. J. et al., Characterization of the human colon carcinoma cell line (Caco-2) as a model system for intestinal epithelial permeability, *Gastroenterology* **96**: 736-749, 1989.

Hidalgo I. J., Cultured intestinal epithelial cell models, in R. T. Borchardt, P. L. Smith and G. Wilson (eds.), *Models for Assessing Drug Absorption and Metabolism*, Plenum Press, New York, 1996, p. 39.

Hillgren K. M. et al., In vitro systems for studying intestinal drug absorption, *Med. Res. Rev.*, **15**: 83-109, 1995.

Hirom P. C. et al., The physicochemical factor required for the biliary excretion of organic cations in the bile of the rat, rabbit and guinea pig, *Biochem. Soc. Trans.* **3**: 327-330, 1974.

Hörter D. and Dressman J. B., Influence of physicochemical properties on dissolution of drugs in the gastrointestinal tract, *Adv. Drug Del. Rev.*. **25**: 3-14, 1997.

Hunt S. M. and Groff J. L., The digestive system: mechanisms for nourishing the body, in S. M. Hunt and J. L. Groff (eds.), *Advanced Nutritional and Human Metabolism*, West, New York, 1990, p. 39.

Hunter J. and Hirst B. H., Intestinal secretion of drug: the role of P-glycoprotein and related drug efflux systems in limiting oral drug absorption, *Adv. Drug Del. Rev.* **25**: 129-157, 1997.

Kararli T. T., Comparison of the gastrointestinal anatomy, physiology, and biochemistry of humans and commonly used laboratory animals, *Biopharm. Drug Dispos.* **16**: 351-380, 1995.

Kim D. et al., A correlation between the permeability characteristics of a series of peptides using an *in vitro* cell culture model (Caco-2) and those using an *in situ* perfused rat ileum model of the intestinal mucosa, *Pharm. Res.* **10**: 1710-1714, 1993.

Krarup L. H., Predicting drug absorption from molecular surface properties based on molecular dynamics simulations, *Pharm. Res.* **15**: 972-978, 1998.

Kwan K. C., Oral bioavailability and first-pass effects, *Drug Metab. Dispos.* **25**: 1329-136, 1998.

Kwon Y., Theoretical considerations on two equations for estimating the extent of absorption after oral administration of drugs, *Pharm. Res.* **13**: 566-569, 1996.

Lee C.-P. et al., Selection of drug development candidates based on *in vitro* permeability measurements, *Adv. Drug Del. Rev.* **23**: 47-62, 1997.

Leveque D. and Jehl F., P-glycoprotein and pharmacokinetics, *Anticancer Res.* **15**: 331-336, 1995.

Lipinski C. A. et al., Experimental and computational approaches to estimate solubility and permeability in drug discovery and development settings, *Adv. Drug Del. Rev.* **23**: 3-25, 1997.

Moriguchi I. et al., Simple method of calculating octanol/water partition coefficient, *Chem. Pharm. Bull.* **40**: 127-130, 1992.

Mummaneni V. et al., Gastric pH influences the appearance of double peaks in the plasma concent- ration-time profiles of cimetidine after oral administration in dogs, *Pharm. Res.* **12**: 780-786, 1995.

Muranishi S.，Drug targeting towards the lymphatics，*Adv. Drug Res.* **21**：1-37，1991.

Palm K. et al.，Correlation of drug absorption with molecular surface properties，*J.Pharm. Sci.* **85**：32-39，1996.

Pang K. S.，Metabolic first-pass effects，*J. Clin. Pharmacol.* **26**：580-582，1986.

Raoof A. A. et al.，Assessment of regional differences in intestinal fluid movement in the rat using a modified *in situ* single pass perfusion model，*Pharm. Res.* **15**：1314-1316，1998.

Reppas C. et al.，Effect of elevated viscosity in the upper gastrointestinal tract on drug absorption in dogs，*Eur. J. Pharm. Sci.* **6**：131-139，1998.

Rubas W. et al.，Comparison of the permeability characteristics of a human colonic epithelial（Caco-2）cell line to colon of rabbit，monkey，and dog intestine and human drug absorption，*Pharm. Res.* **10**：113-118，1993.

Smith D. A. et al.，Design of toxicokinetic studies，*Xenobiotica* **20**：1185-1199，1990.

Tabata K. et al.，Evaluation of intestinal absorption into the portal system in enterohepatic circulation by measuring the difference in portal-venous blood concentrations of diclofenac，*Pharm. Res.* **12**：880-883，1995.

Tanigawara Y. et al.，Moment analysis for the separation of mean *in vivo* disintegration，dissolution，absorption and disposition time of ampicillin products，*J. Pharm. Sci.*，**71**：1129-1133，1982.

Testa B. et al.，Lipophilicity in molecular modeling，*Pharm. Res.* **14**：1332-1340，1997.

Tsuji A. and Tamai I.，Carrier-mediated intestinal transport of drugs，*Pharm. Res.* **13**：963-977，1996.

Wacher V. J. et al.，Active secretion and enterocytic drug metabolism barriers to drug absorption，*Adv. Drug Del. Rev.* **20**：99-112，1996.

Walter-Sack I.，What is "fasting" drug administration? On the role of gastric motility in drug absorption，*Eur. J. Clin. Pharmacol.* **42**：11-13，1992.

Winne D.，Influence of blood flow on intestinal absorption of xenobiotics，*Pharmacology*，**21**：1-15，1980.

Zhang L. et al.，Role of organic cation transporters in drug absorption and elimination，*Annu. Rev.*，*Pharmacol. Toxicol.* **38**：431-460，1998.

Zhi J. et al.，Effects of dietary fat on drug absorption，*Clin. Pharmacol. Ther.*，**58**：487-491，1995.

Zimmerman C. L. et al.，Evaluation of gastrointestinal absorption and metabolism，*Drug Metab. Rev.* **29**：957-975，1997.

第 5 章

分布

全血或血浆中药物浓度取决于体内药物的总量以及药物在体内的分布程度。后者可以从分布容积进行评估。

5.1　定义

5.1.1　比例系数

药物的表观分布容积（V）可以简单地看作在任何给定的时间内，体内药物总量与在参照体液（通常是血浆）中药物浓度的比值：

$$V(t) = A(t) / C_p(t) \qquad (5\text{-}1)$$

式中，$A(t)$是给药后 t 时间点体内药量；$C_p(t)$是 t 时间点血浆药物浓度；$V(t)$是 t 时间点的血浆药物浓度下的表观分布容积。

虽然基于血浆药物浓度的表观分布容积是最常用的形式，但根据所测定药物浓度的参照体液［如全血、血浆和血浆水（plasma water）］的不同，分布容积存在其他一些不同的形式。基于不同参照体液内所测的药物浓度，不同的分布容积形式存在如下关系：

$$V_b(t) \times C_b(t) = V(t) \times C_p(t) = V_u(t) \times C_u(t) \, [\, = A(t)\,] \qquad (5\text{-}2)$$

式中，$C_b(t)$、$C_p(t)$和$C_u(t)$是药物分别在全血、血浆和血浆水中的浓度；$V_b(t)$、$V(t)$和 $V_u(t)$分别是在全血、血浆和游离药物浓度下的表观分布容积。除非特别指出，此后讨论的所有表观分布容积都是基于血浆药物浓度的分布容积。

5.1.2　分布容积的药动学意义

5.1.2.1　体内药物总量与药物浓度之间的比例系数

在任何给定时间点，体内药物总量等于在此时间点 t 的药物浓度乘以表观分布容积 $V(t)$。

5.1.2.2 药物在组织中分布的程度

分布容积是直接反应药物分布程度的参数。尽管它不代表真实的生理容积，但稳态分布容积（V_{ss}）可以用来描述药物从血浆到组织的分布程度。表 5-1 总结了基于 V_{ss} 评估药物蛋白结合和组织分布的程度。

表 5-1 药物稳态分布容积（V_{ss}）、蛋白结合程度与分布特征的一般关系 [a]

V_{ss}[b]/（L/kg）	酸碱性	蛋白结合趋势	体内分布特征
>1	碱性	更倾向于组织结合	药物可能在体内特定组织中聚集 [c]
0.4～1	—	在组织和血浆中均衡结合	药物均匀地分布于整个机体内
<0.4（接近细胞外液体积）	酸性	更倾向于血浆结合	药物分子主要限制在血浆中，有限地分布于组织

[a] 数据来源于 Nau，1986；
[b] 稳态分布容积是基于血浆药物浓度计算得到的；
[c] 组织中药物蓄积的最常见机理是药物与组织大分子结合或是进入组织脂质成分中。另一可能导致药物的 V_{ss} 显著高于总体液容积的是可逆代谢，即药物的代谢产物可反向转化成原药。

单位：通常是 L，或按公斤（kg）体重归一化时为 L/kg。

5.1.2.3 半衰期的决定因素

药物的末端半衰期反映了血浆药物浓度-时间曲线末端相的药物暴露持续时间，其受末端相分布容积（V_β）和系统清除率（Cl_s）的影响，与 V_{ss} 无关。

$$t_{1/2} = \frac{0.693V_\beta}{Cl_s} \tag{5-3}$$

5.1.3 表观分布容积特征总结

① $V(t)$ 是在任何给定的 t 时间点，体内药量与参照体液（通常是血浆）中药物浓度相关的一个假想体积。

② $V(t)$ 可以根据所测药物浓度的参照体液不同而不同。除非特别指出，通常分布容积是指血浆药物浓度分布容积。

③ 作为一个独立的参数，$V(t)$ 反映了药物分布空间或容积的大小，与药物浓度相关，而不是分布速率。分布速率可以通过分布清除率（Cl_d）得到。

如果药物仅分布在血浆中，其 $V(t)$ 接近体内血浆真实容积，并且可能不会随时间的变化而变化。但是，如果药物分子从血浆中扩散到组织中，$V(t)$ 会显著大于血浆容积，并且在给药后会随时间变化。

5.2 不同分布容积形式

当药物静脉给药后血浆药物浓度-时间曲线呈双指数下降，机体可以看作一个二房室模型（中央室和外周室，图 5-1），此时存在三种不同分布容积：中央室的表观分布容积（V_c）、稳态表观分布容积（V_{ss}）和拟分布平衡态表观分布容积（V_β）。

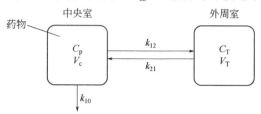

图 5-1　体内药物处置的二房室模型。药物从中央室给药和消除，并在中央室和外周室进行分布。C_p 是血浆药物浓度，C_T 是假设的外周室平均药物浓度；k_{10} 是消除速率常数，k_{12} 和 k_{21} 是分布速率常数；V_c 和 V_T 分别是中央室和外周室表观分布容积

5.2.1　中央室表观分布容积

中央室表观分布容积（V_c）是中央室药量与血浆药物浓度之间的一个比例因子。中央室可代表血浆和诸如肝、肾和脾脏等血液高度灌注的组织和器官，在这些组织和器官中的药物浓度与血浆药物浓度可瞬时达到均衡。

V_c 下限：静脉注射给药后，药物分子瞬时分散于整个血浆体系内，并以较慢的速率进一步分布到血细胞和/或其他组织。因此，V_c 不可能低于体内血浆真实的容积。一个成年人（体重为 70kg）的血浆容积大约为 3L（0.04L/kg）（Benet 和 Zia-Amirhosseini，1995）。

5.2.2　稳态分布容积

本章将讨论两种用于评估稳态分布容积（V_{ss}）的方法。一种是基于二室模型系统的 V_{ss}，可根据其与体内其他容积的药物动力学关系进行描述；另一种是与生理学意义更加相关的 V_{ss}，其基于血浆和组织蛋白结合的程度以及真实血浆和组织容积进行描述。

5.2.2.1　基于二房室模型系统的 V_{ss}

根据定义，V_{ss} 是药物达到稳态时体内药量与血浆药物浓度的比值。稳态时体内药量［$A(t)$］改变的速率为 0，即 $dA(t)/dt=0$，在持续静脉输注过程中，当输注速率等于消除速率时即可达到稳态。单次静脉给药后同样可以估算 V_{ss}。药物进行单次静脉注射给药并其处置过程符合二室模型特征的情况下，当药物在中央室和外周室分布达到平衡时的分布容积即为 V_{ss}。在分布达到平衡的时间点，药物从中央室到外周室分布速率与外周室到中央室的分布速率相等（图 5-2）。基于二室模型计算此时间点的 V_{ss} 药动学方程为：

$$V_{ss} = V_c(1 + k_{12}/k_{21}) \tag{5-4}$$

式中，k_{12} 和 k_{21} 分别是药物从中央室到外周室的分布速率常数和从外周室到中央室的分布速率常数。V_c、k_{12} 和 k_{21} 可以通过药物处置参数{血浆药物浓度-时间曲线的双指数方程[$C_p(t) = Ae^{-\alpha t} + Be^{-\beta t}$]的 A、B、α 和 β}来计算（参阅第 2 章）。

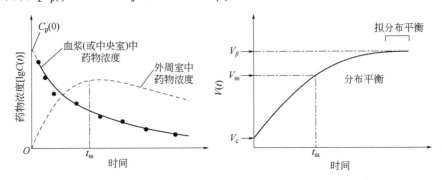

图 5-2　血浆（中央室，—）中测得的药物浓度（•）和外周室（---）预估药物浓度-时间的半对
数坐标图（左），以及药物处置过程符合二室模型特征情况下的分布容积随
时间的变化情况示意图（右）。只有在到达稳时间点 t_{ss} 时，分布容积 $V(t)$ 才为 V_{ss}，
此时药物在中央室和外周室的分布达到平衡

5.2.2.2　基于生理学参数的 V_{ss}

在不同形式的分布容积参数中，V_{ss} 是更为重要的参数，因为它具有一定的生理相关性，能够反映药物在体内从血浆到组织或器官的分布程度。在血浆和组织间分布达到平衡时，药物分布的程度决定于其与血浆蛋白、血细胞和组织成分的结合以及血浆和组织的真实总容积：

$$V_{ss}C_{p,ss} = V_p C_{p,ss} + V_t C_{t,ss}$$

稳态时体内　稳态时血浆　稳态时组织中
药物量　　　中药物含量　　的药物量

(5-5)

式中，$C_{p,ss}$ 和 $C_{t,ss}$ 分别是稳态时血浆药物浓度和组织内药物平均浓度；V_p 和 V_t 分别是血浆真实容积和药物分布所达到的血管外容积加上红细胞容积。因此，

$$V_{ss} = V_p + \frac{C_{t,ss}}{C_{p,ss}} \times V_t$$

(5-6)

由于蛋白质分子体积较大且带有电荷，与血浆蛋白（如白蛋白后）结合的药物分子无法透过磷脂双分子层。因此，一般假设只有未与血浆蛋白结合（或游离）的药物分子才能够在血管内、血管外和细胞内进行转运和分布（游离药物假说）。图 5-3 即展示了游离药物分子在体内不同空间的转运情况。基于此，在稳态性时，血浆和组织中游离药物浓度是相等的，如下：

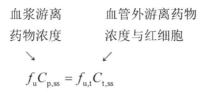

$$f_u C_{p,ss} = f_{u,t} C_{t,ss}$$

因此，

$$C_{t,ss} = f_u C_{p,ss} / f_{u,t} \qquad (5-7)$$

式中，f_u 和 $f_{u,t}$ 分别是血浆和组织（血管外空间）的游离药物比例。式（5-7）和式（5-6）合并得：

$$V_{ss} = V_p + (f_u/f_{u,t}) \times V_t \qquad (5-8)$$

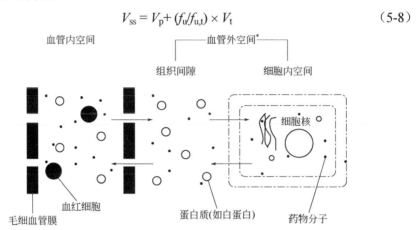

图 5-3 药物分布示意图。注意：只有未与蛋白（○）结合的药物分子（●）才能从血管内转运到血管外和细胞内的体液中。*约 55%～60% 的白蛋白和 40% 的 α-酸性糖蛋白存在于血管外的组织间隙中

式（5-8）显示，药物与血浆和组织的蛋白结合程度能显著影响 V_{ss}。例如，与血浆蛋白高度结合的药物（f_u 小）通常表现出较小的 V_{ss}（Φie 和 Tozer，1979）。[译者注：V_{ss} 同时受血浆蛋白和组织蛋白结合的影响，即只有 $f_u/f_{u,t}$ 小的药物才具有较小的 V_{ss}；实践中，对于很多血浆蛋白结合率高（f_u 小）的药物来讲，其组织蛋白结合率也可能很高（$f_{u,t}$ 也小）；因此，此处的这句话并不能孤立地进行理解。]当药物对组织成分具有高亲和力时（$f_{u,t}$ 小），V_{ss} 可能明显大于体内真实生理容积。基于有限数据，不同物种间的药物组织结合程度似乎是相似的，而血浆蛋白结合程度则具有显著差异性（且倾向于在较大动物种属的血浆中具有更高程度的结合）。与血浆蛋白结合不同，药物组织结合不易测定，因此很难去评估组织结合的变化对 V_{ss} 的影响（译者注：在现今的实验条件下，通过精细化操作，已可以在一定程度上实现对组织成分结合率的可靠测定；如对组织进行更彻底的匀浆、采用耐用性更高/吸附更低的超滤管、采用平衡效率更高的平衡透析装置或是采用超

高速离心法进行测定等策略）。表 5-2 列出了不同体液的生理容积。

表 5-2　一般成年人（体重 70kg）不同体液和组织的生理容积 [a]

体液	容积	
	L	L/kg
总体液	42	0.60
血浆	3～3.3	0.04～0.05
全血	5.5	0.08
血管外液	39	0.56
组织间隙液	11～12	0.16～0.17
机体固形成分和脂肪	20	0.28

[a] 数据来源于 Balant 和 Gex-Fabry（1990）、Benet（1995）和Φie 和 Tozer（1979）。

5.2.2.3　影响 V_{ss} 的因素

在讨论影响组织分布的生理因素时，本章均考虑为基于血浆药物浓度的 V_{ss}。基本上影响 V_{ss} 程度的四个不同因素如式（5-8）所示，即：a. 血浆容积（V_p）；b. 真实的体内组织容积（V_t）；c.血浆中游离药物浓度和总药物浓度比值（f_u）；d.组织液中游离药物浓度和总药物浓度比值（$f_{u,t}$）。对 V_{ss} 大小的影响不仅与药物所分布的参照体液和组织的生理容积有关,还与理化特性如亲水性和亲脂性相关，这些理化特性决定了药物与蛋白结合的亲和力。

5.2.3　拟分布平衡态分布容积

拟分布平衡态分布容积（V_β）是在拟分布平衡相（通常又称 β 相、拟分布相、消除相或末端相）（译者注：从更严谨的角度来看，这些专业名词之间的意义不尽相同，并不能完全等同）阶段体内药量与血浆药物浓度的比例常数。在拟分布平衡相，V_β 乘以 $C_p(t)$ 可以估算此阶段任何时间点的体内总药量。

5.3　估算分布容积

分布容积只能在静脉注射给药后进行估算。不同形式分布容积（V_c、V_{ss} 和 V_β）式（5-9）～式（5-11）不应通过其他给药途径下获得的数据进行计算，即使是在假设生物利用度为 100%的情况下。如果静脉给药后血浆药物浓度-时间曲线呈单指数消除，机体可以看作是单室模型，则以上三个不同形式分布容积相同，并且分布容积[$V(t)$]与时间无关。另外，在药物的处置过程更符合二室模型 [即表现为 $\lg C_p(t)$-时间呈双指数下降] 的情况下，静脉给药后从注射时间点到末端相，药物的 $V(t)$ 将依次从 V_c、V_{ss} 变化到 V_β（图 5-2）。

5.3.1 中央室表观分布容积

假设在静脉注射后，药物瞬时分布到代表中央室的组织和器官中，但尚未转移到代表外周室的组织和器官中，此时中央室表观分布容积（V_c）可以通过静注给药剂量（D_{iv}）除以 t_0 时刻估算的血浆药物浓度计算得到：

$$V_c = D_{iv} / C_p(0) \tag{5-9}$$

式中，$C_p(0)$ 是静脉注射给药 [图 5-2（左）] 后使用前两个血药浓度点外推得到的零时刻血药浓度；V_c 有时称为初始稀释容积（$V_{extrapol}$）。

5.3.2 稳态分布容积

估算药物 V_{ss} 的最简单方法是在静脉注射给药后对血浆药物浓度-时间曲线进行统计矩分析（译者注：也就是通过非房室模型方法计算出来）：

$$V_{ss} = \underbrace{\frac{\text{AUMC}_{0-\infty,iv}}{\text{AUC}_{0-\infty,iv}}}_{} \times \underbrace{\frac{D_{iv}}{\text{AUC}_{0-\infty,iv}}}_{}$$

$$= \quad \text{MRT}_{iv} \quad \times \quad \text{Cl}_s \tag{5-10}$$

式中，$\text{AUC}_{0-\infty,iv}$ 和 $\text{AUMC}_{0-\infty,iv}$ 分别是静脉注射给药后，从零时到无穷大时间的药-时曲线下面积和一阶矩曲线（AUC×时间-时间曲线）下面积。Cl_s 和 MRT_{iv} 是静脉注射给药后系统血浆清除率和平均驻留时间。

5.3.3 拟分布平衡态分布容积

药物的拟分布平衡态分布容积（V_β）可以通过静脉注射给药后 Cl_s 除以末端相的斜率（β）来获得（参阅第 2 章）：

$$V_\beta = \frac{\text{Cl}_s}{\beta} \tag{5-11}$$

5.3.4 V_c、V_{ss} 和 V_β 的差异性

静脉注射给药后符合二房室模型药物的 $V(t)$，从注射给药后瞬时即达到 V_c，随后达到血浆（或中央室）和外周室之间分布平衡的 V_{ss}，最后达到拟分布平衡相的 V_β（Gibaldi 等，1969）。不同分布容积随时间依次达到的趋势如图 5-2 所示。

静脉注射给药后，大部分药物分子在分布前短暂留在血浆和血液高度灌注的器官中，然后再分布进入其他组织中。药物剂量除以估算的零时药物浓度[$C_p(0)$]，即为中央室的表观分布容积（V_c），表示药物处置过程早期的分布容积。

药物分子随后将进一步分布到平衡过程更为缓慢的组织和/或器官（即外周

室）。在分布过程的初始阶段，药物从血浆分布到组织的速率大于从组织分布到血浆的速率，主要原因是药物分子还没有在组织中得到足够累积。随着时间的推移，更多的药物分子在组织中累积，药物从组织分布到血浆的速率增加。在某个点时间（t_{ss}），药物从血浆分布到组织的速率和药物从组织分布到血浆的速率相等，此时组织中药物的总量变化速率为零。在 t_{ss}，组织中（即外周室中）平均药物浓度达到最高点。t_{ss} 时刻的表观分布容积即为 V_{ss}。

药物在体内达到 V_{ss} 后，$V(t)$ 会随着时间推移继续增加，直到血浆药物浓度和所有组织中药物浓度达到拟分布平衡相（消除相）。在拟分布平衡相，药物在血浆（中央室）和组织（外周室）中的总量的比率保持不变。药物在这一阶段的表观分布容积为 V_β（译者注：在单次静脉给药下的实际分析中，常将拟分布平衡态近似认为稳态）。

值得注意的是，静脉给药后，V_{ss} 乘以 $C_p(t)$ 等于在 t_{ss} 时间的体内药量。而在 t_{ss} 之前或之后，用 V_{ss} 乘以 $C_p(t)$ 估算体内药量与真实值相比可能分别偏高或偏低。

5.3.5　V_c、V_{ss}、V_β、Cl_s 和 Cl_d 的关系

当 $\lg C_p(t)$ 对时间作图表现出两相趋势时，即曲线在初始分布相的斜率远高于末端相时，V_β 可以通过 V_c、V_{ss}、Cl_s 和分布相清除率（Cl_d）使用以下公式进行估算（Jusko 和 Gibaldi，1972；Kwon，1996）：

$$V_\beta = V_{ss} + (V_{ss} - V_c)(Cl_s / Cl_d) \qquad (5\text{-}12)$$

［译者注：该公式进行变换后得到 $Cl_d = (V_{ss} - V_c)Cl_s / (V_\beta - V_{ss})$，可用于估算分布速率的高低。］

参考文献

Benet L. Z. and Zia-Amirhosseini P.，Basic principles of pharmacokinetics，*Toxicol. Pathol.* **23**：115-123，1995.

Balant L. P. and Gex-Fabry M.，Physiological pharmacokinetic modelling，*Xenobiotica* **20**：1241-1257，1990.

Gibaldi M. et al.，Relationship between drug concentration in plasma or serum and amount of drug in the body，*J. Pharm. Sci.* **58**：193-197，1969.

Jusko W. J. and Gibaldi M.，Effects of change in elimination on various parameters of the two-compartment open model，*J. Pharm. Sci.* **61**：1270-1273，1972.

Kwon Y.，Volume of distribution at pseudo-distribution equilibrium：relationship between physiologically based pharmacokinetic parameters and terminal half-life of drug，*Pharm. Sci.* **2**：387-388，1996.

Nau H.，Species differences in pharmacokinetics and drug teratogenesis，*Environ. Health Perspect.* **70**：113-129，1986.

Фie S. and Tozer T. N.，Effect of altered plasma protein binding on apparent volume of distribution，*J. Pharm. Sci.* **68**：1203-1205，1979.

第6章

清除

清除率是衡量机体或器官从血液循环系统中消除药物的能力（Gibaldi，1986；Tozer，1981；Wilkinson，1987）。系统清除率（或全身清除率）是衡量整个机体消除药物的能力，而器官清除率如肝或肾清除率是衡量体内特定器官消除药物的能力。

6.1　定义

6.1.1　比例系数

清除率通常的定义是药物从机体（系统清除率）或器官（器官清除率）消除的速率与其测定部位（如全血或血浆等）的药物浓度之间的比例。例如，当测定的是血浆中药物浓度，系统血浆清除率（Cl_s）可以定义为：

$$系统血浆清除率 = \frac{药物从机体内消除的速率}{血浆中药物浓度}$$

$$Cl_s = \frac{-dA(t)/dt}{C_p(t)} \tag{6-1}$$

式中，$A(t)$是体内药物量；$C_p(t)$是 t 时刻血浆药物浓度。

6.1.2　单位时间内清除的参照体液表观容积

更具有生理意义的系统清除率定义是单位时间内被清除掉的血浆（或全血）等参照体液的药物表观容积。值得注意的是清除率的呈现形式与药物浓度测定的部位有关。基于全血、血浆和血浆水（不含蛋白的血浆）的药物浓度的清除率分别是全血清除率（Cl_b）、血浆清除率（Cl_p）和游离药物清除率（Cl_u）。根据式（6-1），把 $C_p(t)$替换成全血药物浓度 [$C_b(t)$] 或游离药物浓度 [$C_u(t)$]，即可得到系统全血或游离药物清除率。

注意：清除率的药物动力学意义。清除率并不代表单位时间内有多少药物的量被消除，而是单位时间内有多少参照体液的表观容积被清除。一段时间内，药物从体内被消除的量与清除率的大小和参照体液中的药物浓度有关。为了更好理解清除率，假设有一个充满水的水池，通过水泵进行充分循环和持续过滤（图6-1）。如果有一滴蓝色染料加入水池中，染料分子通过水泵持续的循环作用将瞬间均匀地分布到整个水池中。当水通过可以去除染料分子的过滤器时，染料分子被移除，水的颜色逐渐褪去。水池和水可以分别视为整个机体和参照体液。水泵可视为心脏，过滤器可视为体内的消除机制，如代谢或肾脏消除。一滴蓝色染料可视为药物静脉给药剂量，因此蓝色染料分子可视为体内药物分子。水的颜色强度随时间的变化可视为静脉注射给药后体内参照体液中药物浓度随时间的变化关系。

过滤器从水中移除染料分子的效率取决于有多少水通过过滤器以及过滤器从水中清除染料分子的效率有多高。单位时间完全清除含染料分子的水的容积即为药物在体内的清除率有多高。例如，单位时间从水中清除的染料量（药物从体内消除的量）可以通过单位时间清除所含染料的水的容积（系统清除率）乘以水中染料的浓度（参照液体的药物浓度）获得。同时，染料从水中消失的速度（药物末端半衰期）取决于单位时间完全清除含染料水的容积（清除率）和含有染料分子的水的总容积（参照体液的表观分布容积）。表6-1总结了清除率重要的药物动力学含义。

单位：清除率的单位与流速的单位相同（即体积/时间），如 mL/min。当体重单位为 kg 时，则为 mL/(min·kg)。

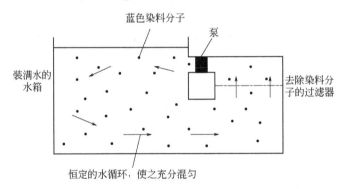

蓝色染料分子
泵
装满水的水箱
去除染料分子的过滤器
恒定的水循环，使之充分混匀

图6-1 水池、水泵和过滤器示意图

表6-1 清除率重要的药物动力学含义

参数	与清除率的关系
单位时间药物清除的量	系统清除率×t 时刻参照体液中药物的浓度
药物清除的量	系统清除率×t_1～t_2 时刻的 $AUC_{t_1-t_2}$
药物的末端半衰期	系统清除率除以参照体液的表观分布容积
静脉推注给药后稳态药物浓度	推注速率除以系统清除率

6.2　血浆系统清除率

6.2.1　血浆系统清除率的估算

通常情况下，药物的血浆系统清除率（Cl_s）可通过静脉注射给药后血浆药物浓度-时间曲线来估算。如果已知生物利用度且可以假设完全不存在依赖于给药途径的动力学差异，也可通过静脉注射以外的途径给药后估算血浆系统清除率。式（6-1）分子与分母与时间的关系为：

$$Cl_s = \frac{-\int_0^\infty [dA(t)/dt]dt}{\int_0^\infty C_p(t)dt} = \frac{A(0) - A(\infty)}{AUC_{0-\infty,iv}} \tag{6-2}$$

式中，$A(0)$和$A(\infty)$分别为药物在静脉注射给药后时间在0时刻和无穷大时刻体内药物的总量。因此，$A(0)$等于静脉给药剂量（D_{iv}），$A(\infty)$等于0，因为时间在无穷大时体内将不会存在药物。$AUC_{0-\infty,iv}$是静脉注射给药后零到无穷大时间的药-时曲线下面积。药物系统血浆清除率可以通过D_{iv}除以$AUC_{0-\infty,iv}$计算：

$$系统血浆清除率 = D_{iv} / AUC_{0-\infty,iv} \tag{6-3}$$

例如，大鼠10mg/kg静脉注射给药后的血浆中$AUC_{0-\infty,iv}$是5μg·h/mL，该药物在大鼠体内系统血浆清除率为33.3mL/(min·kg)，计算如下：

$$
\begin{array}{c}
D_{iv} \\
\downarrow \\
系统血浆清除率 = \dfrac{10mg/kg}{5μg·h/mL} = \dfrac{10 \times 1000μg/kg}{5μg \times 60min/mL} \\
\uparrow \\
AUC_{0-\infty,iv} \\
= 33.3mL/(min·kg)
\end{array}
$$

在大多数情况下，药物浓度指的是血浆中药物浓度，而非全血中药物浓度，这是因为血浆中样品前处理与分析方法比全血中更简单，除非另有说明，系统清除率通常指的是系统血浆清除率。

6.2.2　系统清除率和分布容积的关系

清除率和稳态分布容积在某种程度上能够相互影响，因为这两个参数受药物的血浆蛋白结合率大小的影响（见第7章）。但是，在其他大部分情况下，清除率和分布容积是两个彼此相对独立的参数。

6.2.3 系统清除率和半衰期的关系

药物静脉给药后的末端半衰期（$t_{1/2}$）是系统清除率和拟分布平衡时分布容积（V_β）的函数。

$$t_{1/2} = \frac{0.693 V_\beta}{\text{Cl}_s} \tag{6-4}$$

6.2.4 药物从体内清除的量

给药后 t 时刻药物从体内清除的量可以用 Cl_s 乘以 0 到 t 时刻的 AUC（AUC_{0-t}）获得：

$$\text{给药后} t \text{时刻药物从体内清除的量} = \text{Cl}_s \times \text{AUC}_{0-t} \tag{6-5}$$

无论在何种给药途径下，在给药后的任何时间，式（6-5）都成立。显然，在 t 时刻残留在体内的药量可以通过给药后进入体循环的总药量减去 $\text{Cl}_s \times \text{AUC}_{0-t}$ 获得。图6-2 显示了静脉注射给药后 t 时刻药物在体内消除的量和残留的量的关系。

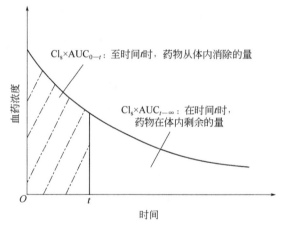

图6-2 线性坐标图上的静脉注射给药后血浆药物浓度-时间曲线图示。如果 $0 \sim t$ 时刻的药-时曲线下面积（AUC_{0-t}）是总 AUC（即 $\text{AUC}_{0-\infty}$）的30%，这表明 t 时刻前已经消除给药量的30%。$\text{AUC}_{0-\infty}$ 剩余的70%，即从 t 到 ∞ 的计算所得的药-时曲线下面积代表 t 时刻体内剩余剂量的比例

6.3 器官清除率

器官清除率反映的是消除器官从全血中消除药物的能力。对于器官清除率，一个更具药物动力学意义的解释是单位时间内被清除掉的全血的真实生理容积。这是因为器官清除率的估算是基于全血中药物浓度而非血浆中药物浓度。因此，当提及器官清除率时，通常指的是全血清除率。需要强调的是，在考虑影响药物

清除率的生理因素时，都应使用经过器官消除的全血清除率。

像系统清除率一样，器官清除率可以看作是一个比例常数，即药物通过器官时全血清除速率与通过器官的全血中药物浓度的比值。在稳态情况下使用分离器官灌注方式模拟药物在单一器官中的消除过程，可以很好阐述这一概念（图6-3）。

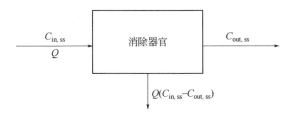

图 6-3　稳态条件下器官灌注示意图

$C_{in,ss}$—稳态条件下进入器官的全血药物浓度；$C_{out,ss}$—稳态条件下离开器官的全血药物浓度；Q—血流速率

基于稳态时质量平衡规律，药物被器官消除的速率等于药物通过器官的输入和输出速率之差：

稳态时消除速率 = 稳态时的输入速率-稳态时输出速率 = $QC_{in,ss}-QC_{out,ss}$

式中，$C_{in,ss}$ 和 $C_{out,ss}$ 分别是稳态条件下进入器官的全血药物浓度和离开器官的全血药物浓度；Q 是血流速率。根据清除率的定义，器官清除率也可以描述成器官清除药物的速率与全血中药物浓度（即稳态时进入器官的全血药物浓度）的比例常数：

$$器官清除率 = \frac{稳态时器官中清除药物的速率}{稳态时进入器官的全血药物浓度}$$

$$器官清除率 = \frac{Q(C_{in,ss} - C_{out,ss})}{C_{in,ss}} \tag{6-6}$$

$$器官清除率 = QE \tag{6-7}$$

$$E = \frac{C_{in,ss} - C_{out,ss}}{C_{in,ss}} \tag{6-8}$$

如式（6-7），器官清除率通常表示为血流速率乘以抽提比 [式（6-8）]。抽提比（E）表示在器官灌注过程中，被器官抽提的药物与进入器官药物总量（或浓度）的比值。E 值没有单位，数值在 0 和 1 之间（有时用百分数表示）。$E=0$ 表示在灌注过程中药物没有被器官消除，而 $E=1$ 表示在灌注过程中药物完全被器官清除。换句话说，E 反映的是器官从血流中清除药物的效率。

假设大鼠体内血液从肝门静脉通过肝脏的灌注速率为 12mL/min，进入肝脏的全血药物浓度为 10μg/mL，稳态时肝静脉药物浓度为 2μg/mL。那么，该药物的肝清除率为9.6mL/min，药物在肝脏的抽提比为0.8，计算如下：

$$流速 \quad C_{in,ss} \quad C_{out,ss}$$
$$(mL/min)(\mu g/mL)(\mu g/mL)$$

$$肝清除率 = \frac{12 \times (10-2)}{10} = 12 \times 0.8 = 9.6mL/min$$

$$C_{in,ss}(\mu g/mL) \qquad E$$

注意：抽提比。通常，当 $E>0.7$、在 $0.3\sim0.7$ 之间和 <0.3 时，器官清除率可以分别认为是高、中和低等。药物通过器官消除后的可利用度可以用 $1-E$ 表示，代表药物进入器官但未被清除的部分或者是流经器官但未被器官清除的含药全血容积的比例。

器官清除率的上限。如式（6-6）所示，当器官在单次灌注过程中，药物完全被清除，即 $C_{out,ss}=0$ 时，器官清除率将达到最大且不可能超过器官灌注的血流速率。

6.3.1　肝清除率

肝脏是体内最重要的药物清除器官。它具有血液高度灌注的特性，正常情况下，其总血流量的75%从肝门静脉获得，25%从肝动脉获得。高度分支化的毛细管系统和有孔内皮能够使全血中成分和器官内所有类型细胞（包括肝细胞、库普弗细胞和脂肪储存细胞）直接接触。肝细胞作为肝脏中主要的细胞类型含有不同的代谢酶，如细胞色素 P450 和尿苷二磷酸葡萄糖醛酸转移酶（UDPGT）。同时，肝细胞也配备活性转运体以有效地摄取药物并排泄药物到胆汁中。一般情况下，药物的肝脏清除率包含代谢和胆汁排泄两个清除因素。

尽管式（6-6）非常直观地阐明器官清除率的概念，但其在估算体内器官清除率的实际应用却有限（因其需要特殊的实验操作和条件，如稳态时原位器官灌注）。其在描绘影响器官清除率的主要生理学因素方面的应用亦如此。目前，已经发展出了几种药动学模型，可在无需进行器官灌注研究或无需理解影响器官清除率的主要生理因素的情况下就可以对器官清除率进行估算。最著名的肝清除率估算模型包括"充分搅拌（或静脉平衡）模型""平行管（或肝血窦灌注）模型"和"分散模型"。这些模型之间的药动学差异主要是在肝脏解剖结构和肝脏中血液混合程度上的假设的差异。

6.3.1.1　充分搅拌（静脉平衡）模型

充分搅拌模型是肝清除率估算中最常用的模型（图6-4），假设整个肝脏（即肝细胞在内的肝组织和肝血窦中全血）混合良好，药物分子一旦进入肝脏后即瞬时分布均匀。因此，整个器官的药物浓度被认为是相等的（Pang 和 Rowland，1977）。换句话说，充分搅拌模型把肝脏看作是血液完全混合（血液混合程度的假设）的一个单一房室（肝脏解剖结构的假设）。使用充分搅拌模型用于肝清除率的估算应符合以下假设：a. 血液中只有游离药物才能被消除（代谢和/或胆汁排泄）；b. 没有跨膜转运障碍；c. 肝脏内药物没有浓度梯度；d. 肝脏内药物浓度与肝脏输出的静脉血浓度一致；e. 符合线性动力学。

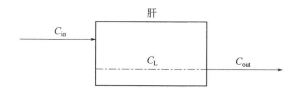

图 6-4　充分搅拌模型

C_{in}—肝门静脉或体循环中药物浓度；C_L—肝脏中药物浓度；

C_{out}—肝静脉血（从肝脏输出的静脉血）中药物浓度

充分搅拌模型下的肝清除率（Cl_h）可以用下述公式描述：

$$Cl_h = \frac{Q_h f_{u,b} \times Cl_{i,h}}{Q_h + f_{u,b} \times Cl_{i,h}}\qquad(6\text{-}9)$$

$Cl_h = QE$；因此，

$$E = \frac{f_{u,b} \times Cl_{i,h}}{Q_h + f_{u,b} \times Cl_{i,h}}\qquad(6\text{-}10)$$

式中，$Cl_{i,h}$ 是肝固有清除率；Q_h 是肝血流量；$f_{u,b}$ 是药物在全血中游离分数。对于大多数研究，血浆中游离分数 f_u 更常用，f_u 与 $f_{u,b}$ 的关系为：

$$f_{u,b} = \frac{f_u C_p}{C_b}\qquad(6\text{-}11)$$

以上公式成立的基础是 $f_{u,b}C_b = f_u C_p$，这里 C_b 和 C_p 分别是全血和血浆中药物浓度。式（6-9）是药物动力学中最重要的方程式之一，具有多种应用，可用于理解肝清除率的基本概念。

6.3.1.2　平行管（肝血窦灌注）模型

平行管模型（图 6-5）是把肝脏看作一组平行排列的相同小管（肝脏解剖结构的假设），代谢酶和胆汁排泄功能均匀分布在小管周围，而血液无分散地整体流经这些小管（血液混合程度的假设）（Pang 和 Rowland，1977）。平行管模型是药物浓度沿着肝血流从门静脉到肝静脉产生一个浓度梯度。平行管模型重要的假设前提是：a. 只有游离药物才能进行消除（代谢和/或胆汁排泄）；b. 没有跨膜转运障碍；c. 药物浓度在进入肝脏之前到流出后存在浓度梯度；d. 符合线性动力学。

基于平行管模型的肝清除率可表示为

$$Cl_h = Q_h(1 - e^{-f_{u,b} \times Cl_{i,h}/Q_h})$$ （6-12）

肝脏中平均药物浓度为

$$C_{L,avg} = \frac{C_{in} - C_{out}}{\ln(C_{in}/C_{out})}$$ （6-13）

充分搅拌模型和平行管模型的差异如表 6-2 所示。

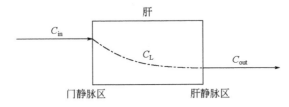

图 6-5 平行管模型（缩写释义见图 6-4 中）

表 6-2 用于肝清除率研究的充分搅拌模型和平行管模型之间的差异

项目	充分搅拌模型	平行管模型
肝解剖学	单一均匀房室	一组相同小管
血流	完全混合	整体流动
肝中药物浓度	恒定并与肝流出静脉血相等	平均浓度为 $C_{in}-C_{out}/[\ln(C_{in}/C_{out})]$，从门静脉到肝静脉降低
肝清除率	$(Q_h f_{u,b} \times Cl_{i,h})/(Q_h + f_{u,b} \times Cl_{i,h})$	$Q_h(1 - e^{-f_{u,b} \times Cl_{i,h}/Q_h})$
抽提比（E）[a]	$f_{u,b} \times Cl_{i,h}/(Q_h + f_{u,b} \times Cl_{i,h})$	$1 - e^{-f_{u,b} \times Cl_{i,h}/Q_h}$

[a] 当清除率较低时（$E < 0.3$），两个模型之间的药物肝脏清除率差异并不显著。当药物清除率较高时（$E > 0.7$），用平行管模型估算的肝清除率稍微高于使用充分搅拌模型计算所得的清除率。因此，仅当药物具有高度清除率时，模型的选择就会显得重要。

6.3.1.3 分散模型

充分搅拌模型和平行管模型代表肝解剖结构和肝血流分布模式的两种极端情况。分散模型则反映的是介于这两种极端情况之间的一种模式。它认为肝脏是具有内部血流分散特性的网状器官(肝解剖结构的假设)，其血流分散程度可以用"分散数（D_N，血液混合程度的假设)"来表示（Roberts 和 Rowland，1985、1986）。

基于分散模型（图 6-6）的肝清除率可表示为

$$Cl_h = Q_h(1 - F_h)$$ （6-14）

和

$$F_{h} = \frac{4a}{(1+a)^2 \times \exp[(a-1)/2D_N] - (1-a)^2 \times \exp[-(a+1)/2D_N]}$$

式中，$a = (1+4R_N D_N)^{1/2}$，$R_N = f_u \times Cl_{i,h}/Q$。$D_N$ 的数值在 0 和 1 之间。充分搅拌模型和平行管模型分别代表 $D_N=1$（血液完全分散）和 $D_N=0$（血液无分散）两种极端的情况。一般认为，D_N 值介于 0~1 之间会更加合理。估算 D_N 值似乎较大程度上依赖于实验条件以及受试化合物。

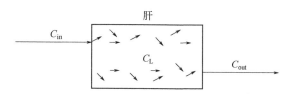

图 6-6　分散模型（图中涉及缩写见图 6-4）

注意：肝固有清除率 $Cl_{i,h}$ 反映的是肝脏消除游离药物（即未与肝细胞内组织成分进行结合的药物）的内在能力（确切地说，仅包含经由代谢和/或胆汁排泄而消除药物的能力，胆汁排泄则包括主动和被动转运介导的排泄）。理论上，如果药物向肝脏的运送不受限制（充分和快速的肝血流速度），不存在蛋白结合，也不存在其他限制性因素（如缺少必需的反应辅助因子）时，药物的肝清除率等于肝固有清除率 $Cl_{i,h}$。$Cl_{i,h}$ 表示如下：

$$Cl_{i,h} = \frac{V_{max}}{K_m + C_{L,u}} \tag{6-15}$$

式中，V_{max} 是代谢酶反应和/或胆汁排泄的最大速率；K_m 是代谢酶和/或胆汁排泄活性的表观米-曼氏常数；$C_{L,u}$ 是肝细胞内能够被代谢酶和/或胆汁排泄机制所作用的游离药物浓度。如果 $C_{L,u}$ 远小于 K_m（$C_{L,u}<0.1K_m$），$Cl_{i,h}$ 则近似等于 V_{max} 除以 K_m。故，当 $C_{L,u}$ 值较低时，$Cl_{i,h}$ 是一个浓度非依赖性的常数：

$$Cl_{i,h} = V_{max}/K_m \tag{6-16}$$

（1）影响肝清除率的因素　根据式（6-9），影响肝清除率的生理因素一般有三种：a. 肝血流速率，表示药物被运送到肝脏的速度；b. 全血中药物游离分数，反映血液中能够被清除的药物分数；c. 肝固有清除率，代表在不受药物运送（血流速率）、蛋白结合和辅助因子供应等方面的限制下，肝脏通过代谢酶和胆汁排泄清除血液中药物的内在能力。

（2）肝清除模型的应用　肝清除率模型最重要的价值可能是阐明上述影响肝清除的三个因素（即血流速率、蛋白结合和固有清除率）之间的关系。在一些肝清除模型中，肝内血液分散程度对清除率的影响也被考虑进去了（如分散模型）。

① 肝固有清除率估算。如果已知 Cl_h、Q_h 和 $f_{u,b}$，可以通过式（6-9）进行 $Cl_{i,h}$ 的估算。Cl_h 可以通过原位灌注研究在稳态条件下测定的抽提比［式（6-6）］或根据体内系统清除率进行估算。如果实验数据表明药物仅通过肝脏清除，则可以将基于全血药物浓度得到的系统清除率视为等于 Cl_h。对于 Q_h，通常使用公开发表的数据（表6-3）；$f_{u,b}$ 则可以通过体外实验得到（见第7章）。

表 6-3　实验动物和人的肝血流速率[a]

种属	体重/kg	肝血流速率/［mL/(min·kg)］
小鼠	0.02	90
大鼠	0.25	47.2，81
猴	5	43.6
犬	10	30.9
人	70	20.7

[a] 数据来源于 Davies 和 Morris（1993）和 Houston（1994）。

② **根据体外实验预测肝清除率。** 如果可以从体外实验中获取的代谢酶 V_{max} 和 K_m 计算得到 $Cl_{i,h}$，则可以预测 Cl_h（详见第12章）。

（3）肝清除率的极限值　一个药物的 Cl_h 不可能大于 Q_h，这是肝清除率的上限。以下为基于充分搅拌模型 Cl_h 的两个极端情况［式（6-9）］。

如果 $f_{u,b} \times Cl_{i,h}$ 远高于 Q_h（高清除率）：

Cl_h 接近于 Q_h：

$$Cl_h = \frac{Q_h f_{u,b} \times Cl_{i,h}}{Q_h + f_{u,b} \times Cl_{i,h}} \approx \frac{Q_h \, f_{u,b} \times Cl_{i,h}}{f_{u,b} \times Cl_{i,h}} = Q_h$$

当 Cl_h 大于 Q_h 值的 70% 时（换句话说，$E \geqslant 0.7$），我们认为该药物具有高抽提比或高肝脏清除率。在这种情况下，$f_{u,b}$ 和/或 $Cl_{i,h}$ 的变化并不显著影响 Cl_h，但 Q_h 的改变可能会产生显著影响。

如果 $f_{u,b} \times Cl_{i,h}$ 远低于 Q_h（低清除率）：

Cl_h 受 $f_{u,b}$ 和 $Cl_{i,h}$ 的影响：

$$Cl_h = \frac{Q f_{u,b} \times Cl_{i,h}}{Q + f_{u,b} \times Cl_{i,h}} \approx \frac{Q f_{u,b} \times Cl_{i,h}}{Q} = f_{u,b} \times Cl_{i,h}$$

当 Cl_h 小于 30% 的 Q_h（$E \leqslant 0.3$）时，我们认为该药物具有低抽提比或低肝脏清除率。在这种条件下，Cl_h 受 Q_h 改变的影响比较小，而 $f_{u,b}$ 和/或 $Cl_{i,h}$ 的改变可能对 Cl_h 具有显著影响。

6.3.2 胆汁清除

一旦药物分子进入肝脏细胞，就可能同时受到代谢和胆汁排泄的作用。药物通过肝细胞间胆小管周围的微管膜而排泄到胆汁中。药物的肝脏清除率（Cl_h）是代谢（Cl_m）和胆汁排泄（Cl_{bl}）的总和：

$$Cl_h = Cl_m + Cl_{bl} \qquad (6\text{-}17)$$

胆汁排泄 Cl_{bl} 的定义是，原药的胆汁排泄速率与血液中药物浓度的比例系数：

$$Cl_{bl} = \frac{胆汁流速 \times 胆汁中药物浓度}{血液中药物浓度} \qquad (6\text{-}18)$$

由于胆汁流速相对缓慢，大鼠和人大约分别是 $0.06mL/(min \cdot kg)$ 和 0.008 $mL/(min \cdot kg)$，因此，除非胆汁中浓度显著高于血液中药物浓度，否则 Cl_{bl} 将非常小。

肝肠循环：药物排泄到胆汁并进入肠道，其中一部分或大部分胆汁排泄的药物在肠道被重吸收，经历肝肠循环（EHC）后，剩下的排泄到粪便中。这一过程将会重复许多次，直到药物通过其他途径（如代谢、肾或粪便排泄）从体内彻底被消除。通过这种方式，EHC 可以增加药物在体内的保留时间。如果排泄到胆汁的药物具有 EHC 特性，其胆汁排泄不仅仅只是消除过程，而是包含消除和分布的综合过程。

6.3.3 肾脏清除

药物的肾脏清除率（Cl_r）包含四个不同过程——肾小球滤过（Cl_f）、主动分泌（Cl_{rs}）、被动重吸收（F_r）和肾脏代谢（Cl_{rm}）：

$$Cl_r = (Cl_f + Cl_{rs})(1 - F_r) + Cl_{rm} \qquad (6\text{-}19)$$

$$Cl_f = f_{u,b} \times GFR \qquad (6\text{-}20)$$

$$Cl_{rs} = \frac{Q_r f_{u,b} \times Cl_{i,s}}{Q_r + f_{u,b} \times Cl_{i,s}} \qquad (6\text{-}21)$$

式中，Cl_r、Cl_{rs} 和 Cl_{rm} 分别是肾小球滤过、主动分泌和肾脏代谢的清除率；$Cl_{i,s}$ 和 Q_r 分别是通过主动转运体的肾小管分泌清除率和肾血流速率；F_r 是排泄至尿液中的药物被重吸收到血液中的比例；GFR 是肾小球滤过率，即血浆水通过肾小球进行滤过的速率（例如，70kg 成年人的肾小球滤过速率大约是 125mL/min）。

6.3.3.1 肾小球滤过

在肾小囊（肾小球）中，由于肾动脉的压力，血液中游离药物能够在生理条件下透过肾小球毛细血管（图6-7）。例如，健康成年人中，血液中直径小于 15Å（译者注：$1Å=10^{-10}m$）的分子能够随着每分钟 125mL 血浆的流动速率（即肾小球滤过率，GFR）轻易地流经肾小球，该肾小球滤过率小于肾血流速率（650～

750mL/min）的20%。药物的这种生理滤过途径用Cl_f表示。由于只能滤过血液中的游离药物，因此Cl_f由$f_{u,b}$和GFR共同决定［式（6-20）］。因为肌酐（一种内源性物质）或菊粉不存在蛋白结合、肾小管分泌和重吸收过程，因此这两种物质可以用于GFR的评估。

6.3.3.2　主动分泌

药物的主动分泌主要发生在近端小管，通过位于肾小管膜上的转运体发挥作用。据报道，对于各种阳离子或阴离子底物存在特定的不同转运体（Giacomini，1997）。式（6-21）本质上与用于估算肝脏清除率的充分搅拌模型类似。不同的是，在肾脏中主动分泌清除率由膜转运体介导，而肝清除率由代谢酶和胆汁排泄活动主导。Cl_{rs}受Q_r、$f_{u,b}$和$Cl_{i,s}$影响，$Cl_{i,s}$可以表示为t_{max}/K_m，其中t_{max}是转运体最大转运容量，K_m是线性条件下表观米-曼氏常数。

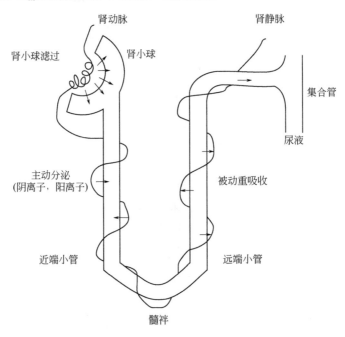

图 6-7　肾脏清除过程示意图

6.3.3.3　重吸收

一般情况下，药物分子被重吸收到肾静脉血的过程主要发生在远端小管。由于药物排泄到膀胱之前在尿液中被重吸收，肾清除率必须经过相应的重吸收分数（F_r）的校正。F_r的大小取决于药物的脂溶性和可电离性。根据经验，当药物$\lg D>0$时，重吸收接近于完全。由于这一过程被认为是被动扩散过程，尿液的pH值对弱酸或弱碱性药物的重吸收具有重要的作用，这是因为在尿液pH条件下未电离的药物分子比电离分子更容易被重吸收。平均而言，尿液 pH 均值接近 6.3。食物、药物和各种疾病状态可能改变尿液 pH 值。在酸化或碱化情况下，尿液 pH 值大约在 4.4～8.2 之间变化。

6.3.3.4 肾脏代谢

对于大多数化合物来说，肾脏代谢是肾脏消除的一个次要途径。但肾脏代谢作用，尤其是葡萄糖醛酸结合和氨基酸结合反应，似乎也在某些药物的肾脏消除中发挥着重要的作用，如齐多夫定（Lohr 等，1998）。

注意：肾脏清除率的估算。式（6-19）～式（6-21）有助于理解肾脏药物消除的生理机制。但是，由于在体内测定 $Cl_{i,s}$ 和 F_r 比较困难，导致它们在估算体内真实肾脏清除率上的实用价值比较有限。药物的 Cl_r 可以在不进行器官灌注的情况下简单地通过体内实验测得的血液和尿液中药物浓度来估算。根据定义，Cl_r 是药物肾脏消除速率与血液中药物浓度的比例系数。

$$Cl_r = \frac{\text{尿液流速} \times \text{尿液中药物浓度}}{\text{血液中药物浓度}} \tag{6-22}$$

这种方法的缺点是需要测量体内实时尿流速率，但实际情况下体内实时尿流速率是很难被精确测量的。另一种替代方法是，将一段时间（小型实验动物通常超过给药后 24h）内排泄到尿液中原形药物的量除以血液的 AUC_{0-t} 计算得到 Cl_r [式（6-23）]，该方法在各种给药途径下都适用。排泄到尿液中原形药物的量可以通过尿液中药物浓度乘以收集到的尿液体积进行计算，通常情况下，只有当 $AUC_{0-t} > 90\%$ 的 $AUC_{0-\infty}$，才可以获得可靠的 Cl_r：

$$Cl_r = \frac{\text{尿液中原形药量（0-t）}}{AUC_{0-t}} \tag{6-23}$$

系统清除率（Cl_s）和 Cl_r 之间的差值称为非肾脏清除率（Cl_{nr}），当肝脏是主要清除器官时，Cl_{nr} 等于 Cl_h：

$$Cl_s = Cl_r + Cl_{nr} \tag{6-24}$$

肌酐清除和"完整肾单位假说"：肌酐，一种内源性的肌肉代谢终产物，在血液内浓度范围较窄，其肾脏清除率被广泛认为是肾功能评价的可靠指标。肌酐血浆蛋白结合率可忽略不计，肾小管主动分泌和重吸收也非常少。由于肌酐的这些特性，其肾脏清除率接近真实肾小球滤过率（GFR），对于成年男性其数值在 100～125mL/min。已经观察到，肌酐清除率与肾脏的整体功能具有很好的相关性。例如，当肌酐清除率低于 50mL/min 时表示中度至重度肾功能损伤。这些经验性观察提示，肾损伤不是选择性地影响一些特定的肾功能或细胞类型，而是影响整个肾单位。这种肌酐清除率与整个肾单位功能之间的相关性被称作"完整肾单位假说"。

6.4 系统血液清除率和器官清除率之间的关系

当满足以下条件时，系统全血清除率（Cl_b）等于所有消除器官的器官清除率总和：a. 药物从身体内的消除仅发生在消除器官（如果药物在血液中不稳定，系统全血清除率可能大于器官清除率总和）；b. 除肝脏和肠道外的其他消除器官在解剖学上彼此独立存在：

$$Cl_b = Cl_r + Cl_{h,app} + Cl_{others} \qquad (6-25)$$

式中，Cl_r 是肾脏清除率；$Cl_{h,app}$ 是（表观）肝清除率；Cl_{others} 是其他器官，包括肺、脑和肌肉（肠道除外）的清除率总和。

例如，肝脏和肾脏既不共享血管，也不相互连接，因此药物清除的程度并不相互影响。然而，肠道和肝脏通过一根静脉（即门静脉）直接相连，这使得除了直肠末段的血液外，大部分经肠灌注的血液也会流入肝脏。由于器官的这种解剖学结构，体内药物表观肝脏清除率也会受肠道消除的影响。通常，由于大多数药物在内脏血液和肠上皮细胞之间基底膜上的扩散能力有限，因此可以认为药物的系统肠代谢（即药物在肠部位的血液循环系统中的消除）是可以被忽略不计的。当血液中药物分子不经过肠代谢时，式（6-25）的 $Cl_{h,app}$ 是药物的真实肝清除率。对于在体内同时经肠和肝脏清除的化合物，$Cl_{h,app}$ 则变为表观清除率，反映的是肠和肝脏的共同清除［式（6-26）］。这是因为肝脏通过一根静脉与肠相连，使得两个器官在动力学意义上成了一个消除器官（Kwon，1997）。

$$Cl_{h,app} = Cl_g + (1 - E_g) \times Cl_h \qquad (6-26)$$

式中，Cl_g 是肠清除率；E_g 是药物肠抽提比；Cl_h 是肝清除率。

6.5 口服给药后表观清除率

药物口服给药后表观清除率简单地等于口服给药剂量（D_{po}）与给药后 0 到无穷大时刻的 AUC（$AUC_{0-\infty}$）的比值，有时也被称作"口服清除率"：

$$Cl_{po} = D_{po} / AUC_{po,0-\infty} \qquad (6-27)$$

药物的 Cl_s 是 D_{iv}/AUC_{iv}，如果 D_{po} 和 D_{iv} 相同，故：

$$Cl_{po} = \frac{AUC_{iv,0-\infty} \times Cl_s}{AUC_{po,0-\infty}} = \frac{Cl_s}{F} \qquad (6-28)$$

式中，F 是口服生物利用度。Cl_{po} 没有任何特定的药动学意义，只是系统清除率与口服生物利用度的比值，除非满足以下条件：a. 口服给药后药物完全吸收；

b. 药物仅通过肝脏消除；c. 线性动力学过程；d. 公式中均为全血清除率。

在上述条件下，F 等于肝脏的药物利用度（$1-E$）。因此，通过将（$1-E$）替换为 F，可得到 Cl_{po} 等于 $f_{u,b} \times Cl_{i,h}$ 的结果。根据肝脏清除的充分搅拌模型，转换过程和关系表示如下：

$$Cl_s = \frac{Qf_{u,b} \times Cl_{i,h}}{Q + f_{u,b} \times Cl_{i,h}} \text{ 和 } 1-E = \frac{Q}{Q + f_{u,b} \times Cl_{i,h}}$$

因此，

$$Cl_{po} = Cl_s / F = f_{u,b} \times Cl_{i,h} \tag{6-29}$$

6.6 分布清除

药物动力学研究中涉及最少的参数之一可能是分布清除率（Cl_d）。Cl_d 反映的是体内药物分子从血浆到器官/组织和从器官/组织到血浆的能力（Jusko，1986），它是药物跨膜渗透率（P）与膜表面积（S）的乘积：

$$Cl_d(cm^3/s) = P(cm/s) \times S(cm^2) \tag{6-30}$$

Cl_d 与其他形式清除率一样，为流速单位，通常是 cm^3/s。

6.7 全血和血浆清除率

清除率的估算可能会因为参照体液（例如测定药物浓度所在的全血或血浆）的不同而不同。例如，药物系统清除率，反映的是全血中药物浓度，是"系统全血清除率"；然而，如果使用的是血浆中药物浓度，则清除率就是"系统血浆清除率"。

6.7.1 全血清除率

全血清除率可以看作是单位时间内从体内整体血液池中清除的血液容积（系统全血清除率）或是从流经消除器官的血液池中清除的血液容积（器官全血清除率）。系统血液清除率是所有器官血液清除率的总和。

6.7.2 血浆清除率

血浆清除率并不代表清除含药血浆的真实容积，而是单位时间清除含药血浆的表观容积，仅反映了药物从整个机体内（或器官）消除的速率与血浆中药物浓度的比值。然而，由于血浆的前处理和分析方法比全血更为容易，血浆清除率比全血清除率的使用更为广泛。如果需要评估药物通过消除器官的抽提比，则必须根据血浆和全血之间的浓度比将血浆清除率值转换为全血清除率值。

6.7.3 全血和血浆清除率的关系

对于大多数药动学应用,清除率是基于全血还是血浆中药物浓度都无关紧要。然而,在需要将清除率与器官血流量进行直接比较以获得器官清除抽提比的时候就显得比较重要了。在这种情况下,必须使用全血清除率,因为器官清除率与器官全血流速有关而不是血浆流速,并且抽提比的计算是基于进出器官的全血而非血浆中药物浓度的差异。因此,除非血浆和全血药物浓度相同,否则直接使用血浆清除率值与清除器官的血流速率来计算器官药物抽提比是不正确的。一般情况下,当考虑清除率的生理意义时,全血清除率比血浆清除率更适合评估器官的清除功能。全血清除率(Cl_b)和血浆清除率(Cl_p)之间的关系可以通过清除率的定义获得,即药物清除速率(dA/dt)与参照体液全血(C_b)或血浆(C_p)中药物浓度的比值:

$$Cl_b = \frac{dA/dt}{C_b(t)} \text{ 和 } Cl_p = \frac{dA/dt}{C_p(t)}$$

因此,

$$Cl_b \times C_b = Cl_p \times C_p \tag{6-31}$$

6.7.4 全血和血浆药物浓度的关系

全血和血浆药物浓度与游离药物浓度之间的关系如图 6-8 所示,并可用以下公式描述:

$$C_b = Hct \cdot C_r + (1 - Hct)C_p \tag{6-32}$$

式中,C_b、C_p 和 C_r 分别是全血、血浆和红细胞中药物浓度;Hct 是红细胞比容(红细胞容积与血液容积的比值,通常是 0.4~0.5)。

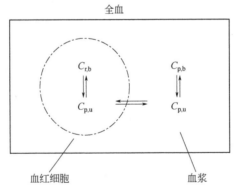

图 6-8　不同血液成分中药物浓度示意图。如果药物仅通过被动扩散的方式跨膜进入红细胞中(即不存在转运体的参与),血浆与红细胞中的游离药物浓度则相等

$C_{p,b}$—与血浆蛋白结合的药物浓度;$C_{p,u}$—未与血浆蛋白结合的药物浓度;

$C_{r,b}$—与红细胞成分结合的药物浓度

如果药物与红细胞结合程度比之与血浆蛋白结合程度更高，则 $C_b/C_p > 1$。如果与血浆蛋白结合程度更高，则 $C_b/C_p < 1$。通常可以发现血浆清除率大于某些主要清除器官（如肝脏）的血流速率，而器官血流速率即为这些器官清除率的上限。这可能表示药物更多地分布在红细胞中，而不是血浆中，而结合到红细胞上的药物分子也是可以被器官所消除的。大多数药物 C_b/C_p 比值在 0.8～1.2 之间。因此，可以合理地假设药物的 Cl_p 与 Cl_b 相似。并且，在大多数药物的治疗窗内，药物与血浆蛋白或红细胞的结合程度是非浓度依赖性的。

6.7.5　血浆中游离药物浓度的清除率

有的时候可以看到血浆清除率随着药物浓度增加而增加的现象。这种明显的浓度依赖性清除可能是由于非线性蛋白结合所致。在这种情况下，无论药物的血浆总浓度如何，血浆中游离药物浓度的清除率（Cl_u）应是恒定的。Cl_p 与 Cl_u 之间的关系是：

$$Cl_p \times C_p = Cl_u \times C_u \tag{6-33}$$

由于 C_u 等于 $f_u C_p$，f_u 是血浆中游离药物浓度与总药物浓度的比值，因此 Cl_p 等于 $Cl_u \times f_u$。需要强调的是 Cl_u 没有任何特别的生理意义，可以简单地看作是药物从体内消除的速率与血浆中游离药物浓度的比例常数。

6.7.6　全血、血浆和游离药物清除率之间的关系

从式（6-31）和式（6-33）（Tozer，1981）可以建立以下的关系：

$$Cl_b \times C_b = Cl_p \times C_p = Cl_u \times C_u \tag{6-34}$$

例如，Cl_p 为 33.3mL/(min·kg) 并不意味着每分钟从每千克体重机体内清除含药血浆的容积是 33.3mL。33.3mL 表示的是表观血浆容积，其等于 Cl_b（即每分钟从每千克体重机体内清除含药全血的真实容积）乘以 C_b/C_p（即全血中药物浓度与血浆中药物浓度的比值）。

参考文献

Davies B. and Morris T., Physiological parameters in laboratory animals and humans, *Pharm. Res.* **10**: 1093-1095, 1993.

Giacomini K. M., Membrane transporters in drug disposition, *J. Pharmacokinet. Biopharm.* **25**: 731-741, 1997.

Gibaldi M., The basic concept: clearance, *J. Clin. Pharmacol.* **26**: 330-331, 1986.

Houston J. B., Utility of *in vitro* drug metabolism data in predicting *in vivo* metabolic clearance, *Biochem. Pharmacol.* **47**: 1469-1479, 1994.

Jusko W. J., Guidelines for collection and analysis of pharmacokinetic data, in W. E. Evans, J. J. Schentag, and W.

J. Jusko（eds.），*Applied Pharmacokinetics: Principles of Therapeutic Drug Monitoring*，2nd ed.，Applied Therapeutics，Washington，1986，pp. 19-37，1986.

Kwon Y.，Effects of diffusional barriers on the extent of presystemic and systemic intestinal elimination of drugs，*Arch. Pharm. Res.* **20**：24-28，1997.

Lohr J. W. et al.，Renal drug metabolism，*Pharmacol. Rev.* **50**：107-141，1998.

Pang K. S. and Rowland M.，Hepatic clearance of drugs：I. Theoretical considerations of a "well-stirred" model and a "parallel tube" model. Influence of hepatic blood flow rate，plasma and blood cell binding，and the hepatocellular enzymatic activity on hepatic drug clearance，*J. Pharmacokinet. Biopharm.* **5**：625-654，1977.

Roberts M. S. and Rowland M.，Hepatic elimination-dispersion model，*J. Pharm. Sci.* **74**：585-587，1985.

Roberts M. S. and Rowland M.，A dispersion model of hepatic elimination：1. Formulation of the model and bolus consideration，*J. Pharmacokinet. Biopharm.* **14**：227-260，1986.

Tozer T. N.，Concepts basic to pharmacokinetics，*Pharmacol. Ther.* **12**：109-131，1981.

Wilkinson G. R.，Clearance approaches in pharmacology，*Pharmacol. Rev.* **39**：1-47，1987.

第 7 章

蛋白结合

大部分药物进入血浆后，会迅速与血液中的成分结合。药物分子与蛋白结合，通常是指药物分子与血液中各种成分进行结合，包括血细胞、白蛋白以及 α_1-酸性糖蛋白，其结合程度可随药物和蛋白质浓度的不同而不同。药物与血浆和组织蛋白质的结合具有可饱和性和可逆性，这种可逆结合可在几毫秒内迅速达到平衡。对大多数药物来说，生理相关浓度下的蛋白结合似乎都是非浓度依赖性的。

普遍认为，只有未结合的药物才能跨膜转运，并经历体内 ADME 过程。研究药物的蛋白结合特性及各种病理生理条件（如疾病和伴随用药）对之的影响，对于理解药物动力学行为是很重要的。此外，由于通常认为只有未结合的药物才能与药理学受体相互作用，药物动力学/药效学的合理整合应基于对血浆及组织内药物蛋白结合的性质和程度的充分了解。

7.1 定义

"蛋白结合"指血浆或组织中的药物总量中有多少与血浆或组织蛋白进行了结合。

血浆蛋白：血浆蛋白的重要生理功能包括维持血液渗透压平衡，以及通过特异性和/或非特异性结合的方式转运外源或内源性物质。白蛋白和 α_1-酸性糖蛋白是血浆中两种主要的蛋白，而其中白蛋白是目前所知含量最高的血浆蛋白（表 7-1），其在血浆中的浓度约为 4g/dL。血浆中白蛋白占体内总白蛋白的 40%，其他的白蛋白主要存在于组织间隙液中（图 7-1）。白蛋白在人体内的分布特征总结于表 7-2。通常，白蛋白对酸性药物具有更高的亲和力。血浆中 α_1-酸性糖蛋白含量小于 0.1g/dL，碱性药物更倾向于与 α_1-酸性糖蛋白结合，尽管其与白蛋白在很大程度上也能进行结合。通常，碱性药物对 α_1-酸性糖蛋白（也被称为急性期反应物蛋白）的结合亲和力远高于对白蛋白的结合亲和力。脂蛋白的主要生理作用是合成及转运内源性脂肪酸，如甘油三酯、磷脂和胆固醇。脂蛋白也被发现在极端亲脂性和/或碱性药物的蛋白结合中可能扮演重要角色。各种特异性蛋白也参与了血浆中某些内源性化合物（包括激素）的蛋白结合及转运。此外，红细胞和白细胞以及血小板也可以结合药物，尤其是碱性药物，但是这样的结合通常较少（Wilkinson，1983）。

表 7-1　人体的血浆蛋白

血浆蛋白	分子质量/kDa[a]	血浆浓度/（g/dL）	蛋白结合药物[b]
白蛋白	69	3.5～5.0	酸性
α_1-酸性糖蛋白	44	0.04～0.1	碱性
脂蛋白	200～3400	可变的	碱性
球蛋白	140	2.5	—
类固醇结合球蛋白（皮质素传递蛋白）	53	0.003～0.007	类固醇（皮质醇）
纤维蛋白原	400	0.3	—

[a] kDa=1000。
[b] 药物与相应蛋白结合的特征。

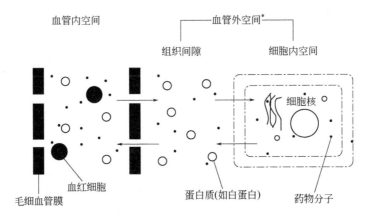

图 7-1　药物分布示意图。注意：只有未与蛋白（〇）结合的药物分子（·）才能从血管内分布到身体其他部位的间隙和细胞内。*约有 55%～60%的细胞外（血管内和细胞间隙）白蛋白存在于细胞间隙中（Φie 和 Tozer，1979）

表 7-2　白蛋白在人血浆和组织中的分布[a]

器官		浓度/[mg/g(器官)]	数量/[g/70kg(人)]	体内总白蛋白/%
血管内血浆[b]		43	140	40
血管外[c]	皮肤[d]	12	60	18
	肌肉[e]	1.7	50	15

　工业科学家手册：基础药物动力学、药效动力学及药物代谢

器官		浓度/ [mg/g(器官)]	数量/ [g/70kg(人)]	体内总白蛋白/%
血管外[c]	肠	4	8	2
	肝	1.4	2	1
	心、肾、肺、脾	—	11	3
	其他组织	3	79	21
	总量	—	210	60
体内总量			350	100

[a] 数据来源于Φie 和 Tozer（1979）和 Rothschild 等（1955）。

[b] 血浆体积约为体重的 5%。

[c] 血管外空间由细胞间隙和细胞内空间组成，在正常体重为 70kg 的男性中，细胞间液体积约为体重的 17%。白蛋白主要存在于细胞间液中。

[d] 皮肤质量约为体重的 6%～7%，而皮肤重量约 60%为细胞间液。

[e] 肌肉约占体重的 40%～45%，肌肉约 10%～16%是细胞间液。

7.2 药物蛋白结合程度的估算

药物与蛋白的结合可以看成是一个可逆的快速平衡的过程。假设一个最简单的状况，即蛋白质只有一个可供药物分子可逆结合的位点，则药物和蛋白之间的结合平衡如下：

$$[D]+[P] \underset{k_{-1}}{\overset{k_1}{\rightleftharpoons}} [DP] \tag{7-1}$$

式中，[D]为游离药物浓度；[P]为游离蛋白浓度；[DP]为药物-蛋白复合物浓度；k_1 为结合速率常数（association rate constant）；k_{-1} 为解离速率常数（dissociation rate constant）。

在平衡状态下：

$$k_1[D][P] = k_{-1}[DP] \tag{7-2}$$

重新排列式（7-2），得到结合常数 K_a（association constant）：

$$K_a = \frac{k_1}{k_{-1}} = \frac{[DP]}{[D] \times [P]} \tag{7-3}$$

血浆游离药物浓度比率（f_u）为：

$$f_u = \frac{[D]}{[D]+[DP]} \tag{7-4}$$

目前，有几种体外测定血浆游离药物浓度的方法，包括平衡透析法、超滤法、超速离心法、凝胶过滤法和白蛋白柱法（Oravcova 等，1996）。其中，平衡透析法和超滤法是测定各种样品（血浆、血清和稀释的组织匀浆液）中游离药物浓度的最常用两种方法。通常，平衡透析法被认为是蛋白结合测定的标准方法；而超滤法可以在药物蛋白结合研究初期采用，因为这种方法耗时少且前处理更为简便。这两种方法都需要借助生物、化学以及物理的工具，其优点和缺点总结于表7-3。

表 7-3　平衡透析法和超滤法测定血浆药物蛋白率的优缺点 [a]

项目	平衡透析法	超滤法
优点	被视为标准方法； 需温度控制； 热力学上合理	需要的样品量少（＜1mL）； 快速（约30min）； 不需要缓冲体系； 超滤管可商业购买； 超滤管为一次性耗材（无需清洗）； 过滤过程中药物浓度变化非常微小
缺点	达到平衡需要较长的时间[b]； 需要在缓冲体系中进行； 不适合稳定性差的化合物[c]； 道南效应； 体积转移[d]； pH 值变化影响较大； 平衡透析装置和透析膜的非特异性吸附	塑料管或超滤膜的非特异吸附； 超滤后的体积可能不足以进行样品分析； 通常不需要温度控制； 超滤过程中膜孔的限制； 道南效应
应用	更适合高蛋白结合率（＞98%）药物	适合非特异吸附＜10%药物的快速筛选； 更适合高浓度蛋白溶液或组织匀浆

[a] 来源：Bowers 等（1984）以及 Pacifici 和 Viani（1992）。

[b] 使用商用透析膜，对于大多数药物而言，在37℃下透析4h似乎是最佳选择。由于孵育时间较长，应考虑蛋白质的可能降解以及药物的化学或酶稳定性问题。

[c] 在孵育过程中，随着药物在血浆和缓冲液的平衡，血浆中药物的初始浓度会降低。当药物在平衡过程中，因缓冲液稀释血浆而引起药物蛋白质结合程度发生显著变化时，平衡透析可能是不合适的。

[d] 由于血浆和缓冲液之间的渗透压差（即血浆高，缓冲液低），在孵育过程中，来自缓冲液侧的水分子不断向血浆侧移动，与原始溶液相比，血浆体积增加，缓冲液体积减少。

7.2.1　平衡透析法

平衡透析法中，将含药物的血浆及缓冲液在一定的温度（如37℃）下孵育一段时间（通常不低于 2h），使两者之间的药物分布达到平衡状态。平衡透析室被半透膜隔开成两部分，一部分为含药物的血浆，另一部分为不含药物的缓冲液。在该平衡透析体系中，只有小分子配体（如药物分子）能通过半透膜（图 7-2）。pH 7.4 的磷酸钠或磷酸钾缓冲液是最常用的缓冲体系。对于某些化合物，由于不溶性盐的形成或与蛋白质上药物结合位点之间的相互作用等原因，可能需要用到其他的缓冲液。

如图 7-2 所示，因为血浆和缓冲液之间渗透压差异和/或道南离子效应，缓冲液一侧的水分子持续转移到血浆一侧。这种现象叫作"体积转移"，即与初始值相比，血浆溶液体积增大且缓冲溶液体积减小。透析达到平衡后，血浆中游离药物浓度比率（f_u）可以使用以下公式进行估算，其中使用了体积转移校正因子（通常约为15%~20%）。

$$f_u = \frac{C_{be}}{(C_{pe} - C_{be})(V_{pe} / V_{pb}) + C_{be}}$$ (7-5)

式中，C_{pe}为平衡状态下血浆药物浓度；C_{be}为平衡状态下缓冲液药物浓度；V_{pb}为血浆初始体积；V_{pe}为平衡状态下血浆体积。

需要强调的是，在此实验中，维持生理范围内的温度和 pH 对于准确测定药物蛋白结合是非常重要的（Boudinot 和 Jusko，1980；McNamara 和 Bogardus，1982；Tozer 等，1983）。

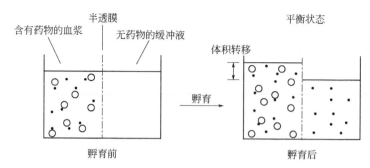

图 7-2　未与血浆蛋白（○）结合的游离药物分子（•）透过半透膜与不含药物的缓冲液之间的平衡透析过程图示。在孵育过程中，缓冲液侧和血浆侧的药物分子逐渐达到平衡；同时，由于含有药物的血浆的渗透压较高，缓冲液侧的水分子进入血浆侧导致体积发生变化

7.2.2　超滤法

超滤法（图 7-3）是利用离心产生的正压并采用半透膜对血浆样品进行过滤，从而对血浆水（即不含蛋白其他血浆成分混合物）中的游离药物与血浆蛋白结合的药物进行物理分离（Judd 和 Pesce，1982）。超滤液（即含药物的血浆水）中药物浓度即为被测定血浆中游离药物浓度。相对于平衡透析法，超滤法具有多种优势。由于超滤液中不含有蛋白，样品的前处理变得相对简单。超滤法实验约耗时30min，比平衡透析法耗时显著减少，而且由于超滤装置为一次性的所以实验后的清理工作也比较容易。超滤法的主要缺点是药物可能与塑料管及超滤膜发生非特异性结合。尽管药物与超滤装置的非特异吸附可以通过含有药物的血浆水进行单独的研究来校正，但如果药物与超滤装置之间的非特异性结合比率超过20%时，则会认为平衡透析法是更为可靠的。

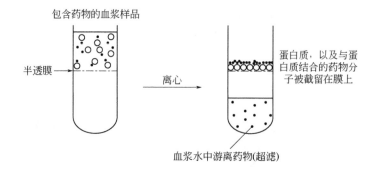

图7-3 超滤法示意图。未与蛋白质（○）结合的药物分子（●）以及血浆水可以
通过半渗透膜，半渗透膜可以截留特定分子量的血浆蛋白质，而与蛋白质
结合的药物分子则保留在过滤膜的上部

为了对药物与超滤装置之间的非特异性吸附进行校正，可以将已知量的药物溶于血浆水（PW）并进行超滤。非特异型性吸附的校正因子，即超滤前初始血浆水中药物浓度（C_{pw}）与超滤后血浆水中药物浓度（$C_{pw,f}$）之间的比率，可以使用式（7-6）合并到对 f_u 的估算中：

以含有药物的 PW 测定非
特异性结合的校正因子

（7-6）

$$f_u = \frac{C_f(C_{pw}/C_{pw,f})}{C_p}$$

式中，C_f 为超滤后超滤液中药物浓度；C_p 为超滤前血浆中药物浓度。

注意：血浆中 pH 的变化对蛋白结合的影响。体内血液（或血浆）的生理 pH 值范围在 7.2～7.6 之间。血液一旦从动物体内取出，由于血液中二氧化碳的逸出，其 pH 值就开始升高，可高达 8.2。这可能会影响药物蛋白结合的性质和程度。为了避免这个问题，血浆在蛋白结合实验之前应使用少量高浓度磷酸将 pH 值调至 7.4。

7.2.3 微透析法

微透析法已被用于在体测量各种组织、器官及血液中细胞外液中的游离药物浓度（图7-4）。对于微透析取样，通常将外径为 500μm 的微透析毛细管植入组织或血管中，然后用生理缓冲液如林格氏液低速灌注毛细管（＜2μL/min）。由于微透析中所使用的半透膜只允许分子质量低于 20kDa 的物质通过而进入灌注液中，因此透析液中检测到的药物即为血液或组织中的游离药物（Elmquist 和 Sawchuk，1997）。微透析法可以实现在清醒的可以自由活动的动物身上连续取样，而且样品前处理也较为简单（Telting-Diaz 等，1992）。但缺点是微透析法中取样量相对较小（采集时间 1～5min；采集速率 0.1～10μL/min），这使得样品分析的灵敏度往往就成了其应用的主要限制因素。

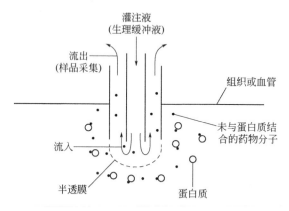

图 7-4　组织或血管中微透析探针示意图

微透析法探针回收率的测定：由于微透析法是在非平衡状态下进行，因此透析液中的药物浓度往往低于探针周围细胞外液中的药物浓度。前者与后者的浓度比值被定义为分析物的相对回收率，它随着透析液的流速增加而减小。因此，在体内而非体外进行探针回收效率的测定就显得更为重要，因为体外实验中所测得的扩散系数可能与体内测得结果具有很大差异。

7.3　药物蛋白结合的药动学及药效学意义

一般认为只有游离药物才能被组织摄取、被清除器官消除，并且能结合到药理作用靶点或是组织蛋白来控制其药理作用的发生、持续时间及强度［游离激素假说（Mendel，1989）］。结合的药物必须先从药物-蛋白结合物中解离才能进入上述过程。因此，血浆药物蛋白的结合程度被认为是影响药物处置特征及药理作用的一个重要生理因素之一。

7.3.1　对清除率的影响

药物的清除率在很大程度上受到蛋白结合率的影响。通常，当其他药动学特征相似时，高蛋白结合药物被认为比低蛋白结合药物具有更低的系统清除率。

7.3.1.1 对肝清除率的影响

为了通过肝脏代谢和/或肾脏排泄而被消除，血液中的药物分子先从血浆蛋白上解离下来成为游离药物。其中，分布入红细胞的药物分子首先需要与红细胞分离进入血浆，而分布在血浆中且和血浆蛋白结合的药物分子需要进一步和血浆蛋白解离后才能进入消除过程。为了更好地理解药物血浆蛋白结合（在这种情况下，更准确点说应该是血液蛋白结合）和肝清除率（Cl_h）的关系，可以使用充分搅拌模型来解释：

$$Cl_h = \frac{Q_h f_{u,b} Cl_{i,h}}{Q_h + f_{u,b} Cl_{i,h}} \tag{7-7}$$

式中，$f_{u,b}$ 为血液游离药物与总药物浓度比；$Cl_{i,h}$ 为肝固有清除率；Q_h 为肝血流量。对于低抽提比药物，即 $f_{u,b} Cl_{i,h} \ll Q_h$，Cl_h 与 $f_{u,b}$ 和 $Cl_{i,h}$ 成比例关系；而对于高抽提比药物，$f_{u,b} Cl_{i,h} \gg Q_h$，Cl_h 与 Q_h 接近，而受 $f_{u,b}$ 和 $Cl_{i,h}$ 的影响较小。Cl_h 与 $f_{u,b}$ 的关系可以通过对式（7-7）的重排来理解：

$$\frac{1}{f_{u,b}} = Cl_{i,h} \times \frac{1}{Cl_h} - \frac{Cl_{i,h}}{Q_h} \tag{7-8}$$

如式（7-8）所示，$f_{u,b}$ 的倒数与 Cl_h 的倒数成正相关。药物在血液中与蛋白的高结合率会导致较低的肝清除率，反之亦然。这里需要注意的是 $f_{u,b}$ 指的是在血液中药物与蛋白结合达到平衡状态时（即药物分子与血液成分的吸附和解离达到平衡）游离药物和总药物浓度比。只有在假定肝血窦内蛋白结合药物和游离药物达到平衡的情况下，才能使用常规的肝清除率计算模型如充分搅拌模型（见第 6 章）来有效估算药物的肝清除率。

基本上，随血液灌注通过消除器官且与毛细血管床（或血液）中的蛋白质结合的药物，其命运由三个过程决定：药物从其与蛋白的结合物中解离的速率，游离药物在毛细血管膜上的渗透性以及药物分子经过器官的平均通过时间。一般认为药物与血浆蛋白的结合速率比药物-蛋白结合物的解离速率更快。对于某些药物，从药物-蛋白结合物上解离的时间可能比灌注期间沿毛细血管的通过时间更长。因此，在药物从血液中被消除器官细胞快速摄取的情况下，毛细血管中游离和结合的药物之间可能并没有达到平衡。在这种情况下，快速的细胞摄取及随后游离药物从血液中消除可能使得药物与蛋白质的解离成为整个消除器官细胞摄取和消除的限速过程（Weisiger，1985）。另一方面，药物如能快速解离，再加上快速的膜渗透及随后的消除，则可能使得体内真实的药物-蛋白结合物的解离程度以及细胞摄取到的补充游离药物总量大于体外测得 $f_{u,b}$ 所预测到的体内值。当药物在器官中的毛细血管通过时间较长时，这种现象会变得更加明显（Tillement 等，1988）。

血液和血浆中游离药物浓度之间的关系：除非在血红细胞膜上存在主动运输系统，通常认为血细胞内的游离药物浓度与血浆中游离药物浓度相同：

全血中游离 血浆中游离

药物浓度   药物浓度   （7-9）

$$f_{u,b} C_b = f_u C_p$$

式中，C_b 为血液中药物总浓度；C_p 为血浆中药物总浓度；$f_{u,b}$ 为血液中游离药物与总浓度比；f_u 为血浆中游离药物与总浓度比。

7.3.1.2 对肾清除率的影响

药物蛋白结合对原形药物的尿液排泄具有非常大的影响，因为肾脏清除率（Cl_r）与 $f_{u,b}$ 密切相关：

$$Cl_r = f_{u,b} \left(GFR + \frac{Q_r Cl_{i,s}}{Q_r + f_{u,b} Cl_{i,s}} \right) (1 - F_r) + Cl_{rm} \qquad (7-10)$$

式中，$Cl_{i,s}$ 为肾小管主动分泌的固有清除率；Q_r 为肾血流量；Cl_{rm} 为肾脏代谢；GFR 为肾小球滤过速率；F_r 为重吸收比率。

如式（7-10）所示药物蛋白结合程度会影响肾小球滤过、肾小管主动分泌，以及肾代谢。特别是肾小球滤过清除直接与 $f_{u,b}$ 相关，因为这是一个依据截留分子量的物理过滤过程（Balant 和 Gex-Fabry，1990）。与肝清除率一样，在其他药动学特征一致的情况下，高蛋白结合率药物的肾清除率比低蛋白结合率药物的肾清除率低。

7.3.2 对分布容积的影响

在稳态下，药物分布容积同时受到药物与血浆和组织蛋白结合的影响，因为只有游离药物可以跨膜转运：

$$V_{ss} = V_p + \frac{f_u}{f_{u,t}} \times V_t \qquad (7-11)$$

式中，f_u 为血浆游离药物与总浓度比；$f_{u,t}$ 为组织游离药物与总浓度比；V_p 为真实血浆容积；V_t 为真实血管外容积。

如式（7-11）所示，药物与血浆和组织蛋白的结合程度均显著影响稳态分布容积。例如，血浆蛋白结合率高的药物一般具有较小的稳态分布容积 V_{ss}（译者注：也需要同时考虑组织成分结合率的影响）。另外，如果药物与组织成分的蛋白结合率高（译者注：需要同时考虑组织成分结合率的影响），其稳态分布容积可能会比体内实际容积大得多。然而，因为与药物血浆蛋白结合的测定不同，精确测定药物与组织蛋白的结合比较困难，所以实际上很难准确评估药物组织蛋白结合对稳态分布容积的影响。

7.3.3 对半衰期的影响

因为末端半衰期（$t_{1/2}$）取决于拟分布平衡相（pseudodistribution equilibrium phase）（V_β）分布容积以及系统清除率，因此很难预测药物蛋白结合对半衰期的影响。

$$t_{1/2} = \frac{0.693 V_\beta}{\text{Cl}} \tag{7-12}$$

7.3.4 对药理作用的影响

因为只有游离药物才能进入细胞与受体发生作用，所以药物的蛋白结合率可能会显著影响药物对细胞内靶标受体的药理作用（du Souich 等，1993）。事实上，体外实验中，在有血浆蛋白的存在情况下，药物的药理作用比没有血浆蛋白存在的情况下要小很多。但是在大多数临床案例中，药物与血浆蛋白结合程度的改变对该药物的药理作用产生的影响是有限的。这是因为在体内，药物蛋白结合的改变通常很小，因此不会显著改变游离药物浓度。

7.3.5 对药物相互作用的影响

在体内，一种药物被另一种药物从血浆结合中置换出来可能不会导致血浆中其游离药物浓度的增加，因为从血浆蛋白释放的药物分子会进一步分布到组织中，游离药物浓度的瞬时增加会被组织蛋白结合所缓冲。如表 7-4 所示，在体内一种药物被其他药物从血浆蛋白中置换出来并不会显著改变其游离药物浓度（C_u），因此不同药物之间血浆蛋白结合的相互作用几乎没有临床意义。然而，对于肠胃外给药且具有高系统清除率的药物例外，在这种情况下，当其蛋白结合被其他药物置换时，其 C_u 会增加。

表 7-4 一种药物血浆蛋白结合率受到另一种药物的影响而降低时，对其系统清除率、稳态分布容积、末端半衰期和血浆中未结合浓度的潜在影响

药物 A 的清除率 [a]	药物 A 受药物 B 作用后，f_u 增加造成的影响 [b]				
	Cl	V_{ss}	$t_{1/2}$	C_p	C_u
高（$\approx Q_h$）	$\leftrightarrow$	$\uparrow$	$\uparrow$	$\leftrightarrow$ [c]，$\downarrow$ [d]	$\uparrow$ [c]，$\leftrightarrow$ [d]
低（$\approx f_u \times \text{Cl}_{i,h}$）	$\uparrow$	$\uparrow$	$\downarrow$	$\downarrow$	$\leftrightarrow$

[a] 假设药物 A 的系统清除主要是通过肝脏。

[b] C_u：血浆中 A 的游离浓度（$C_u = f_u C_p$）；$\text{Cl}_{i,h}$：肝固有清除率；f_u：药物 A 在血浆中的游离浓度与总浓度比；Q_h：肝血流量。注意，C_u 不受 f_u 的增加的影响，除非胃肠道外给药。

[c] 药物 A 的肠胃外给药后。

[d] 口服药物 A 后，假定完全吸收。C_p：血浆中药物 A 的总浓度。

7.4 影响药物蛋白结合的因素

通常来说，碱性化合物倾向于和 α_1-酸性糖蛋白更多地结合，而白蛋白与酸性化合物具有更高的结合亲和力。不同的内源性配体（译者注：与蛋白质结合的物质可称之为配体）如胆红素、游离脂肪酸、肝素、妊娠因子（pregnancy factor），尿毒症中分子（uremic middle molecules）和尿毒症肽（uremic peptides）均可以抑制药物与蛋白的结合。研究药物与血浆中特定蛋白的结合可用于鉴别出蛋白质上特定药物的主要结合位点，但其生理及临床意义有限。在不同的病理生理条件下，血浆中白蛋白和 α_1-酸性糖蛋白的浓度均会发生变化（表 7-5）。

表 7-5　影响血浆中蛋白浓度的各种生理或病理条件 [a]

变化	白蛋白	α_1-酸性糖蛋白	脂蛋白
增加	良性肿瘤，运动，甲状腺功能减退；妇科疾病；肌肉疼痛；神经系统疾病；精神疾病；精神分裂症	老年性疾病；烧伤[b]；慢性疼痛综合征；酶被苯巴比妥诱导（犬中）；感染；炎症[b]；精神萎靡；肥胖[b]；心肌梗死；肿瘤性疾病；肾衰竭；类风湿关节炎；吸烟；压力；手术[b]；外伤[b]	糖尿病；甲状腺功能减退；肝脏疾病；肾病综合征
减少	急性感染；年龄（新生、老年）；骨折；烧伤[c]；慢性支气管炎；囊性纤维化；冻伤；肠胃疾病；麻风病；肝脏疾病[c]；营养不良；肿瘤；妊娠；肾衰竭；外科手术；外伤	年龄（新生儿）；肾病综合征；口服避孕药；妊娠（？）	甲状腺功能亢进；外伤

[a] 数据来源 Jusko 和 Gretch（1976）、Notarianni（1990）、Φie（1986）和 Verbeeck 等（1984）。

[b] 与正常值相比，导致 α_1-酸性糖蛋白增加 50% 以上。

[c] 导致白蛋白浓度下降的程度比其他因素更大。

7.5 非线性血浆蛋白结合

药物血浆蛋白结合程度根据亲和力和结合容量的不同可能会呈现出药物或蛋白浓度依赖性。推荐至少应在两个不同的浓度水平上进行药物血浆蛋白结合的测定，其中一个接近于治疗浓度，一个接近于毒性浓度。对于有多个蛋白结合位点的药物来说，血浆游离药物浓度比率会随着药物的浓度变化而变化，从而可能在多个药物浓度范围内均呈现出线性且不同的蛋白结合率，如图 7-5 所示（Boudinot 和 Jusko，1980）。

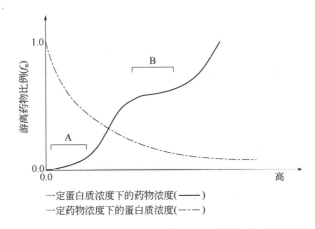

图 7-5　假设具有两个不同的蛋白结合位点的药物，其药物或蛋白浓度依赖性变化的
蛋白结合示意图。A、B：蛋白结合的不同线性范围，分别反映蛋白质的高亲和力/
低结合容量和低亲和力/高结合容量结合位点的不同结合情况

7.6　血浆与血清和体外与离体蛋白结合测定

　　一般情况下，药物与血浆蛋白的结合程度是基于体外的"血清或血浆加入药物"而进行研究的。因为血浆中的抗凝剂（例如肝素、EDTA 或柠檬酸）可能会对蛋白结合研究产生干扰，因此循环系统中的蛋白结合研究使用血清可能会更优。在不同的病理生理条件下，血浆蛋白的性质和/或量的变化会影响药物与血浆蛋白结合的程度（表 7-4）。由于血浆中的药物代谢产物与原形药物之间可能存在的相互作用，对于高蛋白结合药物，测定给药后从动物或人体采集的离体血液样本中的蛋白结合比其他方法更具有实际意义。

7.7　组织的蛋白结合

　　在研究药物的体外活性、体内药效和毒理学反应之间的关系时，测定指定取样点的药理靶标组织中"真实的"游离药物和总药物浓度是至关重要的。另外，因为组织中蛋白的总量是血浆蛋白的数倍，蛋白与组织的结合程度对药物分布的程度有明显的影响。由于现阶段还缺乏可靠的研究技术手段，在体外测定药物与组织成分的结合比在血浆中困难得多（译者注：事实上，如今工艺上更为成熟的平衡透析装置和超滤装置等工具可以获得比以往更为可靠的组织蛋白结合结果）。所以与血浆蛋白结合相比，科学家们对于药物的组织蛋白结合了解甚少。除组织蛋白外，还存在膜脂成分和其他大分子成分参与和药物结合，导致组织中的蛋白结合研究更加复杂。

目前，基于离体器官灌注、组织切片、组织匀浆液或离体亚细胞器等的一些方法已用于研究组织蛋白结合。然而，所有技术，例如组织匀浆稀释液的超滤，都存在一些方法学上的问题。这些问题限制了组织蛋白研究技术的发展，以至于只能使用相对简单的实验方法。

7.7.1 药物与（肌肉）组织结合的一般趋势

目前，关于药物与组织蛋白结合的特征还知之甚少。以下是一些实验发现的总结，但对广泛而言的化合物是否适用尚未经过彻底的检验（Fichtl 等，1991；Kurz 和 Fichtl，1983）。

① 对于多数药物，可以使用组织匀浆液获得的体外数据推测出体内与完整肌肉组织的结合程度。这是因为组织匀浆中的药物蛋白结合程度几乎与组织匀浆中的蛋白浓度呈线性关系。

② 超滤法似乎比平衡透析法更适合于测量组织匀浆液中蛋白质结合。通常，可将组织匀浆液用生理盐水或磷酸盐缓冲液 [(1∶1)～(1∶4)（质量浓度）] 稀释后用于超滤研究。组织匀浆的平衡透析法往往比超滤法花费更长的时间（有时长达 48h）。

③ 与血浆蛋白结合不同，药物与肌肉的结合程度似乎没有种属依赖性。

④ 对于酸性化合物，与血浆蛋白的结合往往比与肌肉的结合更多。

⑤ 对于碱性化合物，与组织蛋白的结合往往比与血浆蛋白的结合更多。

⑥ 结构类似物在血浆和肌肉组织中的蛋白结合存在良好的正相关关系。

⑦ 对于多数药物，在较大的药物浓度范围内，肌肉组织蛋白结合似乎都是线性的。

⑧ 一般情况下，药物与不同组织的结合程度符合以下顺序：肝＞肾＞肺＞肌肉。

7.7.2 组织蛋白结合的药动学意义

以下是药物的组织蛋白结合变化对药物处置特征的重要影响：

① **清除率**。药物的清除率不受组织蛋白结合程度的影响 [式（7-7）]。

② **分布容积**。与组织蛋白结合较少的药物相比，组织蛋白结合程度相对更高的药物 [式（7-11）] 在稳态下一般具有更大的分布容积。

③ **末端半衰期**。当其他参数相似时，组织蛋白结合更高的药物往往比组织蛋白结合较少的药物具有更长的末端半衰期。

④ **药物相互作用**。如果仅在组织蛋白结合位点发生一种药物与另一种药物的置换，而不是在血浆中发生，则药物的总体浓度可能会降低。因为药物清除不

受药物的组织蛋白结合改变而改变，所以血浆中游离药物或总药物浓度以及组织中的游离药物或总药物浓度不会变化。

7.8 蛋白结合的种属差异

药物与血浆蛋白结合的程度在不同种属之间可能有很大差异。尽管蛋白和分子的结构和功能相同（约 590 个氨基酸），浓度相似（例如大鼠和人类血浆中的白蛋白浓度为 500～600μmol/L），但不同种属之间的蛋白分子（如白蛋白）的氨基酸序列仍存在细微差异。这可能导致不同种属之间蛋白分子与药物结合的亲和力和/或药物结合位点数量不同。通常，与小型实验动物相比，包括人在内的大型动物中预期血浆蛋白结合会更广泛。但是，除了少数例外，大部分药物在不同种属之间药物组织结合程度是相似的（Fichtl 和 Schulmann，1986；Fichtl 等，1991；Sawada 等，1984）。

参考文献

Balant L. P. and Gex-Fabry M.，Physiological pharmacokinetic modeling，*Xenobiotica*，**20**：1241-1257，1990.

Benet L. Z. and Zia-Amirhosseini P.，Basic principles of pharmacokinetics，*Toxicol. Pathol.* **23**：115-123，1995.

Boudinot F. D. and Jusko W. J.，Fluid shifts and other factors affecting plasma protein binding of prednisolone by equilibrium dialysis，*J. Pharm. Sci.* **73**：774-780，1980.

Bowers W. F. et al.，Ultrafiltration vs. equilibrium dialysis for determination of free fraction，Clin. Pharmacokinet **9**（Suppl. 1）：49-60，1984.

du Souich P. et al.，Plasma protein binding and pharmacological response，*Clin. Pharmacokinet.* **24** 435-440，1993.

Elmquist W. F. and Sawchuk R. J.，Application of microdialysis in pharmacokinetic studies，*Pharm. Res.* **14**：267-288，1997.

Fichtl B. and Schulmann G.，Relationships between plasma and tissue binding of drugs，in J. P. Tillement and E. Lindenlaub（eds.），*Protein Binding and Drug Transport*，Schattauer，New York，1986，pp. 255-271.

Fichtl B. et al.，Tissue binding versus plasma binding of drugs：general principles and pharmacokinetic consequences，in B. Test（ed.），*Advances in Drug Research*，*Vol. 20*，Academic Press，London，1991，pp. 117-166.

Judd R. L. and Pesce A. J.，Free drug concentrations are constant in serial fractions of ultrafiltrate，*Clin. Chem.* **28**：1726-1727，1982.

Jusko W. J. and Gretch M.，Plasma and tissue protein binding of drugs in pharmacokientics，*Drug Metab. Rev.* **5**：43-140，1976.

Kurz H. and Fichtl B.，Bindings of drugs to tissues，*Drug Metab. Rev.* **14**：467-510，1983.

McNamara P. J. and Bogardus J. B.，Effect of initial conditions and drug-protein binding on the time to equilibrium in dialysis systems，*J. Pharm. Sci.* **71**：1066-1068，1982.

Mendel C. M.，The free hormone hypothesis：a physiologically based mathematical model，*Endocrine Rev.* **10**：232-274，1989.

Notarianni L. J.，Plasma protein binding of drugs in pregnancy and in neonates，*Clin. Pharmacokinet.* **18**：20-36，1990.

Oravcova J. et al.，Drug-protein binding studies：new trends in analytical and experimental methodology，*J. Chromatogr. B. Biomed. Sci. Appl.* **677**：1-28，1996.

Pacifici G. M. and Viani A.，Methods of determining plasma and tissue binding of drugs，Pharmacokinetic consequences，*Clin. Pharrnacokinet.* **23**：449-468，1992.

Φie S.，Drug distribution and binding，*J. Clin. Pharmacol.* **26**：583-586，1986.

Φie S. and Tozer T. N.，Effect of altered plasma protein binding on apparent volume of distribution，*J. Pharm. Sci.* **68**：1203-1205，1979.

Rothschild M. A. et al.，Tissue distribution of I131 labeled human serum albumin following intravenous administration，*J. Clin. Invest.* **34**：1354-1358，1955.

Sawada Y. et al.，Prediction of the volumes of distribution of basic drugs in humans based on data from animals，*J. Pharmacokinet. Biopharm.* **12**：587-596，1984.

Telting-Diaz M. et al.，Intravenous microdialysis sampling in awake，freely-moving rats，*Anal. Chem.* **64**：806-810，1992.

Tillement J. P. et al.，Blood binding and tissue uptake of drugs. Recent advances and perspectives，*Fundam. Clin. Pharrnacol.* **2**：223-238，1988.

Tozer T. N. et al.，Volume shifts and protein binding estimates using equilibrium dialysis：application to prednisolone binding in humans，*J. Pharm. Sci.* **72**：1442-1446，1983.

Verbeeck R. K. et al.，Effects of age and sex on the plasma binding of acidic and basic drugs，*Eur. J. Clin. Pharmacol.* **27**：91-94，1984.

Weisiger R.，Dissociation from albumin：a potentially rate-limiting step in the clearance of substances by the liver，*Proc. Natl. Acad. Sci.* **82**：1563-1567，1985.

Wilkinson G. R.，Plasma and tissue binding considerations in drug disposition，*Drug Metab. Dispos.* **14**：427-465，1983.

第 8 章

代谢

8.1 概述

代谢（生物转化）是大多数药物的主要消除途径。全面了解药物的代谢途径和特征对改善其药物动力学特性和解决潜在的与代谢有关的问题（如毒性代谢物、代谢相互作用和代谢多态性）是非常重要的。通常，由酶介导的代谢过程将亲脂性药物转化成更具亲水性的代谢物，使之更容易排泄入胆汁或尿液。体内药物代谢反应可以分为两种类型：Ⅰ相代谢和Ⅱ相代谢。Ⅰ相代谢通常使药物分子引入官能团或者暴露出新的官能团；而Ⅱ相代谢则是分子上某些官能团与亲水性内源物质的结合反应（Caldwell 等，1995；Parkinson，1996a）。

药物（亲脂性、极性较小）$\xrightarrow{\text{代谢}}$ 代谢产物（亲水性、极性较大）

Ⅰ相代谢：增加（或暴露）亲水部位

Ⅱ相代谢：结合亲水性内源性物质

Ⅰ相和Ⅱ相代谢及其相关代谢酶的特征总结如下。

8.1.1 Ⅰ相代谢

Ⅰ相代谢有时候也被称为"官能化反应"，因为这种反应通常使药物分子引入一个新的亲水官能团。

（1）功能 引入或暴露（一个或多个）官能团，如—OH、—NH$_2$、—SH、—COOH。

（2）反应类型 氧化、还原、水解。

（3）酶

① 加氧酶和氧化酶：细胞色素 P450 酶（P450 或 CYP）、含黄素单加氧酶（FMO）、过氧化物酶、单胺氧化酶（MAO）、醇脱氢酶、醛脱氢酶和黄嘌呤氧化酶。

② 还原酶：醛酮还原酶和醌还原酶。

③ 水解酶：酯酶、酰胺酶、醛氧化酶和烷基肼氧化酶。

④ 还原性氧去除酶：超氧化物歧化酶、过氧化氢酶、谷胱甘肽过氧化物酶、环氧化物水解酶、γ-谷氨酰转移酶（γ-glutamyl transferase）、二肽酶（dipeptidase）以及半胱氨酸结合 β-裂解酶。

Ⅰ相代谢举例：

① **氧化**。

a. CYP 介导的氧化反应（微粒体混合功能氧化酶）。

b. 非 CYP 介导的氧化反应——这类酶的大多数主要参与内源性底物的氧化过程：Ⅰ. 乙醇通过醇脱氢酶氧化；Ⅱ. 乙醛通过醛脱氢酶氧化；Ⅲ. 单胺氧化酶介导的 N-脱烃基反应。

② **还原**。对外源异物进行还原的酶需要 NADPH 作为辅助因子。还原反应的底物包括偶氮或硝基化合物、环氧化合物、杂环化合物和卤代烃：a. 偶氮化合物和硝基化合物的还原反应；b. 羰基（醛和酮）通过醛还原酶、醛糖（aldose）还原酶、羰基还原酶和醌还原酶的还原反应；c. 其他的还原反应包括二硫键还原、亚砜还原及还原性脱卤反应。

③ **水解**。酯、酰胺、酰肼和氨基甲酸酯可被各种酶水解。

8.1.2　Ⅱ相代谢

Ⅱ相代谢包括指生物转化过程中的结合反应。通常，与内源性底物的结合反应一般发生在Ⅰ相代谢后生成的代谢产物上。但在有些情况下，原形化合物本身就可以直接进行Ⅱ相代谢。

（1）功能　使原形化合物或其代谢物的官能团与内源性底物结合（或衍生化）。

（2）反应类型　葡萄糖醛酸化、硫酸化、谷胱甘肽结合、N-乙酰化、甲基化和氨基酸（如甘氨酸、牛磺酸、谷氨酸）结合。

（3）酶　尿苷二磷酸-葡萄糖醛酸基转移酶（UDPGT）、硫酸转移酶（ST）、N-乙酰转移酶、谷胱甘肽 S-转移酶（GST）、甲基转移酶和氨基酸结合酶。

Ⅱ相代谢举例：

① 尿苷二磷酸-葡萄糖醛酸基转移酶介导的葡萄糖醛酸化；

② 硫酸转移酶介导的硫酸化；

③ N-乙酰转移酶介导的乙酰化；

④ 谷胱甘肽 S-转移酶介导的谷胱甘肽结合反应；

⑤ 甲基转移酶介导的甲基化；

⑥ 氨基酸结合反应。

8.1.3 代谢酶在亚细胞结构中的位置

内质网（endoplasmic reticulum，微粒体赖以形成的结构）：代谢酶存在的主要位置。a. Ⅰ相代谢酶：细胞色素 P450 酶、含黄素单加氧酶（FMO）、醛氧化酶、羧酸酯酶、环氧化物水解酶、前列腺素合成酶（prostaglandin synthase）、酯酶；b. Ⅱ相代谢酶：UDPGT、GST、氨基酸结合酶。

细胞溶质（cytosol，细胞质的可溶部分）：存在许多水溶性酶。a. Ⅰ相代谢酶：醇脱氢酶、醛还原酶、醛脱氢酶、环氧化物水解酶和酯酶；b. Ⅱ相代谢酶：硫酸转移酶、谷胱甘肽 S-转移酶、N-乙酰转移酶、儿茶酚氧位甲基转移酶（COMT）和氨基酸结合酶。

线粒体。a. Ⅰ相代谢酶：单胺氧化酶、醛脱氢酶和细胞色素 P450 酶；b. Ⅱ相代谢酶：N-乙酰转移酶和氨基酸结合酶。

溶酶体。Ⅰ相代谢酶：肽酶（peptidase）。

细胞核。Ⅱ相代谢酶：UDPGT。

以下将简要介绍人体几种主要的药物代谢酶的代谢性意义和生物学重要性。

8.2 Ⅰ相代谢酶

8.2.1 细胞色素 P450 单氧化酶

代谢性意义。细胞色素 P450 单氧化酶（又称细胞色素 P450、P450 或 CYP）在多种内源性化合物的生物合成和分解代谢中起着重要的作用，如类固醇激素、胆汁酸、脂溶性维生素和脂肪酸。P450 酶也是在外源性异物代谢中最为重要的代谢酶，其参与了 85%以上的药物的代谢（Rendic 和 DiCarlo，1997）。

反应类型：主要是有氧状态下的氧化反应和低氧状态下的还原反应。基本的氧化反应如下图示：

$$\text{RH（底物）} + O_2 \xrightarrow[\substack{\text{NADPH, H}^+ \\ \text{NADPH-细胞色素}}]{\substack{\text{细胞色素P450} \\ (2H^+2e^-) \\ \text{NADP}^+ \\ \text{P450 还原酶}}} \text{ROH（代谢物）} + H_2O$$

（1）氧化

① 芳香烃羟基化：

$$\text{R}-\text{C}_6\text{H}_5 \longrightarrow \text{R}-\text{C}_6\text{H}_4\text{OH}$$

② 脂肪烃羟基化：

$$R—CH_3 \longrightarrow R—CH_2OH$$

③ N、O、S-脱烃基：

$$R—NH(O,S)—CH_3 \longrightarrow R—NH_2(OH,SH) + HCHO$$

④ N-氧化：

$$R—C_6H_4—NH_2 \longrightarrow R—C_6H_4—N{\overset{OH}{\underset{H}{\Big\langle}}}$$

⑤ S-氧化：

$$R—S—CH_3 \longrightarrow R—SO—CH_3$$

⑥ 环氧化：

$$R^1—C=C—R^2 \longrightarrow R^1—\underset{\diagdown_O\diagup}{C—C}—R^2$$

⑦ 脱卤氧化：

$$R^1R^2CH—X \longrightarrow R^1R^2C=O(X:Cl, Br)$$

（2）还原

① 偶氮（硝基）还原：

$$R^1—N=N—R^2 \longrightarrow R^1—NH_2 + R^2—NH_2$$
$$（或 R—NO_2）\qquad （或 R—NH_2）$$

② 脱卤加氢：

$$CCl_4 \longrightarrow CHCl_3$$

（3）其他

① 酯水解。

② **脱氢反应。**

辅助因子：烟酰胺腺嘌呤二核苷酸磷酸（NADPH）和 O_2。

组织分布：分布较广，主要在肝、肠、肾、肺和皮肤。

亚细胞分布：内质网（微粒体）、线粒体（线粒体中的 P450 酶主要参与类固醇的生物合成和维生素 D 代谢）。

同工酶：哺乳动物体内至少存在 8 个 P450 基因家族。人体内则至少有 17 种肝 P450 亚型已被表征。

多态性：人类有四种多态性 P450 同工酶，即 CYP2C18、CYP2C19、CYP2D6、CYP3A5。（译者注：其中 CYP2D6 和 CYP2C19 具有最高程度的基因多态性。）

NADP:

细胞色素 P450 酶系　P450 系统由嵌入内质网磷脂膜上的三个蛋白质成分组成，包括：a. 细胞色素 P450，一种与膜结合的血红素蛋白，其能与底物和氧分子直接结合。b. NADPH-细胞色素 P450 还原酶，一种与膜结合的黄素蛋白，含有一分子黄素腺嘌呤二核苷酸（FAD）和一分子黄素单核苷酸（FMN），负责将电子从 NADPH 传递到细胞色素 P450-底物复合物；细胞色素 P450 和 NADPH-细胞色素 P450 均存在于内质网的磷脂双层中，以便它们之间的相互作用。c. 细胞色素 b5，一种与膜结合的血红素蛋白，通过提供细胞色素 P450 反应过程中所需的第二个电子来提高某些 P450 酶亚型的催化反应效率。

（1）P450、NADPH-细胞色素 P450 还原型酶及细胞色素 b5 之间的关系　肝微粒体中存在许多不同的 P450 亚型，但是 NADPH-细胞色素 P450 还原酶以及细胞色素 b5 仅有一种。肝微粒体中的每个 NADPH-细胞色素 P450 还原酶分子周围大约有 10～20 个细胞色素 P450 分子和 5～10 个细胞色素 b5 分子。

（2）命名

① **细胞色素 P450**。当细胞色素 P450 的血红素铁（通常是 Fe^{3+}）被还原为亚铁（Fe^{2+}）后，P450 可以与配体如 O_2 和 CO 结合。细胞色素 P450 的得名，是由于含亚铁的细胞色素 P450 和 CO 复合物的最大吸收波长位于可见光区域的 447～452nm 之间（平均 450nm）。

② **细胞色素 P420**。当细胞色素中与血红素结合的第五配体（半胱氨酸-硫醇盐）的硫醇基被破坏时，细胞色素 P450 转换为催化活性较弱的细胞色素 P420，其与 CO 结合后的最大吸收波长为 420nm。

③ **细胞色素 P450 亚型**。细胞色素 P450 酶的分类是依据其氨基酸序列同源性的程度，而不是催化活性或底物特异性（Nelson，1996）。

A．基因家族（如 CYP1、CYP2、CYP3 等）：氨基酸序列同源性低于 40%的不同的 P450 酶被归入不同的基因家族。哺乳动物体内至少有八种 P450 酶基因型家族。

B．亚家族（如 CYP2A、CYP2B、CYP2C 等）：氨基酸序列同源性在 40%～55%之间的 P450 酶被归入不同的亚家族。

C. 亚型（如 CYP2C8、CYP2C9 等）：氨基酸序列同源性大于 55%的 P450 酶被归入相同亚家族的不同亚型。

大多数细胞色素 P450 命名与种属无关。CYP1A1、CYP1A2 和 CYP2E1 存在于所有哺乳动物中。细胞色素 P450 相似的亚型名字意味着相似的结构，但催化功能不一定相似，酶结构轻微的改变就可能引起代谢活性的明显变化。

（3）人细胞色素 P450 亚型　目前，已有四种 P450 基因型家族，八种亚家族和至少十七种涉及药物代谢的人肝细胞色素 P450 亚型酶被不同程度地鉴定出来。CYP1、CYP2 和 CYP3 是在人肝脏中三种主要的 P450 基因家族。发挥重要代谢功能的亚型包括有 CYP1A2、CYP2A6、CYP2B6、CYP2C8、CYP2C9、CYP2C19、CYP2D6、CYP2E1 和 CYP3A4。表 8-1 列举了人体内已知的细胞色素 P450 酶家族、亚家族和亚型。表 8-2 总结了人体肝脏内不同 P450 亚型的平均含量。肝脏中各 P450 酶亚型的相对量为：3A 亚家族（主要是 3A4）＞2C 亚家族＞1A2＞2E1＞2A6＞2D6＞2B6（图 8-1）。

表 8-1　人细胞色素 P450 酶亚型

类别	细胞色素 P450 酶亚型			
家族	CYP1 ↓	CYP2 ↓	CYP3 ↓	CYP4 ↓
亚家族	1A ↓	2A、B、C、D、E ↓	3A ↓	4A ↓
亚型	1A、1A2	2A6 2B6 2C8、2C9、2C10、2C18、2C19 2D6 2E1	3A3、3A4、3A5、3A7	4A9、4A11

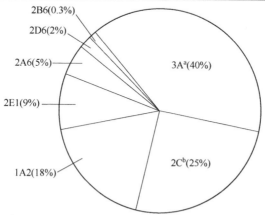

图 8-1　用免疫化学方法在人肝微粒体中测定 P450 酶亚型在总 P450 酶中的百分比（Shimada，1994）
[a]CYP3A3、CYP3A4、CYP3A5 和 CYP3A7 的总和；[b]CYP2C8、CYP2C9、CYP2C10，CYP2C18 和 CYP2C19 的总和

表 8-2　人肝微粒体内细胞色素 P450 酶的平均含量 [a]

P450 酶		平均含量	
		pmol/mg（微粒体蛋白）	nmol/g（肝脏）[b]
总 P450（光谱检测）		344	18.1
总 P450（免疫组化检测）		240	12.6
CYP 亚型	1A2	42	2.2
	2A6	14	0.7
	2B6	1	0.05
	2C[c]	60	3.2
	2D6	5	0.3
	2E1	22	1.2
	3A[d]	96	5.0

[a] 数据来源于 Shimada 等（1994）。
[b] 根据肝脏中微粒体含量为 52.5mg/g（肝脏），单位转换为 nmol/g（肝脏）。
[c] CYP2C8、CYP 2C9、CYP 2C10、CYP 2C18 和 CYP 2C19 的总和。
[d] CYP3A3、CYP 3A4、CYP 3A5 和 CYP 3A7 的总和。

（4）药物代谢中重要的人细胞色素 P450 亚型　现今获批上市的大多数药物是被 CYP3A4 和 CYP2D6 代谢，其次是 CYP2C9、CYP2C19、CYP1A2 和 CYP2E1（图 8-2）。肝脏内 P450 亚型的相对含量会与其对外源性物质代谢的贡献程度有一定的差异，原因是酶与底物的亲和力（K_m 值）不同。由于酶代谢速率取决于酶的总量（V_{max}，反映催化容量）和其与底物的亲和力（K_m），因此亲和力高的酶

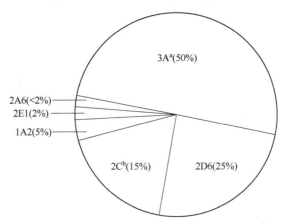

图 8-2　由各种细胞色素 P450 亚型代谢的已上市药物百分比
[a] CYP3A4 和 CYP3A5 的总和；[b] CYP2C8、CYP2C9、CYP2C18 和 CYP2C19 的总和

即使与其他酶相比其总量较少，也可能表现为更快的转化速度。例如，即使肝脏中 CYP2D6 的绝对含量比 CYP2C9 低很多（更小的 V_{max}），但经由 CYP2D6 代谢的药物反而比 CYP2C9 的更多，这是由于 CYP2D6 通常具有更高的底物亲和力（更低 K_m 值）。这对于低浓度底物的代谢尤为重要。根据经验，对于特定底物的酶来说，$K_m > 100\mu mol/L$ 通常认为是"低亲和力"，而 $K_m < 20\mu mol/L$ 可被认为是"高亲和力"。

（5）细胞色素 P450 酶反应特征

① 已上市药物的代谢中，超过 85%由细胞色素 P450 酶介导。

② 细胞色素 P450 酶介导的代谢通常发生在 II 相代谢之前，并且速度较慢。因此，在许多情况下，CYP450 酶介导的代谢反应是药物生物转化的限速步骤。

③ 同一个化合物可以同时作为多种不同 P450 酶亚型的底物，各自亲和力不同；而一种 P450 酶亚型能够通过多个位点以不同速率代谢同一化合物。

④ 在不同哺乳动物种属间，P450 功能具有很大差异。

⑤ 基因和环境因素能够显著影响 P450 酶表达，这导致 P450 酶介导的代谢在个体和物种间具有显著的差异性。

表 8-3 列举了人细胞色素 P450 酶的典型底物和抑制剂，及其在组织中的分布特征和可诱导性。

注意：自杀性抑制剂（机理性抑制剂）。自杀性抑制剂（机理性抑制剂）是其通过酶（如细胞色素 P450）代谢后进一步与酶形成共价结合，从而抑制酶的活性的一类化合物。例如：1-氨基苯并三唑（ABT）是各种细胞色素 P450 酶的自杀抑制剂。ABT 通过 P450 催化氧化反应形成苯并炔（一个活性中间体），然后与细胞色素 P450 血红素辅基进行共价结合而导致酶活性不可逆的丧失（Mugford 等，1992）。

（6）底物结构特异性 一些细胞色素 P450 酶的部分底物结构特性规律已经被发现，尽管这些规律中存在例外情况（DeGroot 和 Vermeuler，1997；Smith 和 Jones，1992；Smith，1994 a、b）。

CYP1A：大多数底物具有平面和芳香族结构［也就是所谓的多环芳烃（PAH）］。

CYP2C9：a. 大多数底物是亲脂性、中性或酸性的，且具有强氢键作用性和/或离子配对能力；b. 底物的氧化通常发生在距离质子供体的杂原子的 5～20Å 处。

CYP2D：a. 大多数底物为芳香烷胺，生理 pH 条件下为碱性（阳离子）；b. 底物的氧化通常发生在距离质子化的氮原子的 5～7Å 处，与酶的阴离子性残基（即酸性残基，Glu[301]）相互作用。

CYP3A4：a. 对底物的结构没有明显的选择性；b. 大多数底物具有亲脂性，在生理 pH 条件下是中性或碱性的；c. 氧化通常发生在碱性 N 原子（N-脱烷基）或烯丙基位置；d. 代谢可以发生在同一个分子的多个位点；e. CYP3A4 底物的 K_m 值通常高于 CYP2D6。

表 8-3　人细胞色素 P450 酶[a]的典型底物和抑制剂，及其在组织中的分布特征和可诱导性

CYP 类型	典型底物	抑制剂	备注
1A1	对乙酰氨基酚 咖啡因 7-乙氧基试卤灵[b] （多环烃）	α-萘黄酮	肺脏、肝脏、胎盘； 可被吸烟、烤肉和十字花科蔬菜诱导
1A2	对乙酰氨基酚 咖啡因[c] 茶碱 R-华法林 （杂环胺）	呋拉茶碱 α-萘黄酮	仅肝脏（具有显著个体差异性）； 可被吸烟、烤肉、十字花科蔬菜、奥美拉唑和兰索拉唑诱导
2A6	香豆素[d]	匹鲁卡品	肝脏（具有显著个体差异性）； 可被巴比妥类药物、地塞米松和利福平诱导
2B6	7-乙氧基-4-三氟甲基香豆素[e]		肝脏； 含量丰富； 新生儿型（?）； 可被利福平诱导
2C8、2C9、2C10	苯妥英 紫杉酚[f] 甲苯磺丁脲[g] S-法华林 （多种 NSAIDs）	磺胺苯吡唑 （2C9、2C10）	肝脏、肾脏（2C8）； 可被巴比妥类和利福平诱导 少许基因多态性（2C8 的慢代谢型占约0.2%）
2C18、2C19	地西泮 S-美芬妥英[h]	反苯环丙胺	肝脏； 可被利福平和奥美拉唑诱导 基因多态性[慢代谢型在高加索人种占3%（2C18、2C19）和亚洲人种占20%（2C19）]
2D6	布法洛尔 可待因 异喹胍[i] 右美沙芬[j] 鹰爪豆碱（胺类）	奎尼丁 育亨宾	肝脏； 含量丰富不可被诱导； 基因多态性（慢代谢型在高加索人种占5%~10%和亚洲人种<2%）
2E1	氯唑沙宗[k] p-硝基酚 亚硝胺 乙醇 乙烯基（小分子）	二乙基二硫代氨基甲酸酯 双硫仑 4-甲基吡唑	肝脏和肝外组织； 含量丰富； 可被丙酮、乙醇和异烟肼诱导 少许基因多态性（<0.3%）
3A3、2A4	咖啡因[l] 皮质醇[m] 环孢菌素 红霉素[n] 利多卡因 咪达唑仑[o] 硝苯地平 三苯氧胺 睾酮[p]	孕二烯酮 酮康唑 柚皮素（西柚汁） 槲皮素 醋竹桃霉素	肝脏和肝外组织（小肠）； 含量丰富； 可被巴比妥类、卡马西平、地塞米松、苯妥英、利福平和曲安霉素诱导

CYP 类型	典型底物	抑制剂	备注
3A5	环孢菌素 咪达唑仑 q 硝苯地平 睾酮	孕二烯酮 醋竹桃霉素	肝脏和肝外组织； 不可被诱导； 基因多态性（在人群中 10%～30%个体的肝脏和80%个体的肾脏中表达）
3A7	脱氢表雄甾酮 （DHEA）		肝脏； 胎儿酶（在成人肝脏也有发现）
4A9、4A11	月桂酸 r		肝脏，不可被诱导

ª 数据来源于 Birkett 等（1993）、Bourrié 等（1996）、Gonzalez（1992）、Halpert 等（1994）、Meyer（1996）、Newton 等（1995）、Thummel（1994）、Wrighton 和 Stevens（1992）、Wrighton 等（1993）。NSAID 代表非甾体抗炎药。脚注 b～r 表示用于人体内 P450 代谢反应表型鉴定的常用探针底物的代谢反应。

ᵇ 7-乙氧基试卤灵，O-脱烷基化。 ᵏ 氯唑沙宗，6-羟基化。

ᶜ 咖啡因，3-脱甲基。 ˡ 咖啡因，8-羟基化。

ᵈ 香豆素，7-羟基化。 ᵐ 皮质醇，6-羟基化。

ᵉ 7-乙氧基-4-三氟甲基香豆素，O-脱烷基。 ⁿ 红霉素，N-脱甲基。

ᶠ 紫杉酚，6α-羟基化。 ᵒ 咪达唑仑，1-羟基化。

ᵍ 甲苯磺丁脲，甲基-羟基化。 ᵖ 睾酮，6β-羟基化。

ʰ S-美芬妥英，4-羟基化。 q 咪达唑仑，4-羟基化。

ⁱ 异喹胍，4 羟基化。 r 月桂酸，12-羟基化。

ʲ 右美沙芬，O-脱甲基。

8.2.2　含黄素单氧化酶（FMO）

代谢性意义。 除细胞色素 P450 外，肝微粒体中还包含另一种单氧化酶，即含黄素单氧化酶（FMO）。尽管认为 FMO 对于含杂原子（N、S、Se 或 P）化合物的代谢起了较为重要的作用，而不是直接在碳原子上发生氧化反应，但 FMO 在人体肝脏内药物代谢中所起到的作用还是十分有限的（Cashman，1995）。

反应类型： 氧化。

$$R-N(S, P) \longrightarrow \underset{\underset{O}{\downarrow}}{R-N(S, Se, P)}$$

底物： 含有杂原子（N、S、Se 或 P）的化合物。

辅助因子： NADPH 和 O_2。

组织分布： 肝脏、肾脏、肺脏和皮肤。

亚细胞分布： 内质网。

同工酶： FMO^I（胎儿肝脏 FMO 的主要形式）和 FMO^{II}（成人肝脏 FMO 的主要形式）。

多态性： 未知。

注释： FMOs 的热不稳定性。在无 NADPH 的微粒体中，50℃加热 1min 可灭活。

8.2.3 酯酶

代谢性意义。酯类、酰胺类、酰肼类和氨基甲酸酯类可以被各种酯酶水解。酯的水解，在血浆中主要经由胆碱酯酶（非特异性乙酰胆碱酯酶、拟胆碱酯酶和其他酯酶）介导，在肝脏中则主要经由针对特定基团的特异性酯酶介导。对某些药物而言，酯和酰胺的水解对其作用持续时间有显著的影响。特别是对于酯类或酰胺类前药，其经由酶裂解酯或酰胺部分的速率在发挥其药理学活性和持续时间中起着关键作用（Satoh 和 Hosokawa，1998）。

反应类型：水解。

a. 酯水解：R^1—CO—OR^2 ⟶ R^1—COOH+R^2—OH。

b. 酰胺水解：R^1—CO—NH—R^2 ⟶ R^1—COOH+R^2—NH_2。

酰胺的水解可以通过肝脏中的酰胺酶进行。通常，酰胺水解比酯水解慢。酰胺也可以被酯酶水解，但其速度比酯水解要慢得多。

底物：酯和酰胺。

亚细胞分布：内质网和细胞溶质。

组织分布：广泛存在，肝脏（小叶中心区）、肾脏（近端小管）、睾丸、肠道、肺脏、血浆和红细胞。

同工酶：

主要组别	底物
A-酯酶（芳香酯酶）	芳香酯类
B-酯酶（羧酸酯酶）	脂肪酯类
C-酯酶（乙酰酯酶）	乙酰酯类
胆碱酯酶	胆碱酯类

多态性：约 2% 的高加索人种的血清胆碱酯酶活性存在缺陷（Daly 等，1993）。

种属差异：通常，小型实验动物如大鼠和小鼠的酯酶活性高于人类。

8.2.4 乙醇脱氢酶（ADH）

代谢性意义。乙醇脱氢酶（alcohol dehydrogenase，ADH）是主要负责将乙醇（酒精）氧化为乙醛的代谢酶。其他可进行乙醇氧化反应的微粒体酶和过氧化物酶包括 CYP2E1 和过氧化氢酶，但其重要程度相对会低一些。

反应类型：醇氧化为醛。

$$R—CH_2—OH ⟶ R—CHO$$

底物：脂肪族或芳香族醇。

辅助因子：NAD$^+$。

酶结构：含锌的 40 kDa 亚基二聚体。

组织分布：肝脏、肾脏、肺脏和胃黏膜。

亚细胞分布：细胞溶质。

同工酶：

分类	底物
Ⅰ类（ADH$_1$、ADH$_2$ 和 ADH$_3$）	小分子量醇类，如乙醇
Ⅱ类（ADH$_4$）	大脂肪族和芳香族
Ⅲ类（ADH$_5$）	长链脂族和芳香族

多态性：约 85%的亚洲人种表达Ⅰ类同工酶（即非典型 ADH，负责乙醇快速转化为乙醛），而不到20%的高加索人种表达非典型 ADH（Agarwal 和 Goedde，1992）。

8.2.5 醛脱氢酶（ALDH）

代谢性意义。醛脱氢酶（ALDH）是负责将外源性醛类氧化为酸的酶。特别地，乙醇通过乙醇脱氢酶被氧化为乙醛，进而被 ALDH 氧化为乙酸，乙酸则进一步被氧化为二氧化碳和水。

反应类型：醛氧化为酸。

$$R—CH_2—CHO \longrightarrow R—CH_2—COOH$$

底物：脂肪族或芳香族醛类。

辅助因子：NAD$^+$或 NADP$^+$。

酶结构：54 kDa 亚基四聚体（ALDH1 和 ALDH2）或 85 kDa 亚基二聚体（ALDH）。

组织分布：肝脏、肾脏、肺脏和胃黏膜。

亚细胞分布：细胞质（ALDH1 和 ALDH3）、线粒体（ALDH2）。

同工酶：

分类	底物
ALDH1	各种外源性醛类
ALDH2	小分子量醛类如乙醛
ALDH3	

多态性：约 50%的亚洲人存在 ALDH2 基因缺陷，导致 ALDH2 活性受损（Goedde 和 Agarwal，1992）。

8.2.6　单胺氧化酶（MAO）

代谢性意义。现已发现单胺氧化酶（MAO）与外源酪胺的代谢以及在一定条件下摄入大量含酪胺的食物所产生的"奶酪效应"有关。MAO 催化生物胺类的氧化脱氨反应（Benedetti 和 Tipton，1998）。

反应类型：胺类氧化脱氨。

$$RCH_2—NR^1R^2 \longrightarrow R—CHO+NHR^1R^2$$

底物：伯胺、仲胺和叔胺。

辅助因子：水中的氧原子，而不是分子氧中的氧原子。MAO 将胺转化为相应的亚胺，后者进一步通过来自水中的氧而水解为醛。

组织分布：广泛存在，肝脏、肠道、肺脏、血小板和淋巴细胞。

亚细胞分布：主要存在于线粒体中，微粒体中也有少部分 MAO 存在。

同工酶：MAO-A 和 MAO-B。

8.3　Ⅱ相代谢酶

8.3.1　尿苷二磷酸葡萄糖醛酸转移酶（UDPGT）

代谢性意义。对于外源性物质来说，经由尿苷二磷酸葡萄糖醛酸转移酶（UDPGT）介导的葡萄糖醛酸化是最重要的结合反应（Clarke 和 Burchell，1994）。这是一个低亲和力但高容量的反应。超过 95%的上市药物通过细胞色素 P450 酶、UDPGT 和硫酸转移酶代谢。

反应类型：葡萄糖醛酸化（图 8-3）。

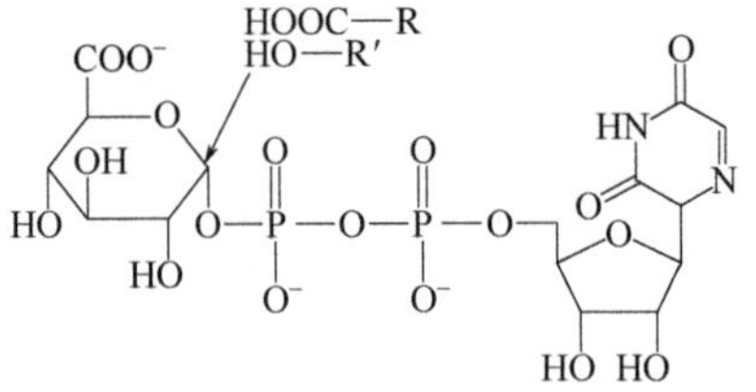

图 8-3　UDPGT 酶催化的亲核底物（R—OH、R—COOH）在 C1 碳原子上被 UDPGA 取代的反应

① O-葡萄糖醛酸化：

R—OH $\longrightarrow$ R—O—葡萄糖醛酸（醚葡萄糖醛酸化）；

R—COOH $\longrightarrow$ R—COO—葡萄糖醛酸（酰基或酯葡萄糖醛酸化）。

② N-、S-葡萄糖醛酸化：

R—NH$_2$（或 SH）$\longrightarrow$ R—NH（或 S）—葡萄糖醛酸。

底物：葡萄糖醛酸化可以发生在分子的亲核基团上，例如乙醇、酸（*O*-葡萄糖醛酸化）、胺（*N*-葡萄糖醛酸化）和硫醇（*S*-葡萄糖醛酸化）。

酶结构：1～4 个分子质量在 50～60kDa 之间的亚基构成的低聚体。

辅助因子：尿苷-5′-二磷酸-α-D-葡萄糖醛酸（UDPGA）。

组织分布：肝脏、肺脏、肾脏、胃、肠道、皮肤、脾脏、胸腺、心脏和脑等大部分组织。

亚细胞分布：主要存在于内质网，部分在核膜。

同工酶：在人体内，已知有超过 15 种 UDPGTs，可分为两种主要的亚家族，UDPGT1 和 UDPGT2。蛋白序列超过 60% 相似性的 UDPGT 被归入同一个亚家族。

种属差异：除猫及相关猫科动物和耿氏大鼠外，在大多数哺乳动物物种中均可以发生葡萄糖醛酸化反应。

可诱导性：在大鼠体内可以被苯巴比妥、3-甲基胆蒽（MC）或 16α-氰基孕烯醇酮（PCN）诱导。在人体内，已发现苯巴比妥类、苯妥英和口服避孕药可诱导 UDPGT 活性。

多态性：约 2%～5% 的人群的 UDPGT1 基因存在缺陷，从而引起高胆红素血症（Gilbert's 综合征）（Burchell 等，1995）。

体外实验条件：由于 UDPGT 酶活性存在潜伏因素，以及酰基葡萄糖醛酸结合物具有化学不稳定性，体外实验中的一些重要考量能显著影响到 UDPGTs 活性的发挥程度和其底物特异性。

8.3.1.1　潜伏因素和表面活性剂的微粒体膜破坏作用

UDPGT 的活性位点位于内质网（ER）腔，限制了其与位于细胞溶质的底物和 UDPGA 的作用。这提示，UDPGA 从细胞溶质转运到 ER 腔可能是体内葡萄糖醛酸化的限速步骤。ER 膜屏障的存在使得 UDPGTs 成为一种潜伏的酶，除非内质网膜破坏达到一定程度，否则其活性在新鲜分离的微粒体中并不能完全发挥出来。举例来说，在 0.25mol/L 蔗糖和 5mmol/L HEPES（pH 7.4）的微粒体体系中，95% 以上的 UDPGT 是处于潜伏的状态。用 Lubrol PX 等表面活性剂破坏微粒体膜后，能够使潜伏的 UDPGT 酶暴露出来，并可使酶活性在最佳情况下增加 10～20 倍。通常应先测试蛋白和表面活性剂的比例 [0.01～0.5mg（表面活性剂）/mg（微粒体蛋白）] 以获得最佳的 UDPGT 活性，并且在实验之前需要将微粒体与表面活性剂进行预孵育（Burchell 和 Coughtrie，1989；Mulder，1992）。

［译者注：现在也常使用穿孔剂丙甲菌素（alamethicin）来将微粒体中的 ER 膜破坏掉从而使 UDPGT 充分暴露出来。］

8.3.1.2　酰基葡萄糖醛酸结合物的化学不稳定性

在中性或弱碱性的缓冲液或生物基质中，许多具有羧酸基团的酰基葡萄糖醛酸结合物可能通过水解作用而回转为其原形形式（无效循环）和/或进行重排（分子内重排和分子间酰基转移作用），而醚基葡萄糖醛酸结合物则相对稳定。当预计会发生酰基葡萄糖醛酸化反应时，如何进行生物样品的处理就尤为重要了，可以使用醋酸或盐酸调节生物样品的 pH 值至 5 以下，以最大限度地降低水解或重排反应而使得酰基葡萄糖醛酸结合物保持稳定（Kaspersen 和 Van Boeckel，1987；Musson 等，1985；Watt 等，1991）。

8.3.1.3 酰基迁移

酰基葡萄糖醛酸结合物的重排或异构化反应涉及药物分子基团从葡萄糖醛酸环的生物合成位点 C1 位向邻近 C2、C3 或 C4 位的非酶化迁移（图 8-4）。特别地，血浆或白蛋白溶液中的酰基葡萄糖醛酸结合产物的分子间重排（酰基迁移导致的异构化）可能会导致药物基团与蛋白发生共价结合（分子间的转酰基作用）。对于具有酸性基团的药物，蛋白与药物的酰基葡萄糖醛酸化产物（重排产物）能形成加合物，可能是其在体内引起毒副作用的原因（Hayball，1995；Smith 等，1986）。

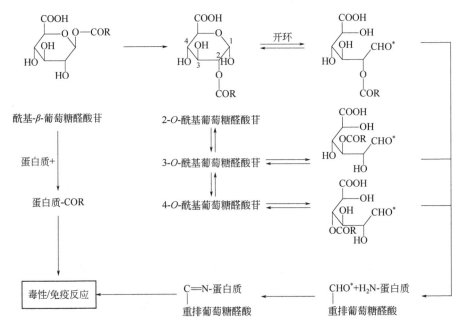

图 8-4　酰基葡萄糖醛酸结合物的酰基转移图。酰基（RCO—）从 C1 向 C2、C3 或 C4 位置转移，以及蛋白加合物的形成可能与酰基葡萄糖醛酸结合物的体内毒性有关

8.3.2　硫酸转移酶（ST）

代谢性意义。硫酸化（即硫酸结合反应）是由硫酸转移酶（sulfotransferase，ST）介导的在较低的底物浓度下发生的一种主要结合反应，而葡萄糖醛酸化则是在相对更高的底物浓度下的主要结合途径。通常认为硫酸化是一种高亲和力和低

容量的反应（Weinshilboum 和 Otterness，1994）。

反应类型：硫酸化。

① *O*-硫酸化：

$$R\!-\!OH \longrightarrow R\!-\!OSO_3H$$

② *N*-硫酸化：

$$R\!-\!NH\!-\!COR' \longrightarrow R\!-\!\underset{\underset{SO_3H}{|}}{N}\!-\!COR', \quad R: 芳香基$$

底物：硫酸化可以发生在如苯酚、醇和芳基胺的亲核部分。

酶结构：分子质量在 32～34kDa 的同源二聚体。

辅助因子：3′-磷酸腺苷-5′-磷酰硫酸（PAPS）。

PAPS

组织分布：肝脏、肾脏、肾上腺、肺脏、脑、空肠和血小板，以及皮肤和肌肉也有少量表达。

亚细胞分布：细胞溶质。

同工酶：在大鼠体内已鉴定出六种不同的苯酚硫酸转移酶（PST）和七种不同的类固醇/胆汁硫酸转移酶。在人体内，已经发现四种亚家族：TS ST（热稳定性 ST 或 PST），TL ST（热敏性 ST 或单胺 ST）、EST（雌激素 ST）和 DHEA ST（脱氢表雄酮 ST）。

多态性：据报道，TS ST 和 TL ST 分别存在 0.2% 和 0.08% 的低活性等位基因。DHEA ST 活性的双峰频率分布分析显示大约 75% 的人群是慢代谢者（Weinshilboum 和 Aksoy，1994）。

种属差异：猪和负鼠在酚化合物的硫酸结合反应能力上存在缺陷。

注释：UDPGT 和 ST 之间的关系。除了酰基葡萄糖醛酸化反应不能被硫酸化替代外，UDPGT 和 ST 被认为是同一底物的结合反应的相互补充。通常，葡萄糖醛酸化被认为是一类低亲和力（K_m）和高容量（V_{max}）的反应，而硫酸化则是一类高亲和力和低容量的结合反应。因此，在较低底物浓度下，硫酸化为主要反应类型，但随着浓度增加，葡萄糖醛酸化则变得更加重要。也可能是由于 ST 的辅因子即 PAPS 快速耗尽所致。

结合与解离循环：组织中不同化合物的葡萄糖醛酸化与硫酸化的结合物可以通过水解作用重新形成母体化合物，随后可以再次发生结合反应。由于参与此反应过程的酶分布于相同或邻近亚细胞区域，就进一步促进了结合和解离循环的发生。例如，UDPGT（葡萄糖醛酸化，即结合）和 β-葡萄糖醛酸酶（葡萄糖醛酸结合物的水解，即解离）都位于肝细胞内质网中。芳基硫酸酯酶（硫酸结合物的水解，即解离）位于内质网的胞质表面，可以充分接触到在胞质中通过硫酸转移酶而形成的硫酸结合物（Coughtrie 等，1998）。另外，除了酶的活性之外，胆汁排泄、结合物/游离底物（即未结合的母体药物）的跨细胞膜转运以及蛋白结合等因素也能影响该循环的程度和速率。这种结合和解离的"无效"循环可能在调节外源异物的结合产物（即葡萄糖醛酸化和硫酸化产物）的总体生成过程中发挥重要作用（Kauffman，1994）。

8.3.3　*N*-乙酰基转移酶（NAT）

代谢性意义。*N*-乙酰基转移酶（NAT）是首个在人体内被证实有基因多态性的药物代谢酶。约一半的高加索人属于慢代谢型。

反应类型：氨基乙酰化。

$$R—NH_2 \longrightarrow R—NH—COCH_3$$

$$R—SO_2NH_2 \longrightarrow R—SO_2NH—COCH_3$$

底物：*N*-乙酰化反应通常发生于芳香胺（R—NH$_2$）、磺胺类（R—SO$_2$—NH$_2$）或肼类（R—NH—NH$_2$）衍生物。

酶结构：分子质量为 26.5 kDa。

辅助因子：乙酰基-辅酶 A（CoA）。

CoA

组织分布：肝脏[库夫细胞（Kupffer cells），而非肝实质细胞]、脾脏、肺脏和肠道。

亚细胞分布：细胞溶质。

同工酶：NAT1 和 NAT2（Vatsis 和 Weber，1994）。

多态性：慢代谢群体中，NAT2 亚型基因具有遗传性缺陷。约 40%～60%的高加索人和 10%～30% 的亚洲人为 N-乙酰化慢代谢型。

种属差异：犬和豚鼠具有 N-乙酰化缺陷。

注意：磺酰胺类的乙酰化代谢物（乙酰磺酰胺）水溶性比原形药差。某些磺胺类药物的肾毒性可能与其乙酰化代谢物在肾脏中的析出有关。

8.3.4　谷胱甘肽 S-转移酶（GST）

代谢性意义。谷胱甘肽 S-转移酶是 II 相代谢解毒系统中不可或缺的一部分。GST 通过催化谷胱甘肽与亲脂性且通常具有毒性的外源异物的亲电基团发生结合反应，从而保护细胞免受氧化和化学诱导性的毒性和应激反应。

反应类型：谷胱甘肽结合反应。

$$R—X \longrightarrow R—S\text{-谷胱甘肽} + X^- \quad（X：卤化物、硫酸盐或磷酸盐）$$

$$R—C{=}C—COR \longrightarrow R—\underset{\underset{S—谷胱甘肽}{|}}{C}—C—COR$$

底物：通常，GST 的底物为具有亲电基团的亲脂性化合物。外源异物与谷胱甘肽在肝脏进行结合后排泄到胆汁和尿液中，或进一步在肾脏中代谢成硫醇尿酸并排泄到尿液中。谷胱甘肽结合反应容易发生于具有反应性或强离去基团的底物，如环氧化物、卤化物、硫酸盐、磷酸盐或具有连接于烯丙基或苄基碳上的硝基的底物。如果在亲电结构域邻近具有吸电子基团如—CHO、—COOR、—COR 或—CN，则谷胱甘肽结合反应更易于发生。

辅助因子：谷胱甘肽，一个三肽辅因子（GSH，L-γ-谷酰基-L-半胱氨酰甘氨酸，Gly-Cys-Glu），以相对较高的浓度（0.1～10mmol/L）存在于几乎所有的组织中。GSH 在肝脏中的浓度大约是 10mmol/L。

谷胱甘肽

酶结构：在体内为分子质量 24～28 kDa 的二聚体。

组织分布：肝脏、肠道、肾脏、睾丸、肾上腺和肺。

亚细胞分布：主要在细胞溶质中，少量存在于内质网中。

同工酶：哺乳动物的 GST 分为六类，即五类胞质酶 α、μ、π、θ、σ 和一类微粒体酶。

多态性：a. GSTM1（μ 类酶）：不同种族的个体中约 40%～50% 存在缺陷。b. GSTT1（θ 类酶）：10%～30% 欧洲人存在缺陷。

8.3.5 甲基转移酶

代谢性意义。甲基转移酶主要参与内源性物质如组胺、儿茶酚胺和去甲肾上腺素的甲基化。但是，某些药物可以被非特异性甲基转移酶甲基化。甲基转移酶是化疗药物的重要代谢途径。

反应类型：O-、N-、S-甲基化。

$$R_2{=}NH \longrightarrow R_2{=}N{-}CH_3$$
$$R{-}SH \longrightarrow R{-}S{-}CH_3$$

辅助因子：S-腺苷甲硫氨酸（SAM）。

SAM

组织分布：肝脏、脑、肺脏、肾脏、肾上腺、皮肤和红细胞。

亚细胞结构：细胞溶质。

同工酶：至少存在四种不同酶可以进行 S-、N-或 O-甲基化反应。

多态性：约 0.3% 欧洲人的硫嘌呤（thiopurine）S-甲基转移酶活性存在缺陷。

注意：化合物的甲基化通常会产生比母体化合物极性更小的代谢物。因此，与其他结合反应不同，甲基化反应可能会降低排泄速率。

8.3.6 氨基酸结合

代谢性意义。外源性羧酸化合物，特别是乙酸盐，可以通过酰基-CoA 合成酶在体内被活化为辅酶 A 衍生物（酰基-CoA 硫醚），并进一步通过酰基-CoA（氨基酸-N-酰基转移酶）的催化与内源性胺类化合物如氨基酸发生结合。外源物质的氨基酸结合物主要通过肾小管主动分泌机制被排泄至尿中。

反应类型：两步氨基酸结合反应。

① 底物酰化：

$$R{-}COOH{+}CoA{-}SH \xrightarrow{\text{酰基-CoA合成酶和ATP}} RCO{-}S{-}CoA$$

② 氨基酸结合：

$$RCO{-}S{-}CoA{+}H_2N{-}R' （氨基酸） \xrightarrow{\text{酰基-CoA（氨基酸-}N\text{-酰基转移酶）}} RCO{-}NH{-}R'$$

辅助因子：第一步反应所需的辅酶 A（CoA—SH，即酰基-CoA 合成酶的辅酶），以及第二步反应所需的氨基酸，如甘氨酸、谷氨酸、鸟氨酸、精氨酸和牛磺酸等（酰基-CoA，氨基酸-N-酰基转移酶的辅酶）。

甘氨酸　　　牛磺酸　　　谷氨酰胺

组织分布：肝脏和肾脏。

亚细胞分布：酰基-CoA 存在于线粒体和内质网中，酰基-CoA（氨基酸-N-酰基转移酶）存在于细胞溶质和线粒体中。

种属差异：根据种属和化合物的不同，氨基酸结合反应也有所差异。例如，在大多数种属中，胆酸均可与甘氨酸和牛磺酸发生氨基酸结合反应；而在猫和犬体内，胆酸则仅可与牛磺酸结合。

注意：含羧酸的异源性物质的氨基酸结合是其葡萄糖醛酸化反应的一种替代途径。酰基葡萄糖醛酸化产物可能具有潜在毒性，而氨基酸结合是一种解毒反应。

人体重要代谢酶的特征见表 8-4。

表 8-4　人体重要代谢酶的特征

酶	反应	辅助因子	组织分布	亚细胞分布	同工酶	多态性亚型	产物消除途径	是否可被诱导
细胞色素 P450（P450 或 CYP）	主要为氧化	NADPH	大部分组织（肝脏、肠道等）	内质网（ER）	约 20 种	2C18、2C19、2D6、3A5	尿液、胆汁	是
含黄素单加氧酶	氧化	NADPH	肝脏、肾脏、肺脏、皮肤	ER	FMO I 和 FMO II	—	—	是
酯酶	水解	—	肝脏、血液、肠道	ER、胞质	A-、B-、C-酯酶和胆碱酯酶	胆碱酯酶罕有多态性	—	是
尿苷二磷酸葡萄糖醛酸转移酶（UDPGT）	—OH、—COOH、=NH、—NH$_2$、—SH 的葡萄糖醛酸化	UDPGA	大部分组织（肝脏、肠道等）	ER	>15 种（两个亚家族 UDPGT1 和 UDPGT2）	UDPGT1	主要通过胆汁（分子量>350）	是
硫酸转移酶（ST）	—OH、—NH$_2$、—NHOH 的硫酸化	PAPS	肝脏、肾上腺、肺脏、脑、空肠、血小板	胞质	TS ST、TL ST、EST、DHEA ST	TS ST 和 TL ST 罕有多态性	主要通过尿液	—
N-乙酰基转移酶（NAT）	—NH$_2$ 的乙酰化	乙酰 CoA	肝脏、脾脏、肺脏、肠道	胞质	NAT1 和 NAT2	NAT2	—	—

酶	反应	辅助因子	组织分布	亚细胞分布	同工酶	多态性亚型	产物消除途径	是否可被诱导
谷胱甘肽转移酶（GST）	亲电基团的谷胱甘肽结合	GSH	肝脏、肾脏、肠道	胞质、ER	6种	GSTM1、GSTT1	主要通过胆汁	—
氨基酸结合相关酶（酰基CoA 合成酶及酰基-CoA：氨基酸-N-酰基转移酶）	底物上酰基的 CoA 结合及后续的氨基酸结合	CoA、甘氨酸、牛磺酸等	肝脏、肾脏	线粒体[a]、ER、细胞溶质[b]、线粒体[b]	—	—	主要通过尿液	—

[a] 酰基 CoA 合成酶的亚细胞分布。

[b] 酰基 CoA：氨基酸 N-乙酰转移酶的亚细胞分布。

8.4 肝外代谢

大多数组织都具有一定的代谢能力。但是，从量化的角度看，肝脏是药物代谢最重要的器官。肝外代谢的重要器官包括肠道（肠上皮细胞和肠道菌群）、肾脏、肺脏、血浆、血细胞、胎盘、皮肤和脑。一般情况下，主要的肝外药物代谢器官如小肠、肾脏、肺脏的代谢程度约为肝脏代谢的 10%～20%。与肝脏代谢相比，肝外代谢少于 5%可被认为是较低的，其药动学意义可忽略不计（Connelly 和Bridges，1980；de Waziers 等，1990；Krishna 和 Klotz，1994；Ravindranath 和Boyd，1995）。

8.4.1 肠道代谢

由于大多数药物是口服给药，因此胃肠道代谢对生物利用度的影响就非常重要了。最近的研究表明，肠上皮细胞中的 P450 同工酶（如 CYP2C19 和 CYP3A4）在肠道代谢和口服给药后系统暴露量存在较大个体差异这两方面发挥了重要作用（Ilett 等，1990；Kaminsky 和 Fasco，1992；Schwenk，1988；Zhang 等，1996）。在兔体内，肠道细胞的 P450 含量大约是肝脏的 35%，但小鼠中仅为 4%。靠近幽门处的十二指肠的 P450 酶水平和活性最高，到结肠逐渐减少。葡萄糖醛酸结合酶、硫酸结合酶和谷胱甘肽结合酶在局部组织的活性水平在趋势上与 P450 酶一致。口服给药后，药物的肠道首过代谢的速率和程度与以下生理因素相关：

① 吸收位点：如果肠道内的吸收部位与代谢部位不同，药物的首过效应可能不显著。

② 药物分子在肠上皮细胞内滞留时间：药物分子进入肠系膜静脉之前，在肠上皮细胞滞留时间越长，代谢越严重。

③ 内脏血管床（此处即指肠系膜血管床）与肠上皮细胞之间的扩散屏障：药物从肠上皮细胞到肠系膜静脉的扩散越慢，其滞留时间越长。

④ 黏膜血流量：肠系膜血管床中血液把药物分子带离肠上皮细胞，从而减少药物在肠上皮细胞内滞留时间。

使用某些药物如甲基胆碱和苯巴比妥类可以增加肠道内代谢酶水平（即酶诱导）。酶诱导一般需要2～4d，并且诱导剂经口服给药比胃肠外给药的诱导效果更为明显。

8.4.2　肾脏代谢

除了维持水和电解质平衡的生理功能以及排泄内源性和外源性物质外，肾脏也是Ⅰ相和Ⅱ相代谢生物转化的重要器官。肾皮质、外髓质和内髓质具有不同的药物代谢特征，这可能是由于肾脏代谢酶的分布不均匀导致。尽管肾单位所有的组成部分都有各种代谢酶的表达，但是大多数代谢酶主要存在于近端小管（Guder和 Ross，1984；Lohr 等，1998）。肾脏的血流特点（译者注：如血流量大、两次通过毛细血管、部分位置血流速度缓慢等）、尿液 pH、尿液浓缩机制可以形成一个有利于某些化合物（包括在肾脏内生成的代谢物）沉淀的环境。外源性异物或其代谢物的高浓度或结晶可能会在肾脏特定区域引起显著的肾脏损伤。

8.4.3　血液中的代谢

血液中含有各种蛋白和酶。作为代谢酶，酯酶（包括胆碱酯酶、芳香酯酶和羧酸酯酶）对血液中具有酯键、氨基甲酸酯键或磷酸酯键的化合物水解发挥着重要作用（Williams，1987）。酯酶主要存在于血浆中，红细胞中则较少。血浆白蛋白在某些条件下同样可作为一种酯酶。例如，在人血浆中阿司匹林水解为水杨酸的20%贡献率来自白蛋白。小动物（如大鼠）的血液中酯酶活性比大动物和人类似乎更高。另外，在血液中也发现了有限的但是比较重要的单胺氧化酶活性。

8.5　药物代谢研究中的各种实验

在本节中，将讨论药物代谢的各种体外、原位（*in situ*）和体内的实验方法，以及体外药物代谢研究的重要考虑因素。

8.5.1　药物代谢特征（metabolic profiles）考察

特定的实验系统对目标化合物代谢研究的适用性会受到实验条件（例如化合

物的可获得性和测定灵敏度）的显著影响（Rodrigues，1994）。表 8-5 总结了各种体外、原位和体内实验系统的优缺点。肝 S9 和微粒体的制备过程如图 8-5 所示。

表 8-5　肝脏药物代谢的各种实验方法的优点和缺点 [a]

方法		优点	缺点
体外系统	S9[b]	可用于 I 相和 II 相代谢研究	难以评估跨膜转运对代谢的影响
	微粒体[c]	可用于细胞色素 P450 代谢研究；可用于 UDPGT 酶代谢研究；可用于化合物代谢稳定性的高通量筛选；容易保存，−80℃可长期保存；反复冻融（可达 10 次）对 P450 活性损失不大；样品分析前处理简单	难以评估跨膜转运对代谢的影响；UDPGT 代谢活性研究中，由于使用了表面活性剂来增强 UDPGT 酶活性（即非自然方式），故难以将 UDPGT 活性外推到体内；由于肝微粒体实验系统的封闭性（封闭系统中生成的代谢物无法被进一步消除掉），产生的代谢物可能与体内条件下的代谢物有所不同；同时进行的 I 相和 II 相代谢难以进行整合
	纯化酶	可用于特定代谢酶的代谢研究	酶分离过程中可能存在交叉污染
	重组酶	可用于确定目标底物的代谢同工酶；可以作为从组织获得的酶的替代（可以大规模制备）；容易处理，与从动物组织制备的酶不同，重组酶是无危害性的（无生物安全风险）	制备重组酶存在技术难度；难以完全表征酶的活性；对于某些化合物，部分重组酶与其他体外系统中的酶亲和力（K_m 或 K_i）存在明显差异
	肝细胞[d]	可用于 I 相和 II 相代谢研究；可用于评估代谢过程中跨膜转运的影响；原代肝细胞可用于代谢酶如 P450 酶的诱导作用研究；肝细胞可长期低温储存	只有新鲜分离的肝细胞可用于代谢研究，因为从肝脏分离后几个小时内代谢酶活性即消失，特别是大鼠肝细胞（肝细胞冷冻保存技术的最新进展大大改善了这种局限性）；不适合于高通量筛选；需要对缓冲液和肝细胞都进行分析以进行代谢物鉴定和代谢程度研究；混合肝细胞难以制备（可用来反映化合物代谢的平均/综合情况）
	肝组织切片[e]	整合肝脏所有类型细胞用于代谢研究；组织结构和细胞间的联系得以维持；可用于 I 相和 II 相代谢反应；可用评估代谢过程中跨膜转运的影响	只有新鲜获得的肝组织切片可用于代谢研究（使用低温储存的肝脏切片存在局限性）；切片表面受损细胞释放出胞质酶，切片中心的氧气供应不足，可能导致代谢活性受损；不适合于高通量筛选；需要对缓冲液和肝细胞都进行分析以进行代谢物鉴定和代谢程度研究；混合肝切片难以制备（可用来反映化合物代谢的平均/综合情况）；固有清除率估值低于肝细胞研究结果
原位系统	原位肝脏灌注系统	可用于 I 相和 II 相代谢研究；可用于级联代谢反应的研究；可用于胆汁排泄研究；可用于研究血流速率、蛋白结合等对代谢反应的影响；与其他体外系统相比，为最接近体内代谢和器官清除的系统	与其他体外系统相比需要更多的复杂设备；新鲜肝脏的供应有限（尤其是用于灌注研究的人新鲜肝脏）；低通量；其他局限性与肝组织切片相似

方法		优点	缺点
体内系统	胆管插管动物静脉给药后的代谢研究	用于代谢研究的最全面的模型；通过检测尿液和胆汁中原形药的排泄量，以定量估算代谢对总体清除率的贡献	低通量；工作量大

[a] 数据来源于 de Kanter 等（1998）、Elkins（1996）、Hawksworth（1994）、Pearce 等（1996）、Price 等（1998）、Remmel 和 Burchell（1993）、Rodrigues（1994）、Silvo 等（1998）、Shett（1994）、Thummel（1994）、Vickers（1997）和 Wrighton 等（1993）。

[b] 肝 S9：肝组织匀浆液以 9000g 条件下离心后获得的上清液，去除了细胞核和线粒体。S9 包含胞质酶（可溶性）和微粒体代谢酶，可以进行 I 相和 II 相代谢研究。

[c] 肝微粒体：S9 在 100000g 条件下离心后获得的沉淀部分。微粒体主要包含内质网，而内质网是重要的 I 相代谢酶如 P450s 存在的部位。除少量转移酶如 UDPGT 外，微粒体几乎不含其他二相代谢酶。

[d] 原代肝细胞悬液：使用含胶原酶的灌注液对肝脏进行灌注后获得。在药物代谢方面，离体肝细胞不能被广泛使用的一个很重要因素是当细胞保存超过一定的时间，甚至只是几个小时，代谢酶（包括细胞色素 P450）的活性会迅速丧失。但低温保存技术的进步大大提高了肝细胞在代谢研究中的应用。通常，可传代培养的肝细胞系如 HepG2 并不适合用于代谢研究，因为与原代细胞相比，药物代谢酶包括 P450s 的含量更低。

[e] 市售的组织切片机可以制备出厚度约为 200μm 肝脏切片，其包含 5 到 6 层肝细胞。肝切片可进行 I 相和 II 相代谢研究。由于药物在多层肝细胞中的渗透受到了限制，药物代谢仅发生在切片的外层肝细胞，从而导致代谢速率被低估。

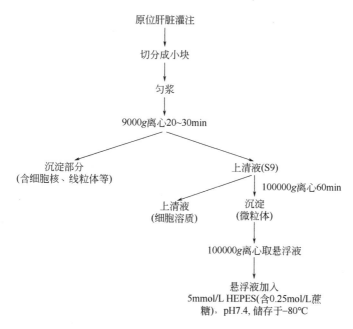

图 8-5　肝 S9 和微粒体的制备过程

8.5.2　细胞色素 P450 亚型的代谢表型研究

对于底物特异性，尽管许多 P450 亚型也存在部分重叠，但很明显的是在大多数情况下，某个单一的 P450 亚型是某一特定药物在体内治疗浓度下的唯一的或主要的代谢酶（Parkinson，1996b；Guengerich，1996）。P450 亚型对药物代谢贡献（或参与程度）的信息对理解人体内药物代谢的两个关键点非常重要：a. 联合给药时药物代谢过程中药物-药物相互作用；b. 药物代谢酶的多态性。目前有四种体外方法用于 P450 亚型的代谢表型研究，通常需要至少两种不同方法的结合来确定参与目标底物代谢的 P450 亚型。

8.5.2.1　代谢速率和 P450 亚型活性之间的相关性研究法

通过测定化合物在不同来源的人微粒体中的初始代谢速率与这些微粒体中各 P450 亚型的活性水平之间的关系来确定代谢该化合物的 P450 亚型。P450 各亚型的活性信息可以通过测定各亚型特异性底物的代谢速率来获取（Beaune 等，1986）。如果两个不同反应的代谢速率呈线性关系，则可以认为这两个代谢反应主要由相同的 P450 亚型介导。这种方法之所以可行，是因为不同个体间肝微粒体各 P450 亚型水平差异较大。假设在一组人肝微粒体（H1～H10）中化合物 A 和不同细胞色素 P450 亚型的特异性底物的代谢初始速率如表 8-6 所示。在这些人肝微粒体的三个亚型中，化合物 A 代谢速率仅与 CYP2D6 底物呈现一个好的线性关系。这提示代谢化合物 A 的主要代谢酶亚型是 CYP2D6。

8.5.2.2　竞争抑制法（译者注：竞争抑制法通常又称为化学抑制法）

如果目标化合物在人肝微粒体中的代谢（消失速率）被已知的 P450 亚型特异性抑制剂显著抑制，则该 P450 亚型可能在此化合物的代谢中发挥了很大的作用。对这些研究的结果需谨慎解释，因为实际情况下，大多数已知的细胞色素 P450 酶抑制剂可能作用于不止一种亚型。以上研究可以用肝微粒体或 P450 重组酶研究。

表 8-6　化合物 A 和细胞色素 P450 不同亚型的底物在人肝微粒体中初始代谢速率

人肝微粒体 ID	人肝微粒体中的初始代谢速率			
	已知底物			
	化合物 A	CYP2C9	CYP2D6	CYP3A4
H1	1	3	2	57
H2	2	6	4	35
H3	3	5	6	27
H4	4	9	8	3
H5	5	10	10	48
H6	6	3	12	5

人肝微粒体 ID	人肝微粒体中的初始代谢速率			
	已知底物			
	化合物 A	CYP2C9	CYP2D6	CYP3A4
H7	7	6	14	23
H8	8	9	16	39
H9	9	14	18	42
H10	10	7	20	7

8.5.2.3 特异性 P450 酶亚型抗体法

特异性抗体也可用于化合物在人肝微粒体的代谢表型的研究。由于抗体能够选择性地抑制特定的细胞色素 P450 亚型，因此研究提供的信息也足以确定化合物主要通过哪些亚型代谢（Gelbonin，1993）。

8.5.2.4 P450 纯化酶或重组酶法

在这种方法中，化合物在 P450 纯化酶或重组酶中的初始代谢速率被测定。如果化合物在特定的 P450 亚型的初始代谢速率快于其他 P450 亚型，则此化合物的代谢可能由此亚型酶主导（Guengerich 等，1996）。但此类研究并不能定量地给出单一亚型对化合物总体代谢的贡献率。

8.5.3 药物代谢实验中的重要因素

体外和原位药物代谢研究中有几个重要的因素：酶浓度（如微粒体蛋白浓度或肝细胞数量）、底物和共底物浓度、有机试剂的影响（尤其是水溶性差的化合物）、分析灵敏度等。

8.5.3.1 代谢研究的底物浓度

为了使体外研究更有意义地外推到体内情况，应该在生理或毒理相关的药物浓度下进行体外代谢实验。体外和体内代谢实验中药物浓度的重要差异性如表 8-7 所示。

在体外代谢研究中，所设置的底物和共底物浓度应能反映其最相关的生理浓度，即与体内细胞代谢酶附近的游离药物浓度水平一致。实际情况下，我们不可能准确测得体内肝细胞内质网或胞质中代谢酶附近的游离底物浓度。已有文献报道了几种体外技术，例如用洋地黄毒苷处理过的肝细胞来研究肝细胞内游离药物浓度。但是，由于实验难度和/或不符合实际情况的假设，这些技术也似乎并不可靠。另外，位于肝细胞血窦侧膜的各种主动转运系统（即药物转运体）的存在使得细胞内药物浓度预测更加复杂。

表 8-7 体内和体外代谢研究之间药物浓度的差异

因素	体内代谢研究	体外代谢研究
药物浓度 [a]	0.01～10μmol/L（血浆中药物治疗总浓度的典型范围）	1～1000μmol/L
蛋白结合	可能高度结合	在典型的且适中的微粒体蛋白浓度下（≤1mg/mL）
游离药物浓度	可能大大低于血浆中的总药物浓度	低于总浓度，但未达到如体内所观察到的偏离程度
浓度-时间曲线	不断变化	固定的初始浓度
药物暴露时间	时间较长	时间较短
主要参与的代谢酶 [b]	一些具有高亲和力和低容量的酶系统	由于底物浓度较高，根据所使用的实验条件而可能发现更多参与的酶系统（封闭系统中）
其他消除途径对药物浓度的影响	胆汁排泄、肾脏消除和肠道分泌的影响	无法确定

[a] 在大多数情况下，用于体外代谢研究的药物浓度高于体内游离的（或总的）治疗药物浓度，这主要是由于体外研究获得的样品量较小而相关测定灵敏度受限。这可能导致从体外代谢数据（代谢速率和途径）外推至体内而获得的信息并不具有生理相关性。

[b] 可能是几种（或一种）具有高亲和力和低容量的代谢酶，主要负责体内低治疗浓度范围内药物的生物转化。在体外研究中使用较高的药物浓度时，在体内的一些可能不重要的酶系统可能会成为对药物代谢产生较大影响的酶。此外，在体外封闭实验体系中（如微粒体）缺乏许多 I 和 II 期代谢酶活性，可能会阻碍初级代谢产物的进一步消除。

对于使用原代肝细胞或肝组织切片的代谢研究，最理想的浓度是体内肝窦血中游离药物浓度。直接测定或从血浆药物浓度去估算肝窦血中游离药物浓度也是比较困难的，因为由于肝脏的代谢活动，使得前者可能与后者明显不同。因此，血浆中游离药物等于肝窦血中浓度，从而等于肝细胞内代谢酶附近浓度的假设可能并不成立。

由于难以确定合适的药物浓度，因此体外代谢研究需要设定更加宽的底物浓度范围，如 0.01～100μmol/L，特别是处于早期研究的药物，因其几乎没有临床药理或安全性数据可参考。药物浓度的范围尽可能地覆盖药物体内治疗的暴露水平。需要注意的是，在许多情况下，体外研究中药物浓度的选择也受实验条件，如药物可利用度（drug availability）、药物在孵育缓冲体系的溶解度和分析灵敏度等的影响（Rodrigues，1994）。

8.5.3.2 体外 P450 代谢研究中有机试剂的影响

体外代谢研究中，对于水溶性差的化合物，通常使用可以与水互溶的有机试剂（如二甲基亚砜）来增强化合物在孵育液中的溶解度。化合物通常以一个较高的浓度溶解于这些有机试剂中作为储备液，然后以合适的浓度稀释到孵育液中用于代谢研究。现已发现用于溶解亲脂性化合物的有机试剂能够显著抑制代谢酶的活性。三种被广泛使用的有机试剂，如二甲基亚砜、甲醇和乙腈，对人肝微粒体

P450s 的抑制作用总结如下（Chauret 等，1998；Kawalek 和 Andrews，1980）。

（1）**二甲基亚砜**　尽管二甲基亚砜（DMSO）被认为是用于溶解亲脂性化合物的良好的通用有机溶剂，但对于人肝微粒细胞色素 P450 酶体外代谢研究不是最佳的试剂。据报道，DMSO 在较低的浓度水平［0.2%（体积分数）］下，就能对 P450 部分亚型（CYP2C8/9、CYP2C19、CYP2D6、CYP2E1 和 CYP3A4）的活性表现出显著的抑制作用（10%～60%）。

（2）**甲醇**　甲醇浓度为 0.5%～1%时，对 CYP1A2、CYP2A6、CYP2C19、CYP2D6 和 CYP3A4 活性无明显的抑制作用。但是，在相同浓度范围内，对 CYP2C9 和 CYP2E1 表现出显著的抑制作用。

（3）**乙腈**　乙腈（ACN）应该是三者中最合适的有机试剂，只要其浓度保持在一个较低水平。当 ACN 浓度达到 1%时，对 CYP1A2、CYP2A6、CYP2C8/9、CYP2C19、CYP2D6、CYP2E1 和 CYP3A4 的活性没有明显的抑制作用。需要注意是，上述有机溶剂的抑制作用会随实验条件而变化，如底物类型和浓度、微粒体的完整性、微粒体蛋白浓度等。一般情况下，为了最大限度地降低有机溶剂对肝微粒中细胞色素 P450 活性的抑制作用，推荐在体外微粒体研究中使用少于 0.2%的 DMSO、0.5%的甲醇和 1%（体积分数）的乙腈来帮助亲脂性底物的溶解。

8.6　生理和环境因素对药物代谢的影响

影响药物代谢速率和代谢途径的生理因素包括种属、基因、性别、年龄、激素、疾病和妊娠。环境因素包括饮食、吸烟、重金属、污染物和杀虫剂等。

8.6.1　生理因素

8.6.1.1　代谢的种属差异性

药物代谢在定量（相同代谢物具有不同比率）和定性（不同代谢物通过不同代谢途径）两方面都存在种属差异性。对药物代谢种属差异性信息的了解对于药物在动物和人体的安全性评价尤为重要，因为动物的代谢特征与人类的代谢特征可能会有很大的不同。由代谢物引起的毒性反应在动物身上能观察到，但却不一定在人体上会出现，反之亦然。

表 8-8　人和大鼠之间的细胞色素 P450 酶重要亚型的差异

种属	细胞色素 P450 亚型			
人	1A1[a]、1A2[a]	2A6 2B6 2C8、2C9、2C10、2C18、2C19 2D6 2E1[a]		3A3、3A4、3A5、3A7	4A9、4A11

种属	细胞色素 P450 亚型			
大鼠[b]	1A1、1A2	2A1、2A2、2A3 2B1、2B2 2C11、2C12、2C13 2D1、2D2、2D3、2D4、2D5 2E1	3A1、3A2	4A1、4A2、4A3

[a] 存在三种与种属无关的细胞色素 P450（在所有哺乳动物种属中具有相同的名称），即 CYP1A1、CYP1A2 和 CYP2E1，这几种亚型在不同种属之间的基因高度保守。

[b] 大鼠具有约 40 种不同的细胞色素 P450 亚型。

常用的实验动物，尤其是大鼠，其药物代谢的速率远大于人类。但是，一般认为人体内药物代谢酶的变异性通常比动物大（Nedelcheva 和 Gut，1994；Smith，1991；Soucek 和 Gut，1992）。种属差异在 Ⅰ 相和 Ⅱ 相代谢中都可发生，被认为是种属间进化差异所致。例如，不同种属间细胞色素 P450 表达和活性有显著差异（表 8-8）。大鼠肠道中 β-葡萄糖醛酸酶的活性明显高于人类。小鼠和仓鼠体内谷胱甘肽-S-转移酶的活性明显高于大鼠和人类。兔体内葡萄糖醛酸化的活性通常较高。一般情况下，旧大陆猴（特别是恒河猴）的代谢反应与人类最接近。在某些动物中，某些特定的代谢途径是缺乏的（表 8-9）。

表 8-9　特定外源异物代谢反应的种属缺陷

反应类型或酶	存在缺陷的种属
脂肪胺的 N-羟基化	大鼠、狨猴
芳基乙酰胺的 N-羟基化	豚鼠
伯胺的 N-乙酰化	犬、豚鼠
葡萄糖醛酸化	猫
硫酸化	猪、负鼠
巯基尿酸的生成	豚鼠
环氧水解酶	小鼠

8.6.1.2　代谢的遗传性差异

与普通人群相比，某些特殊人群可能在某些药物的代谢能力上存在差异。个体之间在药物代谢中的差异通常遵循图 8-6 所示的双峰分布模式，这提示了代谢具有基因多态性（遗传药理学）。基因多态性（或简称为多态性）定义为在至少 1%～2% 的人群中存在两种表型（对应的，至少两个基因型）的孟德尔或单基因性状，如果低于 1%～2%，则被称为稀有性状。

（1）快代谢型和慢代谢型　慢代谢型（PM）是指由于某种代谢酶遗传缺乏引起的对某种药物代谢能力不足的个体，通常会导致暴露量高于正常人群［即快代谢型（EM）]。

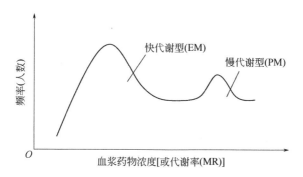

图 8-6　代谢多态性（群体表型的双峰分布）

现已知人体内存在几种代谢酶呈现多态性。表 8-10 总结了不同人群中慢代谢者（不表达相应的 CYP 酶亚型）所占的百分比。例如，相对于其他人群，经由 CYP2D6 代谢的异喹胍（debriosquine）的血浆暴露量在 5%～10% 高加索人种中偏高，这与高加索人种中 CYP2D6 慢代谢者分布程度一致。基因多态性对治疗监测非常重要，尤其是在药物主要经由单一基因多态性酶的代谢途径而进行消除时。这种情况下，应当进行严格的剂量监测，以避免慢代谢者在药物高暴露水平下出现的任何不良反应（异质性毒性反应）（Daly 等，1993；Daly，1995；Smith 等，1994）。

表 8-10　人体内重要的基因多态性代谢酶

酶	慢代谢型在群体中的比例	已知底物
CYP2C18	2%～3%（高加索人）	S-美芬妥英
CYP2C19	2%～3%（高加索人）和 20%（亚洲人）	
CYP2D6	5%～10%（高加索人）和 1%～2%（亚洲人）	异喹胍、鹰爪豆碱、右美沙芬
CYP3A5	80%（高加索人）	咪达唑仑
N-乙酰转移酶	50%（高加索人）和 <25%（亚洲人）	异烟肼、磺胺二甲嘧啶

（2）表型和基因型　为了鉴别某药物代谢中的 P450 亚型或 N-乙酰转移酶的多态性表型，可以通过测定排泄至尿液中的原形药和代谢物（基因多态性酶的特定产物）的累积量比值即代谢比率（metabolic ratio，MR）来进行分析（Bertilsson，1995）。与快代谢型相比，慢代谢型的 MR 值将明显更高。

$$MR = \frac{尿液中原形药的量}{尿液中代谢物的量} \qquad (8-1)$$

对于多态性基因的分型筛选，可以采用聚合酶链式反应法（PCR）先对目标基因（即编码目标代谢酶基因的突变型基因）进行扩增，然后使用特异性探针来进行检测。

8.6.1.3　代谢的性别差异

在大鼠体内，细胞色素 P450 酶表达存在明显的性别差异（雄性大鼠的代谢活性高于雌性大鼠），这主要是因为生长激素分泌方式的不同（雄性大鼠为脉冲式，而雌性大鼠为连续式，表 8-11）（Agrawal 和 Shapiro，1997）。对于许多类固醇激素，如雄激素、雌激素和皮质类固醇，也发现存在肝脏代谢的性别差异（Skett，1988）。一般情况下，代谢的性别差异在小鼠和犬体内并不明显。现有的有限数据提示，但并未达到完全共识的一点是，女性的 CYP3A4 活性似乎比男性高（约 1.4 倍），而其他的代谢酶（CYP1A2、CYP2C19、UGPGT）在男性体内的活性比女性更高（Gleiter 和 Gundert-Remy，1996；Harris 等，1995；Mugford 和 Kedderis，1998）。

表 8-11　大鼠细胞色素 P450 的性别差异

雄性特异性亚型	2C11、2C13、2C22、2A2、3A2
雌性特异性亚型	2C12
雄性显性亚型	2B1、2B2、3A1
雌性显性亚型	1A2、2A1、2C7、2E1
无性别差异亚型	1A1、2C6

8.6.1.4　年龄对代谢的影响

研究发现大鼠的细胞色素 P450 酶活性随着年龄增长而降低，但年龄对于尿苷二磷酸葡萄糖醛酸转移酶（UDPGT）活性却无影响。在人体内，细胞色素 P450 酶活性随年龄增加而降低。

8.6.1.5　疾病对代谢的影响

大鼠的细胞色素 P450 酶水平会因生理状态的变化而产生变化，包括饥饿（2B1/2、2E1、3A2、4A1-3）、糖尿病（2A1、2C7/11/12/13、2E1、3A2）或高血压（2A1、2C11、3A1）（Shimojo，1994）。在人体内，有报道在糖尿病患者肝脏内 P450 酶活性增高。肝硬化或肝癌等肝脏疾病会削弱其肝代谢能力（George 等，1995）。

8.6.2　环境因素

影响人体药物代谢的重要环境因素，包括饮食、吸烟、污染（Baijal 和 Fitzpatrick，1996；Guengerich，1995；O'Mahony 和 Woodhouse，1994；Williams 等，1996）。一些重要的相关化学作用包括：

① 丁羟甲苯（BHT，食物添加剂）抑制脂质过氧化；

② 咖啡因可诱导或抑制某些药物的氧化代谢；

③ 炭烤肉［多环芳烃（PAH）］或吸烟（PAH）诱导 CYP1A2；

④ 十字花科蔬菜（卷心菜、花椰菜或甘蓝）诱导 CYP1A1/2；

⑤ 葡萄柚汁抑制 CYP3A4；

⑥ 维生素 C 在维生素 C 缺乏的老年患者中诱导氧化代谢。

8.7 代谢动力学

深入理解代谢产物的体内处置特征对评估药物的药理和/或毒理作用是至关重要的。给药后，药物通过尿液或胆汁排泄和/或转化为代谢产物而最终被消除。体内药物代谢产物的量的变化速率受生成速率（代谢物生成速率）和消除速率（代谢物消除速率）的影响。为了阐明这两个过程之间的药动学关系，假设药物和代谢产物在体内的血浆浓度-时间曲线均符合一房室模型。即：静脉注射给药后药物血浆浓度-时间曲线呈一级动力学速率下降；如果代谢产物也通过静脉给药，代谢产物血浆浓度-时间曲线也被认为呈一级动力学速率消除（图 8-7）。

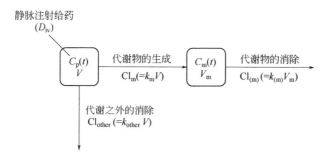

图 8-7　静脉注射给药后药物和代谢产物在线性条件下的代谢过程，
假定药物及其代谢物的药动学为一室模型

$C_p(t)$、$C_m(t)$—分别代表 t 时刻的血浆中药物及其代谢产物浓度；Cl_m 和 Cl_{other}—分别代表由药物生成代谢产物的代谢清除率和代谢途径之外的清除率；$Cl_{(m)}$—代谢产物的系统清除率，即静脉注射代谢产物后测得的代谢产物的系统清除率；D_{iv}—静脉注射药量；k_m 和 k_{other}—分别代表由药物生成代谢产物的速率常数和代谢途径之外的消除速率常数；$k_{(m)}$—静脉注射代谢产物后，代谢产物的系统消除速率常数；V 和 V_m—分别代表药物和代谢产物的分布容积

静脉给药后，体内的药量变化速率可以被认为符合一级速率动力学：

$$dA(t)/dt = -(k_m + k_{other})A(t) = -kA(t) \tag{8-2}$$

式中，$A(t)$ 是静脉注射药后 t 时刻体内药量；k、k_m 和 k_{other} 分别代表药物系统消除速率常数、由药物生成代谢产物的速率常数和代谢途径之外的消除速率常数。从式（8-2）可以推导出，t 时刻血浆药物浓度 $[C_p(t)]$ 为：

$$C_p(t) = (D_{iv}/V)e^{-kt} \tag{8-3}$$

式中，D_{iv} 是静脉给药剂量；V 是分布容积。体内代谢产物的量的变化速率受其生成速率和自身消除速率的影响。

体内药物代谢产物　　代谢产物生成速率　　体内代谢产物消除速率
的量的变化速率 （8-4）

$$dA_m(t)/dt = k_m A(t) - k_{(m)} A_m(t)$$

式中，$A_m(t)$是静脉给药后 t 时刻体内代谢产物总量；$k_{(m)}$是代谢产物系统消除速率常数。结合式（8-3）和式（8-4），t 时刻血浆代谢产物浓度可以描述如下：

$$C_m(t) = \frac{k_m D_{iv}}{V_m(k_{(m)} - k)} \times (e^{-kt} - e^{-k_{(m)}t})$$ （8-5）

式中，V_m是代谢产物的分布容积。根据 k 和 $k_{(m)}$的大小，式（8-5）可在两种不同条件下进行简化。

8.7.1 "生成速率限制型"的代谢物动力学

如果药物消除速率常数远小于代谢产物消除速率常数，即 $k \ll k_{(m)}$，则代谢产物的半对数血药浓度-时间曲线将与药物的曲线平行下降，具有相似的斜率和半衰期（图 8-8 中左图）。在这种情况下，代谢产物的生成速率远小于代谢产物的消除速率，并且是体内代谢产物浓度变化的决定因素。根据式（8-5），当 $k \ll k_{(m)}$，$e^{-kt} - e^{-k_{(m)}t}$在末端时间点接近于 e^{-kt}，因为与 e^{-kt}相比 $e^{-k_{(m)}t}$可以忽略不计。式（8-6）描述了末端 $C_m(t)$的变化：

$$C_m(t) = \frac{k_m D_{iv}}{V_m k_{(m)}} \times e^{-kt}$$ （8-6）

在药物浓度 $C(t)$曲线和代谢物浓度 $C_m(t)$的末端时间点，式（8-6）和式（8-3）中相同的指数项$-kt$ 意味着末端曲线斜率是相似的，因此药物和代谢产物的终末半衰期（$t_{1/2}$）也是相似的。这种情况下，如果代谢产物静脉自身给药，其 $t_{1/2}$ 将比原形药静脉给药后半期更短。式（8-6）的速率常数可被 Cl/V 代替：

$$k_m = Cl_m/V \qquad k_{(m)} = Cl_{(m)}/V_m$$

和

$$C_m(t) = \frac{(Cl_m/V)D_{iv}}{V_m Cl_{(m)}/V_m} \times e^{-kt}$$

$$= \frac{Cl_m}{Cl_{(m)}} \times \underbrace{\frac{D_{iv}}{V} \times e^{-kt}}_{C_p(t)} \qquad 在末端相$$ （8-7）

式中，Cl_m是由药物生成代谢产物的代谢清除率；$Cl_{(m)}$是代谢产物系统清除率，可以通过代谢产物静脉给药后得到。根据式（8-7），药物［$C_p(t)$］和代谢产物［$C_m(t)$］的末端血浆浓度水平取决于"生成速率限速"情况下的Cl_m和$Cl_{(m)}$比值。

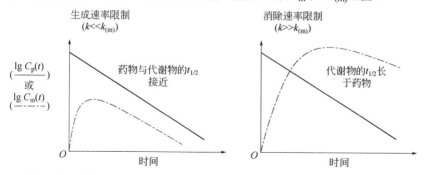

图 8-8　静脉给药后药物［$C_{p(t)}$，—］及其代谢产物［$C_{m(t)}$，----］的半对数血浆浓度与时间曲线，假设药物和代谢产物动力学符合一房室模型特征。左图和右图分别代表生成速率限制型和消除速率限制型的代谢物动力学

生成速率限制型的代谢物动力学概述：

① 代谢产物的末端半衰期与原形药末端半衰期相似。

② 如果代谢产物静脉给药，其末端半衰期小于原形药静脉给药后的末端半衰期。

③ 在末端区域，药物和代谢产物的相对血浆浓度水平决定于药物生成代谢物的代谢清除率与代谢物自身的系统清除率之比。

8.7.2　"消除速率限制型"的代谢物动力学

另一个极端例子是当 k 远大于 $k_{(m)}$。在这种情况下，与原形药相比，代谢产物半对数血浆浓度-时间曲线显示末端阶段的斜率更小，半衰期更长（图 8-8 中右图）。这是因为当 $k \gg k_{(m)}$，末端时间点的 e^{-kt} 远小于 $e^{-k_{(m)}t}$：

$$C_m(t) = \frac{k_m D_{iv}}{V_m k} \times e^{-k_{(m)}t} \quad （在末端相） \qquad (8-8)$$

正如式（8-8）所示，在末端相 $C_m(t)$ 的指数项 $-k_{(m)}t$，远比式（8-3）中所示的 $C_p(t)$ 指数项 $-kt$ 大，因此代谢产物的半衰期远比原形药半衰期大。在这种情况下，如果代谢物静脉给药，其半衰期将显著长于原形药半衰期。式（8-8）速率常数可被 Cl 和 V 代替：

$$C_m(t) = \frac{(Cl_m/V)D_{iv}}{V_m(Cl/V)} \times e^{-k_{(m)}t} = \frac{Cl_m}{Cl} \times \frac{D_{iv}}{V_m} \times e^{-k_{(m)}t} \quad （在末端相） \qquad (8-9)$$

消除速率限制型步骤代谢动力学概述：

① 由原形药生成的代谢产物末端半衰期比其自身末端半衰期长。

② 如果代谢产物静脉给药,代谢产物末端半衰期 $t_{1/2}$ 显著长于原形药末端半衰期。

例外:如上所述,在线性条件下无论是哪种给药途径,给药后原形药生成的代谢产物的 $t_{1/2}$ 都不可能小于药物的 $t_{1/2}$。但是,在末端时间点中,代谢产物的 $t_{1/2}$ 也可能小于原形药物的 $t_{1/2}$。这可能是由于代谢产物的抑制作用(Perrier 等,1973),即代谢产物抑制了原形药的代谢,或者是由于在反应早期药物转化为代谢产物所需的共底物的快速消耗。

8.7.3 代谢产物的药动学特性

通常,代谢物的 $Cl_{(m)}$ 和 V_m 小于原形药,这是由于与原形药相比,代谢产物的亲水性增加。代谢产物的常规动力学特性总结如下:

① 代谢产物比原形药更具极性和亲水性,因此更容易从尿液中排出。

② 代谢产物通常是酸性的(中性或碱性的原形药物通过氧化和/或葡萄糖醛酸或硫酸结合反应)。

③ 酸性代谢物的分布容积通常小于原形药。这主要是由于酸性代谢物和白蛋白具有更高的蛋白结合率,这可能限制代谢产物从血浆向其他组织或器官的分布。酸性代谢物的组织结合程度往往小于中性或碱性的原形药。

8.7.4 代谢产物系统清除率的评估

代谢产物动力学的重要概念之一是药物转变为代谢产物的总量和代谢产物清除的总量之间的物质平衡。式(8-4)显示了药物及其代谢产物浓度和清除率之间关系:

$$\mathrm{d}A_m(t) / \mathrm{d}t = Cl_m C_p(t) - Cl_{(m)} C_m(t) \tag{8-10}$$

式(8-10)从 0 到 ∞ 积分:

$$\underbrace{\int_0^\infty \frac{\mathrm{d}A_m(t)}{\mathrm{d}t}\mathrm{d}t = Cl_m \int_0^\infty C_p(t)\,\mathrm{d}t - Cl_{(m)} \int_0^\infty C_m(t)\,\mathrm{d}t}_{} \tag{8-11}$$

$$0 = Cl_m AUC_{0-\infty} - Cl_{(m)} AUC_{m,0-\infty}$$

式中,$AUC_{0-\infty}$ 和 $AUC_{m,0-\infty}$ 分别代表给药后药物及代谢产物在时间从 0 到 ∞ 的 AUC。在时间 0 点和 ∞ 时体内没有代谢物,因此,从 0 到 ∞ 的代谢物总量变化率的积分为 0。式(8-12)表示时间从 0 到 ∞ 时刻,药物转化为代谢产物的总量与代谢产物从体内清除的总量的物料平衡。

代谢物质平衡:

从零时到无穷大时间内　　　　　从零时到无穷大时间内
药物转化为代谢产物的总量　　　代谢产物从体内清除的总量 　　(8-12)

$$AUC_{0-\infty} Cl_m = AUC_{m,0-\infty} Cl_{(m)}$$

这一关系与给药途径无关。公式中的重要假设包括：a. 线性动力学，即药物清除率 Cl_m 和代谢产物清除率 $Cl_{(m)}$ 为非浓度依赖性的；b. 代谢产物对药物消除机制无影响。当药物存在其他代谢途径（Cl_{other}），则 Cl_m 可表示为系统清除率（Cl_s）和 Cl_{other} 的差值：

$$Cl_m = Cl_s - Cl_{other} \tag{8-13}$$

如果药物有不同代谢物产生，可能很难通过实验途径确定特定代谢物的 Cl_m。特定代谢物的 $Cl_{(m)}$ 可以通过自身静脉给药后来确定。

8.8 代谢的诱导

摄入某些外源异物会导致一些Ⅰ相和Ⅱ相代谢酶的含量选择性增加，从而导致其活性增加（Barry 和 Feely，1990；Okey，1990；Park，1987）。尤其是涉及与窄治疗窗的药物进行多药联用时，酶的诱导就变得非常重要，因为药物代谢被诱导后可能导致暴露量和治疗作用大大降低。另外，酶诱导可能引起毒性，这与毒性代谢产物生成的增加有关。

8.8.1 诱导机制

① 诱导剂刺激基因转录和/或蛋白质翻译，和/或对 mRNA 和/或酶产生稳定作用，从而导致酶水平升高。

② 刺激已存在的酶导致表观的酶诱导而不增加酶的生成（体外比体内更常见）。

③ 在很多情况下，酶诱导机制的细节是未知的。对于 CYP1A1/2 和 CYP4A1/2 诱导，已报道鉴定出以下两种受体：a. 细胞溶质中的芳香烃受体（AhR），其通过多环芳烃（PAH）类型的诱导剂上调 CYP1A1 和 CYP1A2 亚型活性；b. 过氧化物酶体增殖物激活受体（PPAR），降血脂药能够通过这种受体引起大鼠过氧化物酶体增殖（CYP4A1 和 CYP4A2），人的 PPAR 水平较低，降血脂药对此代谢酶无明显作用。

［译者注：最新研究发现，存在三种对人体主要 CYP 酶具有介导作用的受体，即介导 CYP3A 和 CYP2C 诱导的孕烷 X 受体（PXR）、介导 CYP1A2 诱导的芳香烃受体（AhR）和介导 CYP2B6 诱导的组成型雄甾烷受体（CAR）。］

8.8.2 诱导的特性

① 诱导作用需要在功能完整的细胞中实现，不能在分离的细胞亚组分如微粒体中实现。酶诱导的评估通常在活体外（*ex vivo*）实验中进行，即给予动物潜在的诱导剂后在体外测定酶活性；或直接在基于细胞的体外实验系统（如肝细胞、

肝切片或细胞系）中进行诱导后测定酶活性。研究显示，原代肝细胞可用于 P450 代谢酶诱导的研究（Silva，1998）。

② 酶诱导通常具有浓度依赖性。诱导程度随诱导剂浓度增加而增加；但是，当达到一定水平后，诱导能力开始下降。

③ 一般情况下，诱导剂会增加肝细胞中内质网的含量以及肝脏的重量。

④ 在某些情况下，诱导剂可以诱导自身代谢途径的代谢酶活性（也叫自身诱导）。

8.8.3 诱导剂

通常，酶诱导剂在生理 pH 条件下是亲脂性的，具有较长半衰期，在肝脏中具有较高累积。酶诱导剂分类如下：

① 巴比妥类：苯巴比妥（phenobarbitone）、苯巴比妥钠（phenobarbital）。

② 多环芳烃（PAH）：3-甲基胆蒽（3-MC）、2,3,7,8-四氯二苯并二噁英（TCDD）、β-萘黄酮（β-NF）。

③ 类固醇：孕烯醇酮 16-α-甲腈（PCN）、地塞米松。

④ 带脂肪链的简单碳氢化合物：乙醇（慢性）、丙酮、异烟肼。

⑤ 降血脂药：氯贝丁酯、月桂酸。

⑥ 大环内酯类抗生素：醋竹桃霉素（TAO）。

⑦ 其他一系列结构无关联的化合物：安替比林、卡马西平、苯妥英和利福平。

表 8-12 总结了人体肝脏内可被诱导的 CYP 酶及其相应的诱导剂。

表 8-12　人体肝脏内可被诱导的 P450 酶及其诱导剂汇总 [a]

CYP	诱导剂
1A1/2	兰索拉唑、奥美拉唑
2A6	抗痉挛药、巴比妥类、地塞米松、利福平
2B6	抗痉挛药、利福平
2C8、2C9、2C19	抗痉挛药、巴比妥类、利福平
2E1	乙醇、异烟肼
3A4	抗痉挛药、巴比妥类、地塞米松、利福平

[a] 在人细胞色素 P450 亚型中，CYP2D6、CYP3A5、CYP4A9 和 CYP4A11 不被诱导。

8.8.4 时间和浓度依赖性诱导

每个诱导剂的诱导时间过程各不相同。大鼠给予苯巴比妥后，尽管达到最大诱导效应可能需要 2～3d，但是给药 1h 后就可以检测到 P450 mRNA 的转录增加。诱导效应通常是可逆的，即当去除诱导剂后 P450 酶水平可回到正常值。通常，诱导效应随诱导剂的剂量增加而增加。但是，当诱导剂的剂量达到一定水平后，诱导效应开始降低。

8.8.5 诱导的种属差异

不同种属间诱导剂的诱导能力存在显著差异。表 8-13 列举了一些重要的对 P450 具有种属差异性的诱导剂。

表 8-13 在人和实验动物间对 P450 酶的诱导效应差异

CYP	种属	诱导能力
CYP1A	人和犬	被奥美拉唑诱导
	兔和小鼠	不被奥美拉唑诱导
CYP3A	人和兔	被利福平但不被 PCN[a] 诱导
	大鼠	被 PCN 但不被利福平诱导

[a] PCN：孕烯醇酮 16-α-甲腈（pregnenalone16-α-carbonitrile）。

参考文献

Agarwal D. P. and Goedde H. W.，Pharamacogenetics of alcohol dehydrogenase，in W. Kalow（ed.），*Pharmacogenetics of Drug Metabolism*，Pergamon，New York，1992，pp. 263-280.

Agrawal A. K. and Shapiro B. H.，Gender, age and dose effects of neonatally administered aspartate on the sexually dimorphic plasma growth hormone profiles regulating expression of the rat sex-dependent hepatic CYP isoforms，*Drug Metab. Dispos.* **25**：1249-1256，1997.

Baijal P. K. and Fitzpatrick D. W.，Effect of dietary protein on hepatic and extrahepatic phase I and phase II drug metabolizing enzymes，*Toxicol. Lett.* **89**：99-106，1996.

Barry M. and Feely J.，Enzyme induction and inhibition，*Pharmacol. Ther.* **48**：71-94，1990.

Beaune P. et al.，Comparison of monooxygenase activities and cytochrome P450 isozyme concentrations in human liver microsomes，*Drug Metab. Dispos.* **14**：437-442 1986.

Benedetti M. S. and Tipton K. F.，Monoamine oxidases and related amine oxidases as phase I enzymes in the metabolism of xenobiotics，*J. Neural. Transm.* **52**：149-171，1998.

Bertilsson L.，Geographical/interracial differences in polymorphic drug oxidation，current state of knowledge of cytochrome P450（CYP）2D6 and 2C19，*Clin. Pharmacokinet.* **29**：192-209，1995.

Birkett D. J. et al.，*In vitro* approaches can predict human drug metabolism，*Trends Pharmacol. Sci.* **14**：292-294，1993.

Bourrié M. et al.，Cytochrome P450 isoform inhibitors as a tool for the investigation of metabolic reactions catalyzed by human liver microsomes，*J. Pharmacol. Exp. Ther.* **277**：321-332，1996.

Burchell B. and Coughtrie M. W. H.，UDP-glucuronosyltransferases，*Pharmacol. Ther.* **43**：261-289，1989.

Burchell B. et al.，Specificity of human UDP-glucuronosyl transferases and xenobiotic glucuronidation，*Life Sci.* **57**：

1819-1831，1995.

Caldwell J. et al.，An introduction to drug disposition: the basic principles of absorption，distribution，metabolism and excretion，*Toxicol. Pathol.* **23**：102-114，1995.

Cashman J. R.，Structural and catalytic properties of the mammalian flavin-containing monooxygenase，*Chem. Res. Toxicol.* **8**：166-181，1995.

Chauret N. et al.，Effect of common organic solvents on *in vitro* cytochrome P450-mediated metabolic activities in human liver microsomes，*Drug Metab. Dispos.* **26**：1-4，1998.

Clarke D. J. and Burchell B.，The uridine diphosphate glucuronosyltransferase multigene family: function and regulation，in F. C. Kauffman（ed.），*Conjugation-Deconjugation Reactions in Drug Metabolism and Toxicity*，Springer-Verlag，New York，1994，pp. 3-43.

Connelly J. C. and Bridges J. W.，The distribution and role of cytochrome P450 in extrahepatic organs，in J. W. Bridges and L. F. Chasseaud（eds.），*Progress in Drug Metabolism*，*Vol. 5*，John Wiley & Sons，Chichester，1980，pp. 1-112.

Coughtrie M. W. H. et al.，Biology and function of the reversible sulfation pathway catalyzed by human sulfotransferases and sulfatases，*Chem. Biol. Interact.* **109**：3-27，1998.

Daly A. K. et al.，Metabolic polymorphisms，*Pharmac. Ther.* **57**：129-160，1993.

Daly A. K.，Molecular basis of polymorphic drug metabolism，*J. Mol. Med.* **73**：539-553，1995.

DeGroot M. J. and Vermeulen N. P. E.，Modeling the active site of cytochrome P450s and glutathione S-transferases，two of the most important biotransformation enzymes，*Drug Metab. Rev.* **29**：747-799，1997.

de Kanter R. et al.，A rapid and simple method for cryopreservation of human liver slices，*Xenobiotics* **28**：225-234，1998.

de Waziers L. et al.，Cytochrome P450 isoenzymes，epoxide hydrolase and glutathione transferases in rat and human hepatic and extrahepatic tissues，*J. Pharmacol. Exp. Ther.* **253**：387-394，1990.

Ekins S.，Past，present，and future applications of precision-cut liver slices for *in vitro* xenobiotic metabolism，*Drug Metab. Rev.* **28**：591-623，1996.

Gelbonin H. V.，Cytochrome P450 and monoclonal antibodies，*Pharmacol. Rev.* **45**：413-453，1993.

George J. et al.，Differential alterations of cytochrome P450 proteins in livers from patients with severe chronic liver diseases，*Hepatology* **21**：120-128，1995.

Gleiter C. H. and Gundert-Remy U.，Gender differences in pharmacokinetics，*E. J. Drug Metab. Pharmacokinet.* **21**：123-128，1996.

Goedde H. W. and Agarwal D. P.，Pharmacogenetics of aldehyde dehydrogenase，in W. Kalow（ed.），*Pharmacogenetics of Drug Metabolism*，Pergamon，New York，1992，pp. 281-311.

Gonzalez F. J.，Human cytochrome P450 problems and prospects，*Trends Pharmacol. Sci.* **13**：346-352，1992，

Guder W. G. and Ross B. D.，Enzyme distribution along the nephron，*Kidney Int.* **26**：101-111，1984.

Guengerich F. P.，Influence of nutrients and other dietary materials on cytochrome P-450 enzymes，*Am. J. Clin. Nutr.* 61（Suppl）：651S-658S，1995.

Guengerich F. P., *In vitro* techniques for studying drug metabolism, *J. Pharmacokinet. Biopharm.* **24**: 521-533, 1996.

Guengerich F. P. et al., New applications of bacterial systems to problems in toxicology, *Crit. Rev. Toxicol.* **26**: 551-583, 1996.

Halpert J. R. et al., Contemporary issues in toxicology: selective inhibitors of cytochromes P450, *Toxicol. Appl. Pharmacol.* **125**: 163-175, 1994.

Harris R. Z. et al., Gender effects in pharmacokinetics and pharmacodynamics, *Drugs* **50**: 222-239, 1995.

Hawksworth G. M., Advantages and disadvantages of using human cells for pharmacological and toxicological studies, *Human Exp. Toxicol.* **13**: 568-573, 1994.

Hayball P. J., Formation and reactivity of acyl glucuronides: the influence of chirality, *Chirality* **7**: 1-9, 1995.

Ilett K. F. et al., Metabolism of drugs and other xenobiotics in the gut lumen and wall, *Pharmacol. Ther.* **46**: 67-93, 1990.

Kaminsky L. S. and Fasco M. J., Small intestinal cytochromes P450, *Crit. Rev Toxicol.* **21**: 407-422, 1992.

Kaspersen F. M. and Van Boeckel C. A. A,, A review of the methods of chemical synthesis of sulphate and glucuronide conjugates, *Xenobiotica* **17**: 1451-1471, 1987.

Kauffman F. C., Regulation of drug conjugate production by futile cycling in intact cells, in F. C. Kauffman (ed.), *Conjugation-Deconjugation Reactions in Drug Metabolism and Toxicity*, Springer-Verlag, New York, 1994, pp. 247-255.

Kawalek J. C. and Andrews A. W., The effect of solvents on drug metabolism *in vitro*, *Drug Metab. Dispos.* **8**: 380-384, 1980.

Krishna D. R. and Klotz U., Extrahepatic metabolism of drugs in humans, *Clin. Pharmacokinet.* **26**: 144-160, 1994.

Lohr J. W. et al., Renal drug metabolism, *Pharmacol. Rev.* **50**: 107-141, 1998.

Meyer U. A,, Overview of enzymes of drug metabolism, *J. Pharmacokinet. Biopharm.* **24**（5）: 449-459, 1996.

Mugford C. A. and Kedderis G. L., Sex-dependent metabolism of xenobiotics, *Drug Metab. Rev.* **30**: 441-498, 1998.

Mugford C. A. et al., 1-Aminobenzotirazole-induced destruction of hepatic and renal cytochromes P450 in male Sprague-Dawley rats, *Fund. Appl. Toxicol.* **19**: 43-49, 1992.

Mulder G. J., Glucuronidation and its role in regulation of biological activity of drugs, *Ann. Rev. Pharmacol. Toxicol.* **32**: 25-49, 1992.

Musson D. G. et al., Assay methodology for quantitation of the ester and ether glucuronide conjugates of difflunisal in human urine, *J. Chromatogr.* **337**: 363-378, 1985.

Nedelcheva V. and Gut I., P450 in the rat and man: methods of investigation, substrate specificities and relevance to cancer, *Xenobiotica* **24**: 1151-1175, 1994.

Nelson D. R., P450 superfamily: update on new sequences, gene mapping, accession numbers and nomenclature, *Pharmacogenetics* **6**: 1-42, 1996.

Newton D. J. et al., Cytochrome P450 inhibitors: evaluation of specificities in the *in vitro* metabolism of therapeutic agents by human liver microsomes, *Drug Metab. Dispos.* **23**: 154-158, 1995.

Okey A. B., Enzyme induction in the cytochrome P-450 system, *Pharmacol. Ther.* **45**: 241-298, 1990.

O'Mahony M. S. and Woodhouse K. W.，Age，environmental factors and drug metabolism，*Pharmacol. Ther.* **61**：279-287，1994.

Park B. K.，*In vivo* methods to study enzyme induction and enzyme inhibition，*Pharmacol. Ther.* **33**：109-113，1987.

Parkinson A.，Biotransformation of xenobiotics，in *C. D. Klaassen (ed.)，Casarett & Doull's Toxicology: The Basic Science of Poisons*，*5th Ed.*，McGraw-Hill，New York，1996a，pp. 113-186.

Parkinson A.，An overview of current cytochrome P450 technology for assessing the safety and efficacy of new materials，*Toxicol. Pathol.* **24**：45-57，1996b.

Pearce R. E. et al.，Effects of freezing, thawing, and storing human liver microsomes on cytochrome P450 activity，*Arch. Biochem. Biophys.* **331**：145-169，1996.

Perrier D. et al.，Effect of product inhibition on kinetics of drug elimination，*J. Pharmacokinet. Biopharm.* **1**：231-242，1973.

Price R. J. et al.，Influence of slice thickness and culture conditions on the metabolism of 7-ethoxycoumarin in precision-cut rat liver slices，*ATLA* **26**：541-548，1998.

Ravindranath V. and Boyd M. R.，Xenobiotic metabolism in brain，*Drug Metab. Rev.* **27**：419-448，1995.

Remmel R. P. and Burchell B.，Validation and use of cloned，expressed human drug-metabolizing enzymes in heterologous cells for analysis of drug metabolism and drug-drug interactions，*Biochem. Pharmacol.* **46**：559-566，1993.

Rendic S. and DiCarlo F. J.，Human cytochrome P450 enzymes：a status report summarizing their reactions，substrates，inducers，and inhibitors，*Drug Metab. Rev.* **29**：413-580，1997.

Rodrigues A. D.，Use of *in vitro* human metabolism studies in drug development: an industrial perspective，*Biochem. Pharmacol.* **48**：2147-2156，1994.

Satoh T. and Hosokawa M.，The mammalian carboxyesterases: from molecules to functions，*Ann. Rev. Pharmacol. Toxicol.* **38**：257-288，1998.

Schwenk M.，Mucosal biotransformation，*Toxicol. Pathol.* **16**：138-146，1988.

Shimada T. et al.，Interindividual variations in human liver cytochrome P-450 enzymes involved in the oxidation of drugs，carcinogens and toxic chemicals：studies with liver microsomes of 30 Japanese and 30 Caucasians，*J. Pharmacol. Exp. Ther.* **210**：414-422，1994.

Shimojo N.，Cytochrome P450 changes in rats with streptozocin-induced diabetes，*Int. J. Biochem.* **26**：1261-1268，1994.

Silva J. M. et al.，Refinement of an *in vitro* cell model for cytochrome P450 induction，*Drug Metab. Dispos.* **26**：490-496，1998.

Skett P.，Biochemical basis of sex differences in drug metabolism，*Pharmacol. Ther.* **38**：269-304，1988.

Skett P.，Problems in using isolated and cultured hepatocytes for xenobiotic metabolism/metabolism-based toxicity testing-solutions，*In Vitro Toxicol.* **8**：491-504，1994.

Smith C. A. D. et al.，Genetic polymorphisms in xenobiotic metabolism，*Eur. J. Cancer* **30A**：1921-1935，1994.

Smith D. A.，Species differences in metabolism and pharmacokinetics：are we close to an understanding? *Drug*

Metab. Rev. **23**: 355-373, 1991.

Smith D. A. and Jones B. C., Speculations on the substrate structural-activity relationships (SSAR) of cytochrome P450 enzymes, *Biochem. Pharmacol.* **44**: 2089-2098, 1992.

Smith D. A., Chemistry and enzymology: their use in the prediction of human drug metabolism, *Eur. J. Pharm. Sci.* **2**: 69-11, 1994a.

Smith D. A,, Design of drugs through a consideration of drug metabolism and pharmacokinetics, *Eur. J. Drug Metab. Pharmacokinet.* **3**: 193-199, 1994b.

Smith P. C. et al., Irreversible binding of Zomepirac to plasma protein *in vitro* and *in vivo*, *J. Clin. Invest.* **77**: 934-939, 1986.

Soucek P. and Gut I., Cytochromes P450 in rats: structure, functions, properties and relevant human forms, *Xenobiotica* **22**: 83-103, 1992.

Thummel K. E., Use of midazolam as a human cytochrome P450 3A probe: II characterization of interand intraindividual hepatic CYP3A variability after liver transplantation, *J. Pharmacol. Exp. Ther.* **271**: 557-566, 1994.

van der Aar E. M. et al., Strategies to characterize the mechanisms of action and the active sites of glutathione S-transferases: a review, *Drug Metab. Rev.* **30**: 569-643, 1998.

Vatsis K. P. and Weber W. W., Human N-acetyltransferases, in F. C. Kauffman (ed.), *Conjugation- Deconjugation Reactions in Drug Metabolism and Toxicity*, Springer-Verlag, New York, 1994, pp. 109-130.

Vickers A. E. M., Liver slices: an *in vitro* tool to predict drug biotransformation and to support risk assessment, *In Vitro Toxicol.* **10**: 71-80, 1997.

Watt J. A. et al., Contrasting systemic stabilities of the acyl and phenolic glucuronides of diflunisal in the rat, *Xenobiotica* **2**: 403-415, 1991.

Weinshilboum S. and Aksoy I., Sulfation pharmacogenetics in humans, Chem. Biol. Interact. **92**: 233-246, 1994.

Weinshilboum S. and Otterness D., Sulfotransferase enzymes, in F. C. Kauffman (ed.), *Conjugation-Deconjugation Reactions in Drug Metabolism and Toxicity*, Springer-Verlag, New York, 1994, pp. 45-78.

Williams F. M., Serum enzymes of drug metabolism, *Pharmacol. Ther.* **34**: 99-109, 1987.

Williams L. et al., The influence of food on the absorption and metabolism of drugs: an update, *E. J. Drug Metab. Pharmacokinet.* **21**: 201-211, 1996.

Wrighton S. A. and Stevens J. C., The human hepatic cytochrome P450 involved in drug metabolism, *Crit. Rev. Toxicol.* **22**: 1-21, 1992.

Wrighton S. A. et al., *In vitro* methods for assessing human hepatic drug metabolism: their use in drug development, *Drug Metab. Rev.* **25**: 453-484, 1993.

Zhang Q-Y. et al., Characterization of rat small intestinal cytochrome P450 composition and inducibility, *Drug Metab. Dispos.* **24**: 322-328, 1996.

第 9 章

胆汁排泄

对于许多药物来说，胆汁排泄可能是其重要的肝清除途径（Yamazaki 等，1996）。

9.1　肝清除率和胆汁清除率的关系

药物的肝清除率（Cl_h）是其肝脏代谢清除率（Cl_{hm}）和胆汁清除率（Cl_{bl}）的总和：

$$Cl_h = Cl_{hm} + Cl_{bl} \tag{9-1}$$

可以通过检测一定时间范围内胆汁中原形药物的量来确定胆汁清除率。

$$Cl_{bl} = \frac{\text{从零时到无穷大时间内胆汁中原形药的量}}{AUC_{0-t,iv}} \tag{9-2}$$

式中，$AUC_{0-t,iv}$ 是 0 时到 t 时的全血药物浓度-时间曲线下面积。对于静脉给药，t 通常应大于 24h。

9.2　胆汁排泄的种属差异

大鼠和犬可能是胆汁排泄最有效的动物，而豚鼠和猴的胆汁排泄效率较低。目前的有限证据也表明，人类对中等分子量化合物的胆汁排泄效率不高。

分子量阈值理论：影响化合物胆汁排泄程度的重要理化性质包括分子量、电荷、亲脂性（$\lg P$）和摩尔折射率（molar refractivity，MR）。已有一些研究试图建立化合物分子量与其在动物中胆汁排泄程度之间的相关性（Hirom 等，1974）。这些研究结果表明可能存在一个分子量阈值，化合物分子量如果超过这个阈值，则会发生大量的胆汁排泄。表 9-1 简单概述了有机阴离子和阳离子在不同种属间胆汁排泄的分子量阈值。对于分子量远低于阈值的化合物，主要通过肾脏排泄而不是胆汁排泄。而中等分子量（325～465）的药物一般同时通过尿液和胆汁排泄。

表9-1 有机阴离子和阳离子在不同种属间胆汁排泄的分子量阈值

化合物		种属			
		大鼠	豚鼠	兔	人
有机阴离子		325	400	475	500
有机阳离子	单价离子	200，种属差异性小或没有种属差异			
	二价离子	500，种属差异性小或没有种属差异			

9.3 胆汁排泄的主动转运体

在肝细胞胆小管膜（canalicular membrane）上已经发现了几种作用于内源性与外源性底物的主动转运体系统。这些主动转运体对某些有机化合物的胆汁排泄具有显著的影响。特别地，近期采用基因敲除动物的研究揭示了某些转运体的生理和毒理功能。表9-2归纳了各种转运蛋白及底物概况。

表9-2 肝细胞胆小管膜的主动转运体及其底物特异性

转运体[a]	特异性底物	已知底物
cBAT	有机阴离子	一价胆汁酸
MDR1	有机阳离子	道诺霉素
MDR3	有机阳离子（？）	磷脂酰胆碱
MRP1	有机阴离子	谷胱甘肽、葡萄糖醛酸和硫酸结合物
	有机阳离子（？）	二硝基酚、S-谷胱甘肽、白三烯C$_4$（CTC$_4$）、氧化型谷胱甘肽、钙黄绿素
MRP2（cMOAT）	有机阴离子	谷胱甘肽、葡萄糖醛酸和硫酸结合物
	有机阳离子（？）	

[a] cBAT—小管胆汁酸转运体；cMOAT—小管多特异性有机阴离子转运体；MDR—多药耐药；MDR1、MDR3分别为MDR1和MDR3基因的表达产物（也称为P-糖蛋白）；MRP—多药耐药相关蛋白。（译者注：尽管原文中的翻译如上，但目前学界最新的一般定义是在人体内仅有MDR1基因，而非MDR3的表达产物才被称为人P-糖蛋白。）

9.3.1 P-gp

P-糖蛋白（P-gp或gp-170）是多药耐药（MDR）基因表达产物，分子质量为170kDa。作为ATP依赖性的药物外排泵在细胞膜上发挥作用，可降低两亲（amphiphilic）性毒性药物在细胞内的浓度。P-gp是肿瘤细胞对许多化疗药物产生多药耐药性的原因之一（译者注：肿瘤细胞耐药性分为原药耐药性和多药耐药性，原药耐药性是指肿瘤细胞仅对原药产生耐药，多药耐药性是指肿瘤细胞对所用的原药产生耐药的同时也对其他结构和功能不同的药物产生了交叉耐药）。有趣的是P-gp也存在于正常细胞中。但是在正常细胞中，P-pg只存在于某些（排泄）器官如肝、肠、肾及大脑的细胞腔区域（lumenal domain），它们的生理功能似乎与有机阳离子的主动转运有关。正常人细胞中有两种 MDR 基因表达产物：MDR1 和 MDR3；而在大鼠和小鼠细胞中存在三种 mdr 产物：mdr1a、mdr1b 和 mdr2。MDR1、mdr1a 和 mdr1b 的存在会使对其他药物敏感的细胞产生耐药性，但 MDR3 和 mdr2 则不会导致这种情况。最近的研究表明，在正常肝细胞中，MDR1 和 MDR3 分别介导了疏水性有机（阳离子）化合物和磷脂酰胆碱的跨肝细胞胆小管膜的胆汁主动排泄（Smit 等，1995）。

9.3.1.1　P-糖蛋白底物的常见理化性质和结构特征

P-gp 的底物，尤其是 MDR1 基因表达产物的底物，通常是在生理 pH 下以有机阳离子形式存在的较大分子量化合物。重要的一般理化性质和结构特征如下：

① 分子量 >400。

② $\lg P>1$。

③ 结构上至少存在一个平面芳香环基团，这样的结构基团可以与 P-gp 上疏水性药物结合域相互作用。

④ 在生理 pH 下通常为阳离子，因为分子中含有的胺基团在生理 pH 值下可质子化而形成正电荷离子。

9.3.1.2　细胞色素 P450 和 P-糖蛋白的底物特异性的重叠

研究发现，细胞色素 P450 3A（CYP3A）和 P-gp 的底物存在很大的重叠，包括广泛的疏水性治疗（包括化疗）药物，其组织分布特性也具有很大相似性。这些发现表明 CYP3A 和 P-gp 可能是在药物处置过程中通过药物代谢和主动分泌发挥互补作用，尤其是在小肠的绒毛中，CYP3A 和 P-gp 可以协同作用而共同作为构成药物口服吸收的屏障（Wacher 等，1995；Zhang 等，1998）。

9.3.2　多药耐药相关蛋白

科学家们首先在一些多药耐药细胞系中检测到多药耐药相关蛋白（MRP），在这些细胞系中并没有检测到编码性 MDR1 基因的 P-gp 或 mRNA 的过表达。随后，科学家们发现 MRP 与 P-gp 均是 ATP 结合盒转运蛋白家族（ABC）的成员，并且 MRP 基因可以导致肿瘤细胞产生耐药性。MRP 的分子质量约为 190 kDa，具有广泛的底物谱（Kusuhara 等，1998；Meijer 等，1997）。MRP 还存在于正常细胞中，其组织分布的位置与 P-gp 相似，包括肝脏（胆小管）、红细胞膜、心脏、肾脏、肠刷状缘膜和肺。

在人类和啮齿动物的肝细胞中至少发现了两种 MRP 亚型，即 MRP1 和 MRP2。MRP1 以非常低的水平存在于正常肝细胞的侧面膜结构域中，而 MRP2 仅存在于肝细胞的胆小管膜中（图 9-1）。MRP1 是谷胱甘肽 S-结合物的 ATP 依赖性转运体，并且也是两亲性有机阴离子 [如白三烯 C_4（LTC_4）、二硝基酚 S-谷胱甘肽和钙黄绿素] 的 ATP 依赖性转运体。研究表明，MRP1 不仅是谷胱甘肽 S-结合物的转运体，还是各种化合物的葡糖醛酸和硫酸盐结合物的转运体。MRP2 也称为小管多特异性有机阴离子转运体（cMOAT），研究发现 cMOAT 也是 ATP 依赖性转运体，其在谷胱甘肽依赖的情况下实现对多种两亲性有机阴离子和有机阳离子的转运作用。

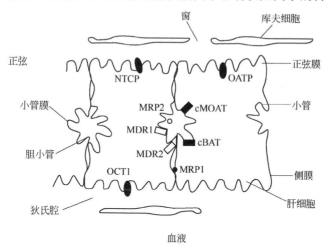

图 9-1　肝细胞窦面、侧面和胆小管膜区的有机阳离子和阴离子的载体介导转运系统

cBAT—小管胆汁酸转运体；cMOAT—小管多特异性有机阴离子转运体；MDR1、MDR2—人肝细胞多药耐药基因的表达产物；MRP1、MRP2—多药耐药相关蛋白；NTCP—钠离子-牛黄胆酸盐共转运多肽；OATP—有机阴离子转运多肽；OCT1—有机阳离子转运体

参考文献

Hirom P. C. et al.，The physicochemical factor required for the biliary excretion of organic cations and anions，Biochem. Soc. Trans. **2**：327-330，1974.

Kusuhara H. et al.，The role of P-glycoprotein and canalicular multispecific organic anion transporter in the hepatobiliary excretion of drugs，J. Pharm. Sci. **87**：1025-1040，1998.

Meijer D. K. F. et al.，Hepatobiliary elimination of cationic drugs：the role of P-glycoproteins and other ATP-dependent transporters，Adv. Drug Del. Rev. **25**：159-200，1997.

Muller M. and Jansen P. L. M.，Molecular aspects of hepatobiliary transport，Am. J. Physiol. **272**：G1285-G1303，1997.

Silverman J. A. and Schrenk D.，Expression of the multidrug resistance genes in the liver，FASEB J. **11**：308-313，1997.

Smit H. et al.，Multiple carriers involved in the biliary excretion of cationic drugs，Hepatology **22**：309A，1995.

Wacher V. J. et al.，Overlapping substrate specificities and tissue distribution of cytochrome P450 3A and P-glycoprotein：implications for drug delivery and activity in cancer chemotherapy，Mol. Carcinog. **13**：129-134，1995.

Yamazaki M. et al.，Recent advances in carrier-mediated hepatic uptake and biliary excretion of xenobiotics，Pharm. Res. **13**（4）：497-513，1996.

Zhang Y. et al.，Overlapping substrate specificities of cytochrome P450 3A and P-glycoprotein for a novel cysteine protease inhibitor，Drug Metab. Dispos. **26**：360-366，1998.

第10章

非线性药物动力学

通常，大多数药物治疗浓度范围内药动学特性是非浓度依赖性的。这种非浓度依赖性的药物动力学通常被称为线性或一级动力学，意味着药物浓度的变化速率与药物浓度成正比且动力学过程不存在饱和现象。但是，在高浓度水平下，由于某些生理过程出现饱和，药物的药动学特性趋于向浓度依赖性的方向发生变化（Jusko，1989；Ludden，1991）。在本章中，将定义和解释非线性药物动力学，并且对如何从实验数据层面阐明非线性药物动力学进行讨论。

10.1　定义

药物的任何药动学过程，如吸收、分布、代谢和排泄，如果不能被充分地描述为一级动力学（线性），就应被考虑为非线性动力学。换句话说，非线性药物动力学意味着药物在任何生理或实验体系（全身、器官或房室）中的量（或浓度）的变化速率与一级动力学之间存在着剂量（或浓度）和/或时间非依赖特性的偏差。

10.1.1　剂量依赖性

暴露量的剂量依赖性通常意味着单位剂量的血浆药物浓度或单位剂量的 AUC 不是恒定值而是剂量依赖性的。这可能是因为酶或载体介导过程的短暂饱和所致，比如高剂量（或高浓度）下的代谢或主动转运过程就可能如此。举例来说，如果在高浓度下药物的清除过程出现饱和，那么高剂量静脉给药后剂量归一化的 AUC 值就会比低剂量水平高。剂量依赖性在高剂量（或浓度）下可被认为是短暂和可逆的，在低剂量（或浓度）下可回归为非剂量依赖性。剂量（或浓度）依赖的非线性动力学可被认为是"容量限制"动力学，通常可用米-曼氏（Michaelis-Menten）方程来描述。

10.1.2　时间依赖性

暴露量的时间依赖性意味着剂量归一化的个体药物浓度（或 AUC）在以

下两种对比情况下存在差别：a. 多次给药后和单次给药后；b. 单次给药后某个特定时间点和另一个不同时间点。时间依赖性与剂量（或浓度）依赖性之间的一个主要区别性特征是，时间依赖性是随着器官的生理（或生化）特性发生了实质性或时间性变化而产生的，这些变化与药物相应的处置参数变化有关。例如，当药物诱导自身代谢（自身诱导）时，其暴露水平在多次给药后降低，这主要是由于代谢酶的量随时间的进行而增加。时间依赖性药动学另一种类型被称作"时辰药物动力学"，它描述了机体生理或生化功能的节律特征以时间依赖性方式对药物的药动学行为的影响（Levy，1982）。

10.2 米-曼氏（Michaelis-Menten）动力学

通常，在底物低浓度情况下，酶促反应的初始速率与底物的浓度成正比，例如内源性化合物的生物合成或外源异物的代谢。但是，随着底物浓度的增加，反应将达到一个特定的最大反应速率。在最简单的考虑下，初始酶反应的过程可描述为：

$$E + S \underset{k_{-1}}{\overset{k_1}{\rightleftharpoons}} ES \overset{k_2}{\longrightarrow} E + P$$

简单地说，底物（S）与游离的酶分子（E）结合并形成酶-底物复合物（ES），该复合物形成之后可以逆向解离为 E 和 S，或者是进一步代谢为 E 和产物（P）。k_1 和 k_{-1} 分别为 ES 形成过程中的结合和解离速率常数。k_2 为产物 P 生成的速率常数。在反应的早期阶段，由于 P 的浓度基本为零，因此可以认为逆向过程（即 E+P$\longrightarrow$ES）是可忽略不计的。描述底物浓度与初始反应速率的函数关系的方程式称为 Michaelis-Menten 方程，即米-曼氏方程（10-1），在 1903 年由 Henri 首次提出，最初用来描述简单的体外酶促反应。后来发现这个相当简单的方程式对于描述体内和体外许多药物的表观非线性血浆浓度-时间曲线特征也非常有用。

Michaelis-Menten 方程：

$$v = \frac{V_{max} C}{K_m + C} \tag{10-1}$$

式中，C 是底物（[S]）的初始浓度；v 是反应的初始速率 [底物的消耗（$-dC/dt$）或产物的生成（dP/dt）]；K_m 是米-曼氏常数（[E] C/[EC]）；V_{max} 是最大反应速率（k_2[E]$_t$），[E]$_t$ 是酶浓度。

实际情况下，为了满足米-曼氏方程的应用，在以初始底物浓度估算初始反应速率时，一般认为底物消耗不超过初始底物浓度的 5% 被认为是可以接受的。K_m 与底物-酶之间的亲和力成反比，即 K_m 值越小，底物和酶的亲和力越大，反之亦然。K_m 也等于反应速率为 V_{max} 一半时的底物浓度。V_{max} 在底物浓度无限大的条件下获得，这样的条件下所有酶均被底物结合而以 ES 形式存在，此时 V_{max} 与酶浓度成正比。米-曼氏方程成立所需的重要假设包括：

① 只涉及单一底物和单一酶之间的反应，底物与酶之间以化学计量比 1∶1 生成酶-底物复合物，酶-底物复合物直接解离成游离的酶和产物。

② 反应速率在反应的极早期进行监测，此时酶和产物形成酶-底物复合物的逆向反应（E+P⟶ES）可以忽略不计。

③ 底物浓度显著高于酶浓度，使得酶-底物复合物形成不会显著改变底物的浓度。

10.3 米–曼氏方程对药动学的影响

对于大多数药物，给药后体内药物的量的变化速率主要决定于酶促反应速率，如代谢或载体介导的转运，包括吸收、胆汁排泄和肾脏分泌。因此，大部分药动学过程原则上可以表现为非线性动力学过程。尽管米-曼氏方程最适用于体外反应，但如果机体可看作为一个单一房室，米-曼氏方程也可以用于描述体内药物的表观非线性血药浓度与时间的关系 [式（10-2）]。值得注意的是，基于体内数据得到的 K_m 和 V_{max} 是表观值，这是因为不同于体外实验，除了酶促反应以外，体内还有许多其他因素会导致非线性动力学（Cheng 和 Jusko，1988）。

$$-\frac{\mathrm{d}C_p(t)}{\mathrm{d}t} = \frac{V_{max,app}C_p(t)}{K_{m,app} + C_p(t)} \tag{10-2}$$

式中，$C_p(t)$ 是 t 时刻血浆中药物浓度；$-\mathrm{d}C_p(t)/\mathrm{d}t$ 是 t 时刻血浆药物浓度的消除速率；$K_{m,app}$ 是表观米-曼氏常数；$V_{max,app}$ 是药物消除的表观最大速率。在两种不同的极端条件下，式（10-2）可以简化为一级或零级动力学，如下所示。

10.3.1 一级动力学

当药物浓度远低于 $K_{m,app}$ [通常 $C_p(t) < 0.1K_{m,app}$] 时，血浆药物浓度变化的速率变为浓度的一阶函数，如：

$$-\frac{\mathrm{d}C_p(t)}{\mathrm{d}t} = \frac{V_{max,app}}{K_{m,app}} \times C_p(t) = kC_p(t) \tag{10-3}$$

式中，在这种情况下，任意时间点上药物消除的速率与浓度成比例。因此，血浆浓度-时间曲线遵循一级动力学，速率常数为 V_{max}/K_m。

10.3.2 零级动力学

当血浆药物浓度远高于 $K_{m,app}$ [通常 $C_p(t) > 10K_{m,app}$] 时，此时酶促反应达到饱和，药物浓度消除速率与浓度本身无关。

$$-\frac{\mathrm{d}C_p(t)}{\mathrm{d}t} = V_{\max,\mathrm{app}} \qquad (10\text{-}4)$$

式中，在这种情况下，药物消除速率是恒定的，即为零级动力学。

10.3.3 符合米-曼氏动力学条件下血浆浓度-时间曲线的特征

图 10-1 显示了静脉给药后一房室模型系统中血浆药物浓度-时间曲线的半对数图，在高浓度时的斜率比低浓度的斜率小。这些明显的浓度依赖性变化表明，在初始的高浓度时，药物消除饱和并符合零级动力学过程，但随着浓度下降，药物消除过程遵循一级动力学过程。

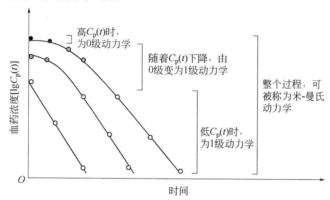

图 10-1 三个不同剂量下静脉注射某药物后的血浆浓度-时间半对数曲线图示。假设该药物的消除符合米-曼氏方程，药物处置默认采用一房室模型。药物浓度远高于 $K_{m,\mathrm{app}}$（●）时，血浆浓度-时间曲线的斜率小且变化大；药物浓度远低于 $K_{m,\mathrm{app}}$（○）时，血浆浓度-时间曲线的斜率大但是恒定。在中间浓度（◉）区域，随着浓度的降低，血浆浓度-时间曲线从陡峭向平缓发生变化

10.3.4 从体内血浆药物浓度-时间曲线估算 $V_{\max,\mathrm{app}}$ 和 $K_{m,\mathrm{app}}$

当药物的处置过程符合一房室模型和米-曼氏方程时，$V_{\max,\mathrm{app}}$ 和 $K_{m,\mathrm{app}}$ 可以从静脉给药后的 $\lg C_p(t)$-时间曲线得到：

$$\frac{V_{\max,\mathrm{app}}}{2.303 K_{m,\mathrm{app}}} = \frac{\lg[C_0^* / C_p(t)]}{t} \qquad (10\text{-}5)$$

$$K_{m,\mathrm{app}} = \frac{C_0}{2.303 \lg(C_0^* / C_0)} \qquad (10\text{-}6)$$

式中，C_0 是 $\lg C_p(t)$-时间曲线外推到零时刻所估算的浓度值；C_0^* 是从半对数血药浓度-时间曲线图上的末端相斜率外推至 Y 轴所得的零时刻截距值（图 10-2）。

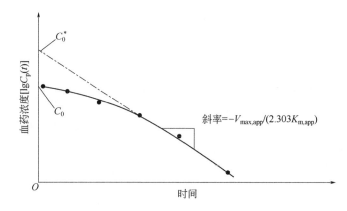

图 10-2　静脉注射后药物处置过程符合米-曼氏方程消除的药物的 $V_{\text{max,app}}$ 和
$K_{\text{m,app}}$ 估算图示。曲线末端的斜率等于 $V_{\text{max,app}}/(2.303K_{\text{m,app}})$，
通过曲线拟合得出 C_0^* 和 C_0 后可用于 $K_{\text{m,app}}$ 的计算

10.3.5　系统清除率和非线性动力学

当药物的消除过程符合一房室模型和米-曼氏动力学过程时，根据式（10-2），系统清除率（Cl_s）可表示为：

$$-\frac{\mathrm{d}A(t)}{\mathrm{d}t} = \underbrace{\frac{V_{\text{max,app}}V}{K_{\text{m,app}} + C_p(t)}}\times C_p(t)$$

$$= \text{Cl}_s\, C_p(t) \tag{10-7}$$

$$\text{Cl}_s = \frac{V_{\text{max,app}}V}{K_{\text{m,app}} + C_p(t)} \tag{10-8}$$

式中，$A(t)$ 是 t 时刻体内总药物的量 $[A(t)=C_p(t)V]$；V 是药物的分布容积。根据 $C_p(t)$ 和 $K_{\text{m,app}}$ 相对大小，Cl_s 可以是浓度依赖性（非线性）和非浓度依赖性（线性）的。

10.3.5.1　一级动力学

在一级动力学条件下，如 $C_p(t)<<K_{\text{m,app}}$，Cl_s 与浓度无关且为一个常数：

$$\text{Cl}_s = \frac{V_{\text{max,app}}V}{K_{\text{m,app}}}(= \text{常数}) \tag{10-9}$$

10.3.5.2　零级动力学

在零级动力学条件下，如 $C_p(t)>>K_{\text{m,app}}$，Cl_s 与药物浓度有关，与药物浓度或剂量的方程如下：

$$\mathrm{Cl_s} = \frac{V_{\mathrm{max,app}}V}{C_{\mathrm{p}}(t)} \qquad (10\text{-}10)$$

图 10-3 阐明了药物 $\mathrm{Cl_s}$ 的潜在变化与静脉给药剂量（或者持续静脉滴注的稳态浓度）之间的函数关系。

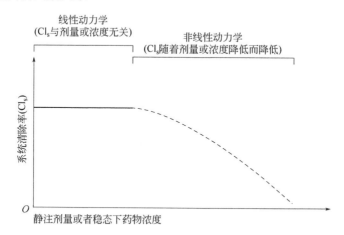

图 10-3　当药物的消除过程符合一房室模型和米-曼氏动力学过程，单次静脉注射或者静脉连续输注给药，血浆（或全血）中药物浓度达到稳态后的系统清除率潜在变化情况

10.3.6　非线性对药动参数的影响

表 10-1 总结了在高剂量或高浓度下，各种药动学过程的饱和对一些药动学参数，如清除率、分布容积、剂量归一化 AUC 和末端半衰期的潜在影响。

表 10-1　药动学过程的饱和对系统清除率（$\mathrm{Cl_s}$）、分布容积（V_{ss}）、
单位剂量 AUC（AUC/剂量）和末端半衰期（$t_{1/2}$）的潜在影响 [a]

药动参数	高剂量下变化情况	潜在影响			
		$\mathrm{Cl_s}$	V_{ss}	AUC/剂量	$t_{1/2}$
血浆中游离药物比例	升高	升高	升高	下降	？
肝固有清除率	下降	下降	不变	升高（可能）	升高
单位剂量下转运体介导的肠道吸收速率	下降	不变	不变	下降	不变
单位浓度下转运体介导的器官或组织分布速率	下降	不变或下降 [a]	不变	不变或升高	不变或升高
胆汁或肾脏清除率	下降	下降	不变	升高（可能）	升高

[a] 当药物的跨膜转运由主动转运系统介导时，药物从血液进入器官的速率会影响器官的清除率。

10.3.7　末端半衰期和非线性药物动力学

非线性动力学对末端半衰期（$t_{1/2}$）的影响可能存在也可能不存在。如果一个药物的处置过程符合米-曼氏动力学和一房室模型，则无论剂量水平如何，在相同浓度范围内的 $t_{1/2}$ 值都应相同，即 $t_{1/2}$ 与剂量水平无关。因此，在不同剂量水平下相同浓度范围内 $t_{1/2}$ 的差异可以表明系统存在非线性，而用简单的米-曼氏动力学或多房室模型无法对其进行简单描述。分析灵敏度和代谢产物抑制是导致不同剂量下 $t_{1/2}$ 出现明显变化的两个重要影响因素，具体讨论如下。

10.3.7.1　代谢产物抑制

如果化合物的代谢物抑制原形药的生物转化（产物抑制），则药物的 $t_{1/2}$ 随剂量的增加而增加。为了验证产物是否存在抑制作用，可以进行代谢物鉴定，并可以在体外代谢研究中比较代谢产物存在和不存在情况下的原形药的初始消除速率（Lin 等，1984；Perrier 等，1973）。

10.3.7.2　分析灵敏度

在某些情况下，药物的 $t_{1/2}$ 随剂量的增加而显著增加可能仅是由于样品分析方法的灵敏度限制而引起的。分析灵敏度问题会导致低剂量给药下末端相的药物浓度检测受限，进而可能影响到多房室模型分析中估算得到的末端半衰期。这是浓度-时间曲线呈现为多指数趋势的药物中相当普遍的问题（图 10-4）。线性和非线性药物动力学过程的定义和术语的差异性总结于表 10-2。

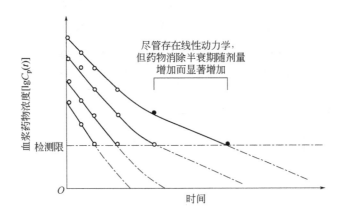

图 10-4　不同剂量下静脉给药后的药-时曲线图示，分析灵敏度限制可能导致多房室模型中药物的末端半衰期随着剂量的增加而明显增加。虚线表示低于检测限（译者注：或定量下限）的药物暴露水平

表 10-2　一房室模型的线性和非线性动力学定义和特征总结

动力学	定义	消除速率 [a] $[-dC_p(t)/dt]$	系统清除率	静脉给药后半对数血药浓度-时间曲线斜率	同义词
线性	一级动力学	$kC_p(t)$〔与 $C_p(t)$ 成正比〕	常数	$-k/2.303$	剂量（浓度或时间）非依赖性动力学
非线性 [b]	零级动力学	k_0（为一常数）	与 $C_p(t)$ 成反比例	没有准确的描述 [c]	剂量（浓度或时间）依赖性动力学或容量限制性动力学
	米-曼氏动力学	$\dfrac{V_{max,app}C_p(t)}{K_{m,app}+C_p(t)}$	低浓度时为常数，高浓度时与 $C_p(t)$ 成反比例	曲线在高浓度时（初始阶段）较为平缓，随着浓度下降曲线越来越陡峭，直到达到 $-V_{max,app}/(2.303K_{m,app})$	

[a] $C_p(t)$ 为静脉给药后 t 时刻血浆中药物浓度；k、k_0 分别为一级速率常数和零级速率常数；$K_{m,app}$ 为表观米-曼氏常数；$V_{max,app}$ 为药物消除的表观最大速率。

[b] 线性动力学以外的任何过程，如零级动力学和米-曼氏动力学。

[c] $C_p(t)=C_p(0)-k_0C_p(0)$ 是静脉给药后 0 时刻的药物浓度。

10.4　引起非线性药物动力学的因素

ADME 过程中引起非线性动力学行为的各种因素及相应的实例：

（1）吸收

① 水溶性差和/或溶出缓慢（灰黄霉素）；

② 仅在胃肠道特定部位被吸收（苯妥英）；

③ 载体介导的吸收（核黄素）；

④ 肠上皮细胞 P-gp 外排作用（环孢素 A）；

⑤ 肠道和/或肝脏首过效应的饱和（普萘洛尔）；

⑥ 胃肠道生理学的剂量/时间依赖性变化，包括：a. 胃排空；b. 胃肠道蠕动；c. 胃肠道血流速率。

（2）分布

① 非线性血浆蛋白结合（丙戊酸）；

② 转运体介导的跨膜转运（硫胺素）；

③ 非线性组织结合（泼尼松龙）。

（3）代谢

① 代谢饱和（乙醇）；

② 代谢产物抑制（双香豆素）；

③ 辅底物消耗（对乙酰氨基酚）；

④ 非线性血浆蛋白结合（泼尼松龙）；

⑤ 自身诱导。

注意：容量限制性代谢是药物动力学中最常见也是最重要的非线性机制。

（4）排泄

① 非线性蛋白质结合和/或肾小球滤过（萘普生）；

② 转运体介导的肾小管分泌（西咪替丁）/重吸收（核黄素）；

③ 转运体介导的胆汁排泄（碘胆酸）。

（5）其他

① 药物的药理作用对动物生理学的影响，如服用抗高血压药物后血流速度降低；

② 时辰药物动力学：机体的昼夜节律或季节变化对体内药物动力学的影响；

③ 影响药物药物动力学的病理生理变化，如糖尿病患者肝CYP2E1含量增加或术后 α_1-酸性糖蛋白增加。

10.5　识别非线性药物动力学

如果系统是线性的，则所有的药物动力学过程均应为浓度和时间非依赖性的，并且药动学参数如单位剂量的暴露水平（AUC/剂量、AUMC/剂量和 C_{max}/剂量）、t_{max}、$t_{1/2}$、Cl_s、V_{ss} 和 MRT 应保持恒定而与剂量或浓度水平无关。

非线性药物动力学最显著的特点是在不同剂量或浓度水平下，单位剂量的浓度与时间曲线之间缺乏重叠性。

叠加原则（或称剂量比例原则）：线性条件下药物处置的可叠加性（也称为"剂量比例性"），意味着不同剂量水平下的剂量归一化药物浓度或剂量归一化 $AUC_{0-\infty}$ 是相同的。换言之，当系统遵循线性动力学时，不同剂量下的剂量归一化后的 $C_p(t)$ 或 $AUC_{0-\infty}$ 值符合"剂量比例性"：

$$\frac{C_p(t)\text{或}AUC_{0-\infty}}{\text{剂量}} = \text{常数} \tag{10-11}$$

另外，药动学非线性可以看作是不同剂量水平下暴露水平缺乏"可叠加性"。实际上，由于各种酶或转运体介导的过程出现饱和，所有的药物动力学测试系统在高剂量（或浓度）水平下都可能是非线性的。图 10-5 说明了线性和非线性条件下剂量归一化 $AUC_{0-\infty}$ 与剂量水平之间的关系。

通常，随着剂量的增加，$AUC_{0-\infty}$ 增加比例大于剂量增加的比例。但是，偶尔也可以观察到 $AUC_{0-\infty}$ 增加比例小于剂量增加的比例，这可能是由于在较高药物浓度下，游离药物比例增加以至于系统清除率增加。在这种情况下，剂量再进一步增加，清除机制饱和，最终将导致 $AUC_{0-\infty}$ 以一个更高比例增加。另一个例子是，口服给药后 $AUC_{0-\infty}$ 增加比例可能小于剂量增加的比例，原因可能是由于药物溶解度有限或高剂量时肠道细胞膜中主动转运体饱和而导致的吸收障碍。

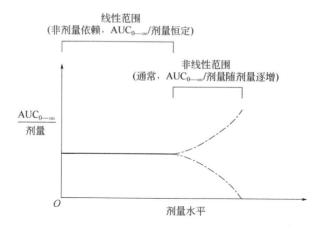

图 10-5　单位剂量 $AUC_{0-\infty}$ 和给药剂量之间的关系示意图。在高剂量水平下，
单位剂量 $AUC_{0-\infty}$ 可根据药物的处置特性增加或减少

为充分确定系统的非线性特性至少需要三组不同剂量水平下的药物动力学曲线。以下参数的剂量依赖性变化表明存在非线性药物动力学系统或过程，其中对参数缺乏"可叠加性"的潜在原因也进行了讨论，如下。

① $C_p(t)$/剂量：存在某种剂量依赖性，但非线性的原因仍需进一步研究。

② $AUC_{0-\infty}$/剂量：生物利用度或系统清除率是非线性的。

③ $AUMC_{0-\infty}$/剂量：吸收速率、Cl_s 或 V_{ss} 是非线性的。

10.6　时辰药物动力学

时辰药物动力学是指在机体的昼夜节律下的药物动力学变化特征，药物的吸收、分布、代谢和排泄等生理功能都可能随这种节律性变化而发生平行改变。时辰药物代谢动力学行为可导致药物以时间依赖的方式呈现出表观的非线性动力学特征（Bruguerolle，1998；Lemmer 和 Bruguerolle，1994）。不同的药物动力学过程中的昼夜节律变化总结如下（Labrecque 和 Belanger，1991；Reinberg 和 Smolensky，1982）。

10.6.1　吸收

众所周知，动物和人类在胃排空时间、胃动力和胃肠道血流量方面存在昼夜节律变化。通常，胃排空时间在活动期比睡眠期快。这些生理功能的昼夜节律变化可以改变口服药物的暴露情况。

10.6.2　分布

据报道，实验动物和人类的血液白蛋白浓度都存在昼夜节律变化。通常，活动期间的白蛋白浓度比睡眠时高，游离药物浓度可能会受到白蛋白水平的这些节律性变化的影响，从而导致药物分布出现时间依赖性变化。

10.6.3　代谢

在某些实验动物中已发现了不同代谢酶活性的昼夜节律性变化。在大鼠体内，代谢酶活性通常在夜间（活动期）增加，而在白天（睡眠期）降低。在大多数情况下，这种Ⅰ相和Ⅱ相酶活性的昼夜节律变化被发现与酶浓度呈正相关。

10.6.4　排泄

对动物和人类的研究均表明，肾小球滤过速率在活动期中段最高，在睡眠期最低。这似乎是由于血压的昼夜节律和循环血管活性激素产生的肾血流动力学时间依赖性变化所导致。尿液 pH 值也存在昼夜节律的变化，夜间的酸性比白天更强。据报道，大鼠在活动期中段的胆汁流量更高。

10.7　毒代动力学

毒代动力学（TK）是基于药动学原理和技术，用于（高）剂量水平下受试化合物浓度与时间数据的研究。通常用于毒性研究，以确定动物体内受试化合物暴露的速率、程度和持续性（Chasseaud，1992；Clark 和 Smith，1982；Smith 等，1990；Smith，1993；Welling，1995）。出于法规层面上的考虑，TK 研究的主要目的是：

① 建立剂量和暴露水平之间的动力学关系。

② 根据受试化合物在不同剂量水平下的暴露水平的速率、程度和持续性，评估在实验动物种属中观察到的毒性结果。

③ 提供受试化合物暴露水平与实验动物种属中发现的毒性程度之间关系的信息，与受试物在人体内可能达到的暴露水平进行直接的比较。

④ 通过安全范围（safety margin）的评估来支持临床研究设计和数据解释，即受试动物种属的未观察到有害作用剂量水平（NOAEL）除以临床中的目标治疗暴露水平。

由于 TK 研究中通常使用高剂量水平，在药物处置过程的非线性动力学并不少见。在短期或长期 TK 研究中，通常进行三组剂量水平研究，即低剂量（接近临床目标剂量水平）、中剂量和高剂量（对动物产生毒性的剂量）。尽管彻底了解导致非线性的原因对于评估化合物的毒性非常的重要，但上述 TK 研究的主要目的是确定受试化合物在动物体内的 NOAEL 以及与动物毒性相关的绝对暴露水平。除了上述毒代动力学研究的目的外，动物[通常是采用一种啮齿动物（大鼠）和一种非啮齿动物（犬）；有时也使用到小鼠和猴]毒理研究（药物安全性评价）的目的还包括如下几点：

① 确定对测试动物种属的毒性。

② 识别与毒性相关的器官或组织。

③ 结合化合物的暴露水平来表征毒性特性。

参考文献

Bruguerolle B.，Chronopharmacokinetics，current status，*Clin. Pharmacokinet.* **35**：83-94，1998.

Chasseaud L. F.，The importance of pharmacokinetic/toxicokinetic and metabolic information in carcinogenicity study design，*Drug Inform. J.* **16**：445-455，1992.

Cheng H. and Jusko W. J.，Mean residence time concepts for pharmacokinetic systems with nonlinear drug elimination described by the Michaelis-Menten equation，*Pharm. Res.* **5**：156-164，1988.

Clark B. and Smith D. A.，Pharmacokinetics and toxicity testing，*CRC Crit. Rev. Toxicol.* **12**：343-385，1982.

Jusko W. J.，Pharmacokinetics of capacity-limited systems，*J. Clin. Pharmacol.* **29**：488-493，1989.

Labrecque G. and Belanger P. M.，Biological rhythms in the absorption，distribution，metabolism and excretion of drugs，*Pharmacol. Ther.* **52**：95-107，1991.

Lemmer B. and Bruguerolle B.，Chronopharmacokinetics，are they clinically relevant? Clin. Pharmacokinet. **26**：419-427，1994.

Levy R. H.，Time-dependent pharmacokinetics，*Pharmacol. Ther.* **17**：383-397，1982.

Lin J. H. et al.，Effect of product inhibition on elimination kinetics of ethoxybenzamide in rabbits：analysis by physiological pharmacokinetic model，*Drug Metab. Dispos.* **12**：253-256，1984.

Ludden T. M.，Nonlinear pharmacokinetics；clinical implications，*Clin. Pharmacokinet.* **20**：429-446，1991.

Perrier D. et al.，Effect of product inhibition on kinetics of drug elimination，*J. Pharmacokinet. Biopharm.* **1**：231-242，1973.

Reinberg A. and Smolensky M. H.，Circadian changes of drug disposition in man，*Clin. Pharmacokinet.* **7**：401-420，1982.

Smith D. A.，Integration of animal pharmacokinetic and pharmacodynamic data in drug safety assessment，*Eur. J. Drug Metab. Pharmacokinet.* **18**：31-39，1993.

Smith D. A. et al.，Design of toxicokinetic studies，*Xenobiotica* **20**：1187-1199，1990.

Welling P. G.，Differences between pharmacokinetics and toxicokinetics，*Toxicol. Pathol.* **23**：143-147，1995.

第 11 章

药效动力学和药物动力学/
药效动力学关系

药效动力学（药效学）是建立和阐明药物在受体或靶器官（效应部位）的浓度与其药理作用强度之间关系的研究。药效动力学研究可以提供一种手段，用于识别药物在动物和人体的重要药理和毒理学特性，包括有效目标浓度、药物安全范围、潜在风险因素和活性代谢物的存在（Holford 和 Sheiner，1982）。在许多情况下，很难在效应部位直接测定药物浓度，因此，通过测定血浆或其他易于获取的体液中的药物浓度来进行治疗药物监测，而这些体液中的药物浓度可能与药物作用强度没有直接关系。药物动力学（药动学）和药效动力学模型有助于更好地理解生物体液中直接测定的药物浓度与效应部位药物浓度之间的关系。本章将讨论药效学和各种药物动力学/药效动力学模型（药动学/药效学模型）以及那些可能使药效动力学研究复杂化的生理和实验因素。

11.1　药效动力学

11.1.1　定义

药效动力学研究的是效应部位药物浓度处在平衡状态下的血浆药物浓度（通常是游离浓度）和所观察到的药理作用大小之间的关系。

11.1.2　效应部位

药物的效应部位（效应部位）可以是靶受体/酶或对药物产生初始药理反应的器官。举例来说，抗抑郁药的效应部位是大脑，因此，在建立药效动力学关系时，与非稳态条件下的血浆或血液中的药物浓度相比，脑脊液中的药物浓度可能更为相关。这是因为药物通过血脑屏障的传输具有延迟效应，使得大脑和血液之间的药物浓度处在非稳态下而具有显著差异。另外，血液本身可以被认为是某些针对血液病原体的抗生素的效应部位。在许多情况下，通过实验观察到的药物在体内的药理作用与其在效应部位真正产生的初始刺激仅仅有着很弱或间接的关系，因为在最初的刺激之后通常会发生一系列生物学事件，进而才会引起所观察到的作用。

效应部位的药物浓度：通过同时测定效应部位的药物浓度和相应的药理作用，可以得出浓度与药效之间最直接的关系。但是，在实验中，以上同时测定可能存在困难。因此，当效应部位的药物浓度与易获得的生物液体如血浆或血液中的药物浓度（输注或多次给药达到稳态后）被认为达到平衡时，有时可以直接采用生物体液药物浓度进行药效动力学关系的研究。

11.1.3 药理作用

药物的药理活性通常包括一系列连续事件，即药物分子与其效应部位或受体的相互作用，诱导对效应系统的刺激，以及随后产生的效应（即观察到的药理学终点）。例如，尽管华法林能迅速阻断凝血酶原复合物活性成分 P（译者注：P 是一个代号，代表凝血因子 Ⅱ、Ⅶ、Ⅸ、Ⅹ 等）的合成，但仍需要几天的时间才能将循环系统中 P 的水平充分减小到足以降低正常凝血酶原活性（即达到药理学终点）。

因此，观察到的药理反应强度并不一定反映了药物分子与靶受体或酶直接相互作用的结果，尤其是当受体和效应系统不在同一器官或组织中时。

11.1.3.1 药理反应的特征

对药物的药理作用进行可靠且可重复的检测可能是建立有意义的药效动力学关系所必需的最重要因素。如下几个标准可用来定义药理反应的各种特征。

（1）**全/无反应和分级反应** "全/无"反应，意味着机体对药物的反应仅存在着固定的"有"和"无"两种可能性，例如死亡率。而分级反应可随剂量或药物浓度而变化。分级反应可以进一步分为绝对反应和相对反应，可以分别以确定的或相对的方式进行检测。例如，血压或体温可被视为绝对反应，而肌肉收缩率则被视为相对反应。

（2）**直接反应和间接反应** 对于某些药物，药理学终点可以直接反映药物与特定受体/酶相互作用的能力（内在活性）和亲和力（效价）。但是，在某些情况下，药物的药理反应可能与药物和受体之间的结合率没有直接关系，而是由于药物与受体最初相互作用后发生的一系列生物学事件导致的。例如，利尿剂引起的血压逐渐下降可以被视为一种间接反应。

（3）**可逆反应和不可逆反应** 可逆反应是指当不再服药时，机体可以恢复到治疗前的基线效应水平。另外，不可逆反应意味着该药物会引起体内某些生理或生物条件的变化，以致停药后不能恢复到基线效应水平。对大多数药物来说，药理作用是可逆的。抗生素或抗肿瘤药物等药物的药理作用可以认为是不可逆的。

11.1.3.2 受体理论

根据下述反应，药物的药理作用是通过药物分子与特定受体的初始相互作用来实现的：

$$R \xrightleftharpoons{+D} R—D \longrightarrow E$$

非活性　　　药物（D）　　药理作用（E）
受体（R）　激活受体

11.1.4 药物动力学、药物动力学/药效动力学关系和药效动力学之间的差异

在处理剂量-效应关系的整体过程中，需要考虑到三个不同的阶段，如图 11-1 所示（Holford 和 Sheiiner，1981）。

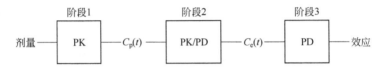

图 11-1　三个不同阶段给药剂量与所测药理作用强度之间的关系

$C_e(t)$—时间 t 时效应部位的药物浓度；$C_p(t)$—时间 t 时生物体液（如血浆或血液）中的

药物浓度；PD—药效动力学（药效学）；PK—药物动力学（药动学）；

PK/PD—药物动力学/药效动力学关系（药动学/药效学）

第一阶段：给药剂量和生物体液中药物浓度时间过程（即药物动力学）之间的关系。

第二阶段：生物体液（如血浆）与效应部位的药物浓度之间的时间依赖关系，可将药物的药动学和药效学通过 PK/PD 模型方法联系起来（药动学/药效学关系研究）。

第三阶段：效应部位药物浓度与观察到的药理作用（药效动力学）之间的关系。

在以下情况下，无需进行药动学/药效学（PK/PD）建模，就可以直接建立血浆（或血液）药物浓度与观察到的药理作用之间的药效学（PD）关系：a. 稳态输注或多次给药后，效应部位的药物浓度与血浆中的药物浓度（尤其是游离药物的浓度）达到平衡；b. 血浆（或血液）是药物的效应部位，例如抗生素。除这两种情况外，可能还需要检查药物的 PK/PD 关系以建立其真实的 PD 曲线。PK/PD 模型法可以实现以下研究目的：

① 更好地理解药物的药理行为（作用时间、延迟效应、昼夜节律、生物反馈等）。

② 识别活性（或抑制性）代谢物存在的可能。

③ 为治疗方案的剂量设计提供更好的策略。

④ 更好地理解潜在药物-药物相互作用。

11.1.5 药效动力学研究设计中的重要因素

对 PK 特性的全面理解是阐明可靠 PD 特性的先决条件。可靠的 PK 和 PD 实验必须考虑到三个不同领域的因素，即动物、材料和研究人员（Levy, 1985）。

11.1.5.1 动物

① 保持种属和年龄的一致，且供应源也一致。

② 每种性别至少使用三只动物进行研究。

③ 必要时，对对照组进行同样的处理，如空白溶剂给药或进行假手术。

④ 最好在每天的同一时刻进行研究，以减少由于动物生理的昼夜节律而引起的差异。

⑤ 在啮齿类动物中进行研究时，应考虑避免动物的食粪行为。

⑥ 不要从动物尤其是在小动物体内取样（体液）过多。一般来说，一周内从小动物身上抽取的血液总量应不超过总血容量的 10%。

11.1.5.2 材料

① 确定所给药物晶型的多态性，尤其是口服给药的混悬剂。一般来说，与更稳定的晶型相比，无定形表现出更高的水溶性，这可以导致更快和更广泛的口服吸收。

② 保持给药制剂的均一性，尤其是预计到药物在胃肠道或注射部位可能产生沉淀时。

③ 使用最佳给药体积（例如，非禁食或禁食给药时，大鼠的口服剂量分别＜5mL/kg 或＜10mL/kg，以避免给药溶液可能从胃溢出而进入肺部）。

11.1.5.3 研究人员

在体内实验中，应由同一位研究人员确定药理反应，尤其是在使用主观量化方法对药物作用进行评估时。

11.1.6 蛋白结合对药效动力学的影响

一般认为药物在体内的药理作用仅由血浆中的游离药物介导，因为只有未与血浆蛋白结合的药物分子才能与靶受体发生相互作用。蛋白结合的程度对于评估处于疾病状态下的药效学尤为重要，在疾病状态下血浆蛋白质含量可能发生改变。例如，癫痫病患者服用苯妥英钠后，与肾功能正常者相比，肾功能衰竭者的癫痫症状在较低的总药物浓度下就可以得到很好的控制。这是因为苯妥英钠在肾功能衰竭患者的血液中与蛋白结合减少，因此其在较低剂量下即可以达到和肾功能正常患者同样的游离药物浓度（du Souich 等，1993）。

11.2 药效动力学模型

11.2.1 定义

药效学模型是以经典受体理论为基础的数学模型，其以药物在效应部位的浓度为变量，对药物的药理反应强度进行经验性描述。

11.2.2 药效动力学模型的意义

药效学模型可用于描述药物的表观药效动力学特征，也有助于深入了解其潜在的生理或生物学过程（Holford 和 Sheiner，1982；Ritschel 和 Hussain，1984；Schwinghammer 和 Krooth，1988）。基于以下两个假设，一些药效学模型已经被建立起来：a. 药物反应是可逆的；b. 药物只和一种受体结合，且和受体只有一个结合位点。

11.2.3 药效动力学模型的类型

11.2.3.1 线性模型

当药物的药效与其效应部位的浓度成正比时，线性药效学模型是合适的。当效应部位的浓度显著低于 EC_{50} 时，线性模型（图 11-2）可以从 E_{max} 模型中推导出来（见 E_{max} 模型）。

$$E = SC_e + E_0 \qquad (11\text{-}1)$$

式中，C_e 为效应部位的药物浓度；E 是效应强度；E_0 为药物不存在时的基线效应水平；S 为斜率。

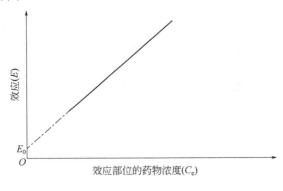

图 11-2　线性模型

11.2.3.2 对数-线性模型

对数-线性模型（图 11-3）是基于经验观察发展而来的，即经验性的观察发现多种药物的药效作用-对数浓度曲线在最大效应的20%~80%之间呈近似线性。与线性模型一样，可以使用线性回归分析此范围内的浓度-效应关系：

$$E = S \lg C_e + I \qquad (11\text{-}2)$$

式中，S 为斜率；I 为没有生理意义的经验常数。

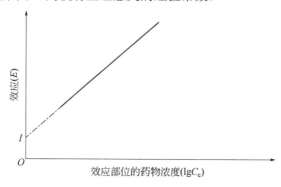

图 11-3　对数-线性模型

11.2.3.3　E_{max} 模型

E_{max} 模型（图 11-4）可以描述药物从基线效应到最大效应的整个范围内的浓度-效应曲线。在 E_{max} 模型中，E_{max} 和 EC_{50} 的准确测量是至关重要的。但事实上，只有少数药物在体内表现出这种关系，主要是由于开展跨度较大浓度范围的研究难以实现，尤其是在高浓度下伴随潜在的毒性时：

$$E = \frac{E_{max} C_e}{EC_{50} + C_e} (+E_0) \qquad (11\text{-}3)$$

式中，E_{max} 为最大效应；EC_{50} 为引起 50%最大效应的浓度；E_0 为药物不存在时的基线水平。

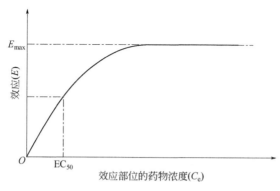

图 11-4　E_{max} 模型

11.2.3.4 S形 E_{max} 模型

当浓度效应曲线比简单双曲线（F_{max} 模型）表现出更多的 S 形趋势，并且比 E_{max} 模型预测的更陡或更缓时，可以使用 S 形 E_{max} 模型（图 11-5）。S 形函数最初是由 Hill（1910）提出的，故通常称为 Hill 方程：

$$E = \frac{E_{max} C_e^n}{EC_{50}^n + C_e^n}(+E_0) \tag{11-4}$$

式中，n 为影响曲线斜率的希尔系数：当 $n>1$ 时，曲线变为 S 形，在 EC_{50} 附近时斜率比 E_{max} 模型更大；在 $n=1$ 时，曲线与 E_{max} 模型的双曲线相同；当 $n<1$ 时，与 E_{max} 模型相比，在低浓度下曲线较陡，而在高浓度下曲线较缓。

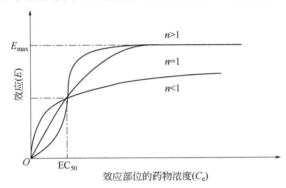

图 11-5 S 形 E_{max} 模型

11.2.3.5 抑制型 E_{max} 模型

前面讨论过的相同药效学模型（即 E_{max} 模型）可以通过方程简单修改后来描述药物的抑制性药理作用。这种情况下，观察到的药效就变成了药物的基线效应（E_0）和抑制效应之差。例如，采用 E_{max} 模型，可以通过最大抑制效应（I_{max}）和 IC_{50}（I_{max} 的 50%）来反映药物的抑制性药理作用。该模型（图 11-6）可用于研究药物的抑制性药理作用，而无需数据转换：

$$E = E_0 - \frac{I_{max} C_e}{IC_{50} + C_e} \tag{11-5}$$

11.2.3.6 多受体模型

到目前为止，仅描述了药物与只具有一个结合位点的单一类型受体结合的药效学模型。但是，对于越来越多的药物，可能存在具有不同活性的多个受体和/或多个结合位点（Campbell，1990；Paalzow 等，1985）。这可能导致阶梯形或 U 形浓度效应曲线。例如，可乐定的镇痛作用是由两种激动作用介导的，这两种效应都可以用不同的 E_{max} 模型来描述，随着浓度的增加，效应逐渐增加[式（11-6），图 11-7（左）]。另外，对于血压，可乐定在低浓度下表现出降压活性，但在高浓度时表现出升压活性，这是由于分别与突触前 α_2 和突触后 α_1 受体形成浓度依赖性结合，产生了 U 形的浓度-效应曲线 [式（11-7），图 11-7（右）]。

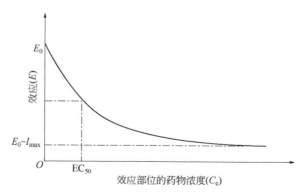

图 11-6 抑制型 E_{max} 模型

双激动剂受体 [阶梯形浓度-效应曲线，图 11-7（左）]：

$$E = \frac{E_{max,1}C_e^n}{EC_{50,1}^n + C_e^n} + \frac{E_{max,2}C_e^m}{EC_{50,2}^m + C_e^m}$$

$$\underbrace{\qquad\qquad}_{E_1} \qquad \underbrace{\qquad\qquad}_{E_2}$$

（11-6）

双相受体 [激动剂-拮抗剂，U 形或钟形浓度效应曲线，图 11-7（右）]：

$$E = \frac{E_{max,1}C_e^n}{EC_{50,1}^n + C_e^n} + \frac{E_{max,2}C_e^m}{EC_{50,2}^m + C_e^m}$$

$$\underbrace{\qquad\qquad}_{E_1} \qquad \underbrace{\qquad\qquad}_{E_2}$$

（11-7）

式中，$E_{max,1}$ 和 $E_{max,2}$ 分别是两种不同受体的最大效应；$EC_{50,1}$ 和 $EC_{50,2}$ 分别是产生 50% $E_{max,1}$ 或 $E_{max,2}$ 的药物浓度，n 和 m 是希尔系数。

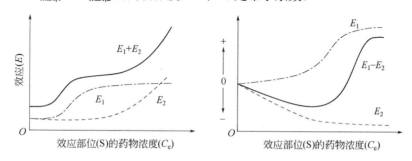

图 11-7 效应部位的药物浓度与双激动剂受体（左）和
激动-拮抗受体（右）的效应对比图

以上各种药效动力学模型汇总于表 11-1 中。

表 11-1　各种药效学模型汇总

模型	E	特征
线性	$E = SC_e + E_0$	当浓度为零时预测基线效应； 无法预测高浓度下的最大效应； 高或低的药物浓度下容易出错
对数-线性	$E = S \lg C_e + I$	适用于预测最大效应 20%～80% 范围内的药物效应； 无法预测基线和最大效应
E_{max}	$E = \dfrac{E_{max} C_e}{EC_{50} + C_e} (+E_0)$	可以描述各种药物浓度下的药效学关系； 可以预测基线和最大效应
S 形 E_{max}	$E = \dfrac{E_{max} C_e^n}{EC_{50}^n + C_e^n} (+E_0)$	可以通过调整 n 值来描述效应曲线的 S 形图形； 可以预测基线和最大效应

11.2.4　模型选择

为某个数据集选择合适的药效学模型的初步依据是：a. 估计特定参数（EC_{50}、E_{max}、E_0 等）的需求；b. 模型的预测能力和所需数据的可获得性。当选择了一个以上的模型并且模型中没有明显的参数估算缺陷时，模型的进一步选择可根据某些统计指标（Schwinghammer，1988）来进行，包括：a. 较小的残差平方和（观测和预测效应值之间的差异）；b. 较小的渐近标准差；c. 较小的 95% 置信区间；d. 较小的赤池（Akaike's）信息准则（AIC）值，以及较大的 r^2 值（见第 2 章）。

11.2.5　药效动力学模型的难点

在许多情况下，效应部位样本难以获取或难以探测到效应部位，从而导致很难检测药效部位的药物浓度，或者由于涉及复杂的机制和生理变化而难以定量评估药理作用（Levy，1985；Oosterhuis 和 van Boxtel，1988；Schwinghammer 和 Kroboth，1988）。此外，许多内源性和外源性因素可能会对药物在体内系统的药效学研究产生混淆效应，如下所示：

① 血浆药物浓度与效应部位浓度之间缺乏相关性。

② 对药理作用的可靠和可重复的测量存在困难。

③ 药物的直接药理作用难以量化。

④ 复杂的药理作用：a. 多个受体或靶组织；b. 浓度依赖性效应（如低浓度下为激动剂，但是高浓度下为拮抗剂）。

⑤ 不同浓度的内源性激动剂或拮抗剂的存在。

⑥ 难以区分药效学变异性和药动学变异性：药动学问题，如活性（或抑制性）药物代谢产物，可能会导致仅与原形药物相关的药理作用的确定工作变得复杂。

⑦ 长期暴露在药物下出现的耐受性或致敏性：a. 耐受性（下调），即长期给药后与药物相关的受体密度降低（快速耐受性）；b. 致敏性（上调），即停药后受体密度增加，导致的超调效应。

⑧ 生理稳态反应（生物反馈机制）：药物可以影响作用于同一受体的内源性激动剂的浓度。

⑨ 疾病状态：疾病引起的某种相关效应的改变不一定是源自受体特性或效应机制的结果。

⑩ 由于遗传或环境因素引起的个体间或个体内药效学的变异。

⑪ 立体异构：当药物是外消旋体或非对映体的混合物，并且其异构体具有不同的活性时（如拉贝洛尔和普萘洛尔），药物的浓度-效应关系会更加复杂。如果没有针对药物的立体特异性的分析手段，或者具有不同活性的异构体之间存在相互转化的情况，则在药物浓度和效应之间建立有意义的关系就变得特别困难。

⑫ 联合给药在药效学中可能存在的药物-药物相互作用。

11.3 药物动力学/药效动力学建模

11.3.1 定义

药物动力学/药效动力学（PK/PD）数学模型，通过建立血浆药物浓度-效应关系来阐明血浆中和效应部位的药物浓度之间的关系，从而揭示药物的真实药效学特征，即效应部位的药物浓度及其药理作用之间的关系。

11.3.2 药物动力学/药效动力学建模的意义

同时测定效应部位的药物浓度$[C_e(t)]$及其药理作用$[E(t)]$是揭示药物真实药效（PD）特性的最理想方法。但是，测定 $C_e(t)$可行性较低。在许多体内研究中，PD分析通常基于血浆中的药物浓度$[C_p(t)]$，前提是假设 $C_p(t)$与 $C_e(t)$可以快速达到平衡，并且血浆和效应部位的未结合药物浓度相同。如果 $C_p(t)$与 $C_e(t)$不能快速达到平衡，即从血浆到效应位点的药物分布存在延迟，或者系统受时间依赖的动力学和/或动态变化的影响，那么相应的药理反应就需要一段时间才能产生，并且 $C_p(t)$和 $E(t)$之间没有表观上明显的关系。PK/PD 模型可以通过整合 $C_p(t)$与 $E(t)$之间的可用信息来阐明 $C_p(t)$与 $C_e(t)$之间的关系，并在 $C_p(t)$和 $C_e(t)$无需达到平衡的状态下揭示出药物真实的药效动力学特性（图 11-8）。图 11-9 所示是在非稳态条件下，血浆药物浓度与观察到的药

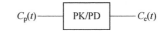

图 11-8　药动学/药效学模型，用以阐明非稳态条件下血浆 $[C_p(t)]$ 和效应部位 $[C_e(t)]$ 中药物浓度之间的关系

理作用之间存在时间延迟差异时的 PK /PD 的建模过程。

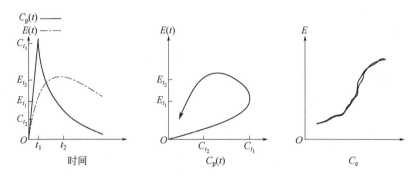

图 11-9　药动学/药效学建模过程示意图。短时静脉输注至时间 t_1 后，血浆药物浓度-时间曲线和效应-时间曲线（左）。血浆药物浓度-效应曲线图，显示血浆药物浓度水平与效应强度之间存在明显时间性差异（不同时间点 t_1 和 t_2 处的血药浓度 C_{t_1} 和 C_{t_2}，以及对应的效应强度 E_{t_1} 和 E_{t_2}，可见逆时针滞后）（中）。PK/PD 模型在 $C_p(t)$ 的基础上对 $C_e(t)$ 进行预测，并通过消除 $C_p(t)$ 和 $E(t)$ 的时间延迟揭示 C 和 E 之间的真实 PD 关系（右）。$C_p(t)$ 和 C_e 分别为时间 t 时血浆和效应部位的药物浓度；E 为效应强度

11.3.3　药物动力学/药效动力学模型的类型

11.3.3.1　效应室（或链接）模型

效应室模型假设 $C_p(t)$ 和 $C_e(t)$ 之间的差异是由于药物从血浆（中央室）到效应部位（效应部位房室）的分布延迟所致。该模型的设计是，引入所谓的平衡速率常数 k_{eo} 来消除不同时间点下由于分布延迟而引起的 $C_p(t)$ 和 E 之间的时间相关性差异（Holford 和 Sheiner，1981）。图 11-10 所示是效应室模型示意图，图中所示的效应室与多房室模型中的中央室相连，而中央室就是药物静脉注射后所到达的第一房室。

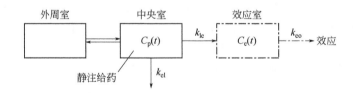

图 11-10　效应室模型示意图。设想中的效应室与中央室（通常是血浆）连接。当药物的药动学需要多房室模型来描述时，外周房室（比如，组织房室）也需要连接到中央室。效应部位的药物浓度由中央室的药物浓度和 k_{eo} 的程度决定。$C_p(t)$ 和 $C_e(t)$ 分别为血浆和效应部位的药物浓度；$E(t)$ 为效应；k_{le}、k_{el} 和 k_{eo} 分别为中央室到效应室的分布速率常数、中央室消除速率常数和平衡速率常数

效应室模型的建模过程，可采取以下步骤：

第一步：根据 $C_p(t)$ 和 k_{eo} 的 PK 模型，从 $C_p(t)$ 推导出描述 $C_e(t)$ 的方程。例如，静脉给药时，血浆药物暴露情况可以使用单室模型充分描述，$C_e(t)$ 可以表示为 $C_p(t)$ 和微观常数 k_{el} 和 k_{eo} 的函数。

$$C_e(t) = \frac{Dk_{eo}}{V(k_{eo} - k_{el})} \cdot (e^{-k_{el}t} - e^{-k_{eo}t}) \tag{11-8}$$

$$C_p(t) = \frac{D}{V} \times e^{-k_{el}t} \tag{11-9}$$

式中，V 为药物分布容积。

第二步：选择一个合适的 PD 模型，并将第一步获得的 $C_e(t)$ 合并到模型中。例如，如果选择了 E_{max} 模型，$E(t)$ 可以描述成 $C_e(t)$ 的函数。

$$E(t) = \frac{E_{max}C_e(t)}{EC_{50} + C_e(t)} \tag{11-10}$$

可以使用适当的非线性回归方法，将 $C_p(t)$ 和 $E(t)$ 的实验数据拟合到方程（11-8）～方程（11-10），以估算 k_{eo}、E_{max} 和 EC_{50}。

[译者注：效应室模型假设 $C_p(t)$ 和 E 之间的时间相关性差异（时滞）仅由分布延迟所致，而非效应部位浓度 $C_e(t)$ 和 E 之间的延迟所致，因此从另一个维度来讲属于直接反应模型（direct response model），其与 11.3.3.2 中的间接反应模型相对。]

11.3.3.2　间接反应模型

间接反应模型的前提是药物起效缓慢或效应回到基线水平缓慢，即 $C_p(t)$-E 关系的时间相关性差异。这种时间相关性差异可能是由于药物对某些因素的刺激或抑制作用而产生的间接反应所致，而这些因素控制了效应的生成或消失（图 11-11）（Bellissant 等，1998；Dayneka 等，1993）。

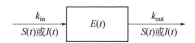

图 11-11　间接反应模型示意图
$E(t)$ 为效应；$S(t)$ 和 $I(t)$ 分别是刺激和抑制作用；k_{in} 和 k_{out} 分别是效应生成的零阶速率常数和效应消失的一阶速率常数

在没有药物的情况下，效应的变化速率可以用下述方程描述：

$$\frac{dE(t)}{dt} = k_{in} - k_{out}E(t) \tag{11-11}$$

式中，k_{in} 和 k_{out} 分别是效应生成的零阶速率常数和效应消失的一阶速率常数。间接效应模型的建模过程，可采取以下步骤：

第一步：确定描述药物效应（或反应）随时间变化的方程。根据反应变量的生成/消失是被激发还是被抑制等不同的情况，有四种不同的方程式。

当药物对效应生产具有刺激作用时：$\dfrac{dE(t)}{dt} = k_{in}S(t) - k_{out}E(t)$

当药物对效应生产具有抑制作用时：$\dfrac{dE(t)}{dt} = k_{in}I(t) - k_{out}E(t)$

当药物对效应消失具有刺激作用时：$\dfrac{dE(t)}{dt} = k_{in} - k_{out}S(t)E(t)$

当药物对效应消失具有抑制作用时：$\dfrac{dE(t)}{dt} = k_{in} - k_{out}I(t)E(t)$

刺激函数 $S(t)$ 和抑制函数 $I(t)$ 可用公式描述如下：

$$S(t) = 1 + \frac{E_{max}C_p(t)}{EC_{50} + C_p(t)} \tag{11-12}$$

$$I(t) = 1 + \frac{C_p(t)}{IC_{50} + C_p(t)} \tag{11-13}$$

式中，EC_{50} 和 IC_{50} 分别是在效应部位产生 50%最大刺激和 50%最大抑制效果的药物浓度。

第二步：用适当的非线性回归方法对 $C_p(t)$ 和 $E(t)$ 的实验数据进行拟合，以估计参数。

11.4 顺时针滞后或逆时针滞后

将单次或多次给药后的 $C_p(t)$ 与相应的 $E(t)$ 按时间顺序连接作图后会发现，即使在相同浓度下效应强度在不同时间点也可能存在不同（Campbell，1990；Oosterhuis 和 van Boxtel，1988），这种关系随时间变化的模式构成了药效动力学中的顺时针滞后（proteresis，clockwise hysteresis）或逆时针滞后（hysteresis，counterclockwise hysteresis）的概念。

顺时针滞后和逆时针滞后：如果在相同血浆药物浓度下，药物效应在早期时间点强于后期时间点，则将浓度-效应数据点按时间顺序连接起来形成的曲线将呈现为顺时针趋势，即称为顺时针滞后［图 11-12（左）］。如果在相同血浆药物浓度下，药物效应在后期时间点强于早期时间点，则将浓度-效应数据点按时间顺序连接起来形成的曲线将呈现为逆时针趋势，即称为逆时针滞后［图 11-12（右）］。

在顺时针和逆时针滞后中，药理反应被认为是直接和可逆的。顺时针和逆时针滞后情况下的表观浓度-效应关系的时滞性，原因可能是由于血浆和效应部位之间药物浓度的不平衡，也可能是由于许多其他因素（表 11-2）。

表 11-2　血浆药物浓度-效应[$C_p(t)$-$E(t)$]图中导致顺时针和逆时针滞后的因素

$C_p(t)$ 与 $E(t)$ 关系的时间顺序模式	引起表观浓度-效应关系中滞后的因素
顺时针滞后	耐受性的形成：长期或反复暴露（地西泮、吗啡）后，对药物的反应减弱； 拮抗性代谢物的形成：与药物竞争受体上相同结合位点的拮抗性代谢物（戊巴比妥）； 下调：长时间暴露药物（异丙肾上腺素）后，受体数量减少； 生物反馈调节（阿尔米特林、硝苯地平、酪胺）
逆时针滞后	分布延迟[a]：由于药物从血浆、取样点到效应部位（9-四氢大麻酚、硫喷妥钠）的缓慢分布，导致血浆和效应部位之间药物浓度的不平衡； 反应延迟：药物与效应部位的特定受体（皮质类固醇、华法林）相互作用，在初始刺激后发生的一系列生物事件引起的药理反应延迟； 受体的致敏作用（血管紧张素、普萘洛尔）； 激动性（活性）代谢物（芬氟拉明、卡马西泮、咪达唑仑）的生成； 上调：长时间接触药物（普萘洛尔）后受体数量增加

[a] 逆时针滞后最主要的原因。

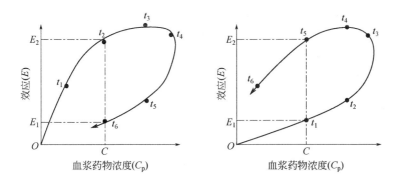

图 11-12　从时间点 t_1 到 t_6 的血浆药物浓度（•）与相应效应水平之间的顺时针滞后（左）和逆时针滞后（右）关系。左：尽管血浆浓度 C 相同，但在早期时间点 t_2 的效应 E_2 比晚期时间点 t_6 的效应 E_6 更为强烈。右：在相同浓度 C 下，在早期时间点 t_1 时的效应（E_1）低于在晚期时间点 t_5 时的效应 E_5

参考文献

Bellissant E. et al.，Methodological issues in pharmacokinetic-pharmacodynamic modelling，*Clin. Pharmacokinet.* **35**：151-166，1998.

Campbell D. B.，The use of kinetic-dynamic interactions in the evaluation of drugs，Psychopharmacology **100**：433-450，1990.

Dayneka N. L. et al.，Comparison of four basic models of indirect pharmacodynamic responses，*J. Pharmacokinet. Biopharm.* **21**：457-478，1993.

du Souich T. et al.，Plasma protein binding and pharmacological response，*Clin. Pharmacokinet.* **24**：435-440，1993.

Hill. A. V., The possible effects of the aggregation of the molecules of hemoglobin on its dissociation curves, *J. Physiol. (London)* **40**: 4-7, 1910.

Holford N. H. G. and Sheiner L. B., Understanding the dose-effect relationship: clinical application of pharmacokinetic-pharmacodynamic models, *Clin. Pharmacokinet.* **6**: 429-453, 1981.

Holford N. H. G. and Sheiner L. B., Kinetics of pharmacological response, *Pharmacol. Ther.* **16**: 143-166, 1982.

Levy G., Variability in animal and human pharmacodynamic studies, in M. Rowland et al.(eds.), Variability in *Drug Therapy: Description, Estimation, and Control*, Raven Press, New York, 1985, pp. 125-138, 1985.

Oosterhuis B. and van Boxtel C. J., Kinetics of drug effects in man, *Ther. Drug Monitor.* **10**: 121-132, 1988.

Paalzow L. K. et al., Variability in bioavailability: concentration versus effect, in M. Rowland et al. (eds.), *Variability in Drug Therapy: Description, Estimation, and Control*, Raven Press, New York, 1985, pp. 167-185, 1985.

Ritschel W. A. and Hussain A., Review on correlation between pharmacological response and drug disposition, *Exp. Clin. Pharmacol.* **6**: 627-640, 1984.

Schwinghammer T. L. and Kroboth P. D., Basic concepts in pharmacodynamic modeling, *J. Clin. Pharmacol.* **28**: 388-394, 1988.

第 12 章

人体药物动力学预测

基于体外或体内临床前研究数据对新化学实体（new chemical entity）在人体的药物动力学特征作出预测是药物发现和开发阶段识别具有理想药动学特性的化合物的一个非常有用的工具。预测化合物在人体内的药动学基本上有两种不同的方法：异速增长法和基于生理学的方法。

12.1 异速增长法

利用异速增长法，可从各种实验动物的体内药动学数据来预测人体药动学特征。不同种属间药动学的异速增长推算是基于种属之间解剖、生理以及生化特征的相似性（Boxenbaum，1982；Boxenbaum 和 D'Souza，1990；Dedrick，1973）。

12.1.1 定义

异速增长法（allometry），是指在不需要进行机理探讨的前提下，对各种观测结果（如生理功能指标或某药物的药动学指标）与动物大小、体形、体表面积和/或寿命等固有特性之间的关系的研究。而研究发现，动物的许多生理功能（如能量/氧气消耗量、代谢、心输出量和心率）都与动物的体重和/或体型大小具有量化关系。因此，假设药物的药动学参数（如清除率、分布容积和半衰期等）主要受生理功能（器官血流量、肾小球滤过速率、血液容量和组织质量等）的影响，那么药动学参数也与种属的体重和/或体型大小有关。

12.1.2 异速增长法在人体药物动力学预测中的应用

种属间的异速增长模型推算法的一个重要前提是影响药物处置的各项生理功能与体重成正相关。例如，不同种属间肝血流速率和肝重量可以分别表述为 55.4 $BW^{0.89}$ mL/min（$r=0.993$）和 37.0$BW^{0.85}$g（$r=0.997$），BW 是动物的体重（kg）。事实上，所有种属的肝血流速率均约为每克肝重 1.5mL/min。对于一个肝抽提比较高的药物来说，肝清除率主要受肝血流速率的影响，因此可以很容易使用异速增长法进行描述。另一个例子是反映肾小球滤过速率的肌酐清除率（creatinine clearance）。对于经肾小球滤过的药物，其在不同种属的肾清除率，也可以使用基于体重的异速增长方程来表达。

当所涉及的种属同时满足以下条件时，可以采用异速增长法：a. 药物处置过程呈线性动力学；b. 血浆蛋白结合程度低或相似；c. 药物消除主要通过物理性或机械性过程（如肝血流或肾小球滤过）消除；d. 足够的动物种属和足够的实验数据用于异速方程的线性回归。但是，也存在许多不满足上述标准但是可以对人的药动学做出合理预测的例子，反之亦然。

12.1.2.1 异速增长方程

在预测药物动力学参数方面，最为常用的用来进行种属间外推的异速增长方程如下（Mordenti，1986）：

$$Y = \alpha X^{\beta} \tag{12-1}$$

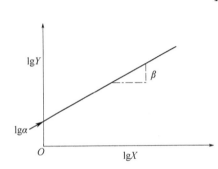

式中，Y 为相关的药动学参数，如清除率、分布容积等；X 是生理学参数，一般是体重。将方程（12-1）两边取对数，得到：

$$\lg Y = \lg \alpha + \beta \lg X \tag{12-2}$$

以 $\lg X$ 为横轴，$\lg Y$ 为纵轴作图（图12-1），通过截距（intercept）和斜率（slope）可以获得异速增长系数 α 及异速增长指数 β。

图 12-1　对数坐标上的异速方程图示

表 12-1　基于大鼠、猴和犬体内的所测得的系统清除率（Cl_s）和稳态表观分布容积（V_{ss}），使用异速增长法对人体参数的预测

项目	实测值			异速增长法对人体参数的预测值
	大鼠	猴	犬	
体重/kg	0.25	5	10	70
Cl_s/(mL/min)	10.4	95.3	175.7	737
V_{ss}/L	0.5	11.7	18	140

例如，如果目标化合物在大鼠、猴和犬中系统清除率（Cl_s）和稳态表观分布体积（V_{ss}）的值如表 12-1 所示，则基于式（12-2）对人体 Cl_s 和 V_{ss} 预测的异速方程分别为 $30BW^{0.75}$ 和 $2BW^1$（图12-2）。

表 12-2 总结了哺乳动物的生理参数与体重之间的一些已知的异速关系（Boxenbaum 和 D'Souza，1990；Mordenti，1985、1986）。

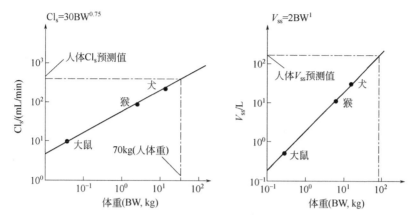

图 12-2　人体内药物系统清除率（Cl_s）和稳态表观分布体积（V_{ss}）的异速增长外推。Cl_s（左）和 V_{ss}（右）的异速增长方程和曲线图基于表 12-2 中总结的动物数据

表 12-2　基于哺乳动物生理参数（Y）与体重（X，kg）之间的异速关系（$Y = aX^{\beta}$）[a]

生理参数（Y）	α	β	r [b]
心输出量/(mL/min)	166	0.79	—
肝血流速率/(mL/min)	55.4	0.89	0.993
肾血流速率/(mL/min)	43.06	0.77	—
血液循环时间/min	0.35	0.21	0.98
细胞色素 P450 重量/mg	33.1	0.84	—
肾单位数量	1.88×10^5	0.62	—

[a] 数据来源于 Boxenbaum 和 D'Souza（1990）和 Mordenti（1985、1986）。
[b] r 为相关系数。

12.1.2.2　清除率的异速增长推算

（1）肝清除率　对于具有较高肝抽提比的药物来说，可以利用异速增长法对不同种属间的肝清除率作出较好预测。但是，对于肝清除率中等或比较低的药物，其肝清除率不仅受到肝血流速率的控制，也受到其他生理的和生物学的因素（药物代谢酶的活性）的影响，因此很难使用异速增长法进行预测。对于主要通过肝脏 P450 酶代谢清除且为低清除率的药物，利用异速增长法得出的人体清除率的预测值倾向于比实测值高。这种情况下，基于生理学的预测法可能更合适。

（2）肾清除率　若药物在不同种属间的蛋白结合程度相似，可以通过异速增长法对种属间的肾清除率作出相对合理的推算。这是因为除了肾小管主动分泌过程以外，药物的肾消除在很大程度上是通过物理过滤（肾小球滤过）或被动过程来进行的。被动过程部分取决于药物的物理化学性质及药物蛋白结合程度（Ritschel 等，1992）。

12.1.2.3　分布容积的异速增长推算

若药物在种属间的血浆蛋白结合程度相似，可以通过异速增长法合理外推人体稳态表观分布容积。因为动物的血液容量和组织重量与动物的大小呈异速增长关系，并且不同种属间的组织蛋白结合的程度呈现相似性（Mahamood 和 Balian，1996a）。

12.1.2.4　末端半衰期的异速增长推算

一般而言，根据 Cl_s 和 V_{ss} 的异速方程，末端半衰期（血浆暴露的药物 $t_{1/2}$ 在半对数坐标上呈单相下降）往往与体重成正比 [式（12-3）]（Ings，1990）：

$$\underset{(mL/min)}{Cl_s} = \alpha_1 \underset{(kg)}{BW^{0.75}}, \underset{(L)}{V_{ss}} = \alpha_2 \underset{(kg)}{BW^1}$$

所以，

$$t_{1/2} \propto BW^{0.25} \tag{12-3}$$

12.1.2.5　幼态持续学说

在许多例子中，基于体重的简单异速增长法不足以预测系统清除率。这种明显的异速外推法的偏差可以通过在异速增长方程中引入幼态持续（neoteny）概念来加以改善。幼态成熟是指由于躯体发育迟缓而使成年体保留原有的幼体特征，即一种持久的幼年化状态或从幼年到成年的缓慢发育。对于人类，幼态持续是指在成年后保留灵长类祖先幼年阶段的形状和生长速度（Boxenbaum 和 D'Souza，1990）。例如，人类青春期的体重一般是其最终体重的 60%左右，而大多数其他哺乳动物的青春期体重是其最终体重的30%左右。最大寿命（MLP）似乎是大脑和体重的一种异速函数，这个概念也已经被引入异速增长外推模型来对哺乳动物的这种演进特征进行校正：

$$MLP(年龄)=185.4 \times Br^{0.636}BW^{-0.225} \tag{12-4}$$

大脑重量（Br）和体重（BW）的单位均为 kg（Mahamood 和 Balian，1996 b；Sacher，1959）。例如，以 70kg 体重计算的人类 MLP 约为 88.3 年。因此，Cl_s 和 BW 之间的异速增长关系可以通过 MLP 进行调整，如下所示：

$$Cl_s = \frac{\alpha BW^\beta}{MLP} \tag{12-5}$$

有时低清除率药物的异速关系可以使用 Br 来更好地建立，而不是 MLP 和 BW（Ings，1990）：

$$Cl_s = \alpha Br^{\beta_1} BW^{\beta_2} \qquad\qquad (12\text{-}6)$$

12.2 基于生理学的方法

预测人体药物动力学的另一种方法是基于药物处置的重要影响因素：实际的生理、解剖和生化因素。例如：

① 器官血流速率；

② 器官大小；

③ 组织和体液容积；

④ 全血/血浆和组织/血浆的药物浓度比；

⑤ 蛋白质结合；

⑥ 代谢酶活性等。

该方法为将同一种属的体外实验结果外推到体内药物动力学参数提供了一种机理性途径。

12.2.1 根据体外数据预测人体内系统清除率

如果在动物体内某药物的主要消除途径是代谢，且预计在人体内也是如此的话，简单的异速增长推算法可能还不足以预测人体的清除率。这主要是因为在代谢方面存在明显的种属间差异性（Calabriese，1986）。近年来，利用纯化酶、亚细胞组分（肝微粒体和 S9）、完整细胞（原代肝细胞）和肝切片（Miners 等，1994）对外源异物的体外代谢研究取得了实质性进展。随着现代分析化学的灵敏性和定量能力的发展，这些体外方法在预测人体内肝清除率的应用上引起了人们的极大兴趣（Iwatsubo 等，1997）。

充分搅拌模型和平行管模型是描述药物体内肝脏清除率（Cl_h）最常用的两种模型。

充分搅拌模型：

$$Cl_h = \frac{Q_h \cdot f_u \cdot Cl_{i,h}}{Q_h + f_u + Cl_{i,h}} \qquad\qquad (12\text{-}7)$$

平行管模型：

$$Cl_h = Q_h(1 - e^{-f_u Cl_{i,h}/Q_h}) \qquad\qquad (12\text{-}8)$$

式中，Q_h、f_u、$Cl_{i,h}$ 分别为肝血流速率、全血中游离药物浓度与总药物浓度之比，以及肝脏固有清除率。如上述方程式所示，药物的 Cl_h 受这三个因素的影响。因此，如果在原位或体外实验中获得以上参数，则可以估算出 Cl_h。通常，可以使用文献中报告的 Q_h 值，f_u 的值可以通过实验确定。肝脏代谢的 $Cl_{i,h}$ 是估算 Cl_h

所需的关键信息。已经证明，如果药物的主要消除途径是通过肝脏代谢，则各种体外代谢研究估算得到的 $Cl_{i,h}$ 可用于体内 Cl_h 预测，且成功率较高（Houston 1994；Houston 和 Carlie，1997）。

将药物的体外代谢数据外推到动物体内肝清除率的三个步骤如下：

$$
\begin{array}{c}
\text{体外实验测得} \\
V_{max} \text{和} K_m \text{或} t_{1/2}
\end{array}
\xrightarrow[]{\text{步骤1}}
Cl_{i,\text{in vitro}}
\xrightarrow[\text{比例因子}]{\text{步骤2}}
Cl_{i,h}
\xrightarrow[Q_h, f_u]{\text{步骤3}}
Cl_h
$$

| 体外代谢研究 | 估算体外肝
固有清除率 | 估算体内肝
固有清除率 | 基于$Cl_{i,h}$、Q_h和f_u，
采用肝清除模型
估算体内肝脏清除率 |

步骤 1：根据体外研究测得的 V_{max}（最大反应速率）和 K_m（药物-酶相互作用的米-曼氏常数）或药物消除半衰期（$t_{1/2}$）估算体外肝脏固有清除率 $Cl_{i,\text{in vitro}}$。

步骤 2：用适当的比例因子从体外 $Cl_{i,\text{in vitro}}$ 外推到体内肝脏固有清除率（$Cl_{i,h}$）。

步骤 3：根据肝脏清除模型用估算得到的 $Cl_{i,h}$、Q_h 和 f_u 计算体内 Cl_h。

从体外代谢数据到体内肝清除率的外推过程主要基于肝微粒体和肝细胞的代谢稳定性研究进行讨论。但是，同样的方法也可以应用于其他体外代谢系统，例如肝 S9 或肝切片。为了成功进行外推，应在线性条件下进行体外研究，包括孵育时间、酶和底物浓度。每个步骤的详细说明如下。

12.2.1.1 体外肝脏固有清除率（$Cl_{i,\text{in vitro}}$）的估算

真实的体内肝脏固有清除率结合了代谢酶作用和肝胆排泄。然而，目前还没有可靠的方法将体外或原位的数据外推到人体内胆汁排泄。在仅代表肝脏代谢活动的肝微粒体或肝细胞中测定的药物固有清除率［以下称为体外肝脏固有清除率（$Cl_{i,\text{in vitro}}$）］，是不包括胆汁排泄的。因此，基于 $Cl_{i,\text{in vitro}}$ 外推至体内的 Cl_h 估算值可能低于真实值。

体外实验用于预测清除率，其依据是假定这些实验中药物消除速率（或代谢物生成速率）与药物的体内代谢清除率之间存在相关性。由于代谢能力的限制，某些体外系统产生的速率数据可能会低估体内真实的代谢清除率。例如，作为亚细胞组分的微粒体只包含体内原始组织中药物总代谢酶的一部分。因此，如果化合物在体内通过胞浆酶或线粒体酶进行代谢，微粒体孵育可能会低估真正的代谢清除率。不管如何，最近的研究表明，在精心设计的条件下，通过一些假设，可以成功地将体外代谢数据外推到体内清除率（Houston，1994；Houston 和 Carlie，1997）。

（1）$Cl_{i,\text{in vitro}}$ 的定义 $Cl_{i,\text{in vitro}}$ 可被视为体外系统（如肝微粒体、S9、肝细胞或肝切片）中存在的肝脏代谢酶在孵育体系中清除药物的内在能力［式（12-9）］。

这是因为在体外系统中药物消除（或代谢物生成）的速率仅取决于代谢酶的活性，而不受体内其他因素的影响，如血流、药物与血液成分的结合以及辅助因子供应（Rane 等，1977）。

$$Cl_{i,in\ vitro} = \frac{孵育体系中药物消减（或代谢物生成）的初始速率}{孵育体系中游离药物浓度} \quad (12\text{-}9)$$

虽然药物消除速率可以用药物所有代谢物的生成率来代替，但为了简单起见，下文仅使用药物消除速率来描述体外 $Cl_{i,in\ vitro}$。药物通过代谢酶的消除可以看作是酶促反应，可以用米-曼氏动力学描述：

$$药物消减速率 = \frac{V_{max}C_{l,u}}{K_m + C_{l,u}} \quad (12\text{-}10)$$

式中，V_{max} 和 K_m 分别是最大消除速率和孵育体系中酶的表观米-曼氏常数。通常药物的代谢有一种以上的酶参与，并且每种酶与底物都有各自的 V_{max} 和 K_m，所有的代谢过程总和最终表现为测定出的表观 V_{max} 和 K_m 值。$C_{l,u}$ 是未与肝细胞中的大分子或微粒体中蛋白结合的游离药物浓度，该浓度是理论上可被酶代谢作用利用起来的药物浓度。根据式（12-9）和式（12-10），$Cl_{i,in\ vitro}$ 可表达为：

$$Cl_{i,in\ vitro} = \frac{(V_{max} \cdot \cancel{C_{l,u}})(K_m + C_{l,u})}{\cancel{C_{l,u}}} = \frac{V_{max}}{K_m + C_{l,u}} \quad (12\text{-}11)$$

当 $C_{l,u}$ 小于 K_m 的 10%时（线性反应条件下），$Cl_{i,in\ vitro}$ 可以简单地视为 V_{max} 和 K_m 之比 [式（12-12）]，并且为药物浓度非依赖性（Chenery 等，1987）：

$$Cl_{i,in\ vitro} = V_{max} / K_m \quad （线性条件下） \quad (12\text{-}12)$$

注意：体内肝脏固有清除率（$Cl_{i,h}$）。$Cl_{i,h}$ 是衡量所有通过代谢酶和胆汁排泄机制而清除药物的内在能力，与其他对 Cl_h 有影响的因素无关。

（2）$Cl_{i,in\ vitro}$ 的单位　一般情况下，使用肝微粒体进行研究时为 μL/[min·mg（蛋白）]，即蛋白浓度归一化的流速（mL/min）；使用肝细胞进行研究时为 μL/[min·10^6（肝细胞）]，即细胞数量归一化的流速。

（3）估算 $Cl_{i,in\ vitro}$　肝微粒体或肝细胞的体外代谢研究中，有两种不同的方法来估算 $Cl_{i,in\ vitro}$：a. 估算系统中代谢酶的 V_{max} 和 K_m；b. 在单一底物浓度初始阶段的底物消除半衰期。

① **基于代谢酶 V_{max} 和 K_m 的 $Cl_{i,in\ vitro}$ 估算**。根据式（12-12），可以通过在体外系统的线性条件下，测定代谢酶的 V_{max} 和 K_m 来估算 $Cl_{i,in\ vitro}$。

A. V_{max} 的定义和单位。V_{max} 是药物通过代谢酶所能达到的理论上的最大初始消除速率，当反应开始时的初始底物浓度接近无穷大时该最大速率才能达到。因此，V_{max} 的大小取决于可用于药物代谢的活性酶的总量。当孵育介质中的药物浓度以 μmol/L 来计时，V_{max} 的单位通常为：a. pmol/[min·mg(蛋白)]，即使用肝微粒体（mg protein）进行研究时单位时间内药物代谢量（pmol/min）按微粒体蛋白含量进行归一化后得到的单位；b. pmol/[min×10^6(肝细胞)]，即使用肝细胞（10^6 个肝细胞）进行研究时单位时间内药物代谢量（pmol/min）按细胞数量进行归一化后得到的单位。

B. K_m 的定义和单位。K_m 是药物与其代谢酶之间相互作用的表观米-曼氏常数。K_m 也可以看作是达到 V_{max} 一半所需的底物初始浓度。对于特定的酶而言，其真实 K_m（或多种酶的表观 K_m）是恒定的，并且与反应体系中存在的酶总量无关。K_m 的单位通常为 μmol/L（或 mmol/L）。

C. V_{max} 和 K_m 的估算。可以通过将米-曼氏方程拟合到药物的初始消除速率-初始浓度图来估算 V_{max} 和 K_m。也可以将米-曼氏方程进行转换后（例如 Lineweaver-Burk 图）再拟合相应的数据得到 V_{max} 和 K_m。

Michaelis-Menten 动力学：将米-曼氏方程拟合到不同浓度下药物的初始消除速率，可以估算得到 V_{max} 和 K_m [式（12-13）和图 12-3]。

$$V = \frac{V_{max}C}{K_m + C} \tag{12-13}$$

式中，V 表示在给定的药物浓度（C）和固定量的酶（即固定总量的微粒体蛋白或固定数量的肝细胞）条件下的药物初始消除速率。

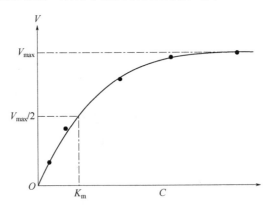

图 12-3　Michaelis-Menten 图（有时称为"底物饱和曲线"）显示了初始消除速率（V）-药物浓度（C）的函数变化。K_m 与理论最大初始反应速率（V_{max}）一半的浓度相同

Michaelis-Menten 图的建立：使用 Michaelis-Menten 图正确估算 V_{max} 和 K_m 需要几个重要的实验条件：

a. 孵育体系中药物的浓度应远远高于酶的浓度。

b. 设置合适的反应条件，以可靠地测定给定浓度下药物的初始消除速率。一般而言，为了测定初始消除反应速率，药物转化为初级代谢物的比例应低于10%，以保持反应速率的线性。这种条件下，初级代谢物进一步转化为二级或三级代谢物的程度是最小的。

c. 应至少在五个不同的药物浓度下测定反应速率（K_m 以下或以上各自至少两个或三个浓度）。

d. 为了可靠地估算 V_{max} 和 K_m，药物浓度通常应设置在 K_m 的 0.1～10 倍的范围内。

测定药物的初始消除反应速率时，重要的一点是要确保孵育体系中的药物消减仅由代谢形成，而不是吸附到反应装置或细胞成分上。体外实验中可靠地测定药物体外代谢初始速率的三个重要因素包括：a. 药物浓度范围；b. 微粒体蛋白浓度（或肝细胞密度）；c. 药物（或其代谢物）的检测灵敏度。为了建立 Michaelis-Menten 图，必须进行一些预实验，以确定药物浓度和蛋白浓度的最佳范围。

底物和酶蛋白浓度的测定：在 Michaelis-Menten 作图的预实验中，须确定正式实验中所设置的最低和最高药物浓度。前者可根据药物的检测灵敏度进行选择，且应远低于酶的 K_m。后者可以基于药物的水溶性进行设置。可以使用少量有机助溶剂来增加亲脂性药物的溶解度，但在这种情况下，应监测并尽量降低助溶剂对酶活性的影响（见第 8 章）。

微粒体蛋白浓度（或肝细胞密度）的选择对于能可靠地估算药物的初始消除反应速率也非常的重要。假设一个药物在所设的较高浓度（0.5μmol/L）下，在三个不同蛋白浓度的肝微粒体中孵育后的消除曲线如图 12-4。在最低蛋白浓度下，药物消除速率（孵育时间范围内底物浓度的变化速率）在 25min 的孵育时间内保持一致。但是，该药物的消除量低于其初始浓度的 15%，这可能很难与正常的实验变异（通常为 10%～15%）可靠地区分开来。在中间蛋白浓度下，在 10min 内药物浓度以初始反应速率下降，消除量约为初始浓度的 30%。在最高蛋白浓度下，孵育开始不久后，药物消除速率不再与初始速率相同，这需要反应时间控制上的高度精准性，并需要在实验开始时立即将药物、辅助因子和微粒体彻底混合。从这些预实验结果来看，中间微粒体蛋白浓度是最适合该特定浓度（0.5μmol/L）下的初始反应速率测定的条件。

测量初始反应速率的原因：对于 Michaelis-Menten 作图法，应测定药物体外代谢消除的初始速率，其原因如下。

a. 孵育后的药物浓度低于孵育开始时的药物浓度。由于孵育后测得的药物消除速率用于构建孵育开始时药物浓度的 Michaelis-Menten 图，因此必须尽量减少初始浓度和测定时的药物浓度差异及因此而造成的偏差。

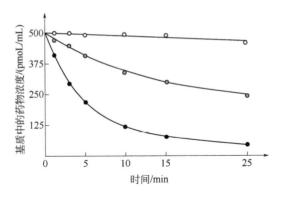

图 12-4　假设 0.5μmol/L 药物在三个不同蛋白浓度（○代表低浓度；●代表中等浓度；●代表高浓度）的 1mL 微粒体中孵育后的药物浓度-时间图。曲线的斜率代表药物消除速率

　　b. 体外的封闭系统（如肝微粒体）中长时间的孵育都可能导致药物的初级代谢产物继续生成二级代谢物（由于缺乏Ⅱ相代谢和其他消除途径），这种情况在体内不会发生。

　　c. 在体外系统中，随着时间的推移，酶的失活或变性会变得显著。因此，当预期酶活性随时间显著降低时，建议在早期时间点确定初始速率。

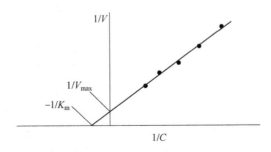

图 12-5　Lineweaver-Burk 作图法。V 和 C 分别为药物初始消除反应速率和药物浓度。Lineweaver-Burk 图的 x 轴和 y 轴截距分别为 $-1/K_m$ 和 $1/V_{max}$

　　代谢物生成速率：当使用代谢物的初始生成速率时，每种代谢途径的 V_{max}/K_m 之和可用于药物总 $Cl_{i,in\ vitro}$ 的估算：

$$Cl_{i,in\ vitro} = \frac{V_{max,1}}{K_{m,1}} + \frac{V_{max,2}}{K_{m,2}} + \frac{V_{max,3}}{K_{m,3}} + \cdots \quad (12\text{-}14)$$

　　式中，$V_{max,1}$、$V_{max,2}$、$V_{max,3}$、…和 $K_{m,1}$、$K_{m,2}$、$K_{m,3}$、…分别是每种代谢物的最大生成速率和相应代谢物的酶的米-曼氏常数。

Lineweaver-Burk 图：由于药物的水溶性和灵敏度限制，通常很难正确建立高或低药物浓度下的 Michaelis-Menten 动力学。Lineweaver-Burk 图由 V 和 C 的倒数组成，并将 Michaelis-Menten 图的双曲线转换为直线（图 12-5）。它可用于低药物浓度下 V_{max} 和 K_m 的估算。

注意：Michaelis-Menten 与 Lineweaver-Burk 方程之间的关系。Lineweaver- Burke 方程与 Michaelis-Menten 方程成反比：

Michaelis-Menten 方程：

$$V = \frac{V_{max}C}{K_m + C} \tag{12-15}$$

Lineweaver-Burke 方程：

$$\frac{1}{V} = \frac{K_m}{V_{max}} \times \frac{1}{C} + \frac{1}{V_{max}} \tag{12-16}$$

多种酶的动力学：当一种药物的代谢过程中涉及一种以上的酶时，Lineweaver-Burk 图可能变成曲线，而在 Michaelis-Menten 曲线图中的变化却不太明显。因此，Lineweaver-Burk 图［或 Eadie-Hofstee 图（V-V/C）］被认为是评估代谢过程中多种酶参与的情况下更可靠的方法。一旦这些曲线图显示了一个多酶系统，可以将下面所示的合适的方程拟合到 Michaelis-Menten 曲线图上。

一种酶呈现 Michaelis-Menten 动力学，而另一种酶呈现线性动力学，如以下公式

$$V = \frac{V_{max,1}C}{K_{m,1} + C} + Cl_{i,2} \times C \tag{12-17}$$

两种不同的酶呈现为不同的 Michaelis-Menten 动力学，如以下公式：

$$V = \frac{V_{max,1}C}{K_{m,1} + C} + \frac{V_{max,2}C}{K_{m,2} + C} \tag{12-18}$$

如何通过实验测定 V_{max} 和 K_m，并估算 $Cl_{i,\text{in vitro}}$：

a. 在肝微粒体（或肝细胞）实验体系中，在线性范围内（至少 5 个浓度点）测定药物的消除速率（V）。举例，如果在微粒体蛋白质浓度为 1mg/mL 的 0.5mL 孵育缓冲液中反应 5min 后，药物浓度从 1μmol/L 降低到 0.9μmol/L，则 1μmol/L 药物的初始消除速率为 20pmol/［min·mg(蛋白)］：

$$V = \frac{(1-0.9) \times 1000}{1} \times \frac{1}{5} = 20\text{pmol}/[\text{min} \cdot \text{mg(蛋白)}]$$

式中，1 和 0.9 分别为起始药物浓度和孵育后药物浓度，μmol/L；1000 为单位从 μmol/L 到 pmol/mL 的换算因子；分母中的 1 为蛋白浓度，［mg（蛋白）/mL］；5 为孵育时间，min。

药物初始消除速率（V）通常用 pmol/{min·mg[微粒体蛋白或肝细胞数（$\times 10^6$）]}表示。

b. 采用五个不同底物浓度下的药物消除速率-浓度数据，使用非线性回归程序（如 PCNONLIN）对 Michaelis-Menten 方程进行拟合，来估算 V_{max} 和 K_m。

c. 用 V_{max} 除以 K_m 计算 $Cl_{i,in\ vitro}$ [式（12-12）]。举例，如果 V_{max} 和 K_m 分别为 100pmol/（min·mg）蛋白和 5μmol/L，则 $Cl_{i,in\ vitro}$ 为 0.02mL/[min·mg（蛋白）]：

$$V_{max}\{pmol/[min·mg(蛋白)]\}$$
$$\downarrow$$
$$Cl_{i,in\ vitro} = \frac{100}{5\times 1000} = 0.02mL/[min·mg(蛋白)]$$
$$\nearrow \qquad \nwarrow$$

$K_m(μmol/L)$ 　　　从 μmol/L 到 pmol/mL 的换算因子

② **根据药物消除的半衰期估算 $Cl_{i,in\ vitro}$。** 使用远低于 K_m 的单一药物浓度下测得的初始消除半衰期，亦可以估算出 $Cl_{i,in\ vitro}$ [式（12-19）]。这种方法很有用，尤其是难以在足够宽的浓度范围内进行米-曼氏动力学实验时（Chenery 等，1987）：

$$Cl_{i,in\ vitro} = \frac{0.693}{t_{1/2}\times 微粒体蛋白浓度} \qquad (12-19)$$

$t_{1/2}$ 是药物消除的半衰期：

$$t_{1/2} = \frac{0.693\times(t_2-t_1)}{\ln(C_1/C_2)} \qquad (12-20)$$

式中，C_1 和 C_2 分别是孵育后 t_1 和 t_2 时刻的药物浓度。可以确定的是，在几个假设的条件下，对于 $Cl_{i,in\ vitro}$ 的估算，这是比 Michaelis-Menten 动力学方法更容易和更快速的方法。

首先，测定药物消除半衰期的药物浓度应远低于 K_m（$<K_m$ 的 10%），以确保处于线性条件下。由于该方法仅设置一个药物浓度，因此选择合适的浓度和合适的孵育条件对于线性动力学的建立非常重要。由于潜在的底物抑制和溶解度的限制，过高的浓度是不合适的，而过低的浓度由于灵敏度的限制也是不合适的。其次，药物消除的 $t_{1/2}$ 应在消除速率呈线性变化时间段内（在该时间段内，药物消除速率变化幅度通常应小于药物初始消除速率的 10%）进行测定。对于低清除率药物，在药物消减 30% 的时间内测量 $t_{1/2}$ 是可以接受的。由于这些限制，基于该方法的 $Cl_{i,in\ vitro}$ 估算值往往低于根据 Michaelis-Menten 作图法得出的 V_{max} 和 K_m 估算值。但是，与其他更复杂的方法相比，由于它的实验简单因此具有优势，特别是在药物发现过程中足以对大量化合物在人体内的潜在代谢清除率进行粗略排序以便化合物选择。

表 12-3　将体外肝固有清除率外推到体内肝固有清除率以及估算
人体肝脏清除率所需的重要生理生化参数

生理参数	文献值	比例因子[a]
肝重	25.7g（肝）/kg（体重）[b]	—
肝血流速率	20.6mL/[min·kg（体重）][b]	—
肝细胞数量	120×10^6（细胞）/g（肝）	3100
肝细胞中 P450 含量	0.14nmol/10^6（细胞）	—
肝微粒体蛋白	52.5mg（蛋白）/g（肝）	1350
	77mg（蛋白）/g（肝）	1980
肝微粒体中 P450 含量	0.32nmol/mg（肝微粒体蛋白）	—
	0.296nmol/mg（肝微粒体蛋白）	—

[a] 数据来源于 Bäärnhielm 等（1986）、Davies 和 Morris（1993）和 Iwatsubo 等（1997）。
[b] 当体外固有肝清除率表示为 mL/[min·mg(微粒体蛋白)]{或 mL/[min×10^6(肝细胞)]}时，估算体外肝固有清除率的比例因子{mL/[min·kg(体重)]}。假定人的平均体重为70kg。

例如，微粒体蛋白浓度为 1mg/mL，孵育体系为 0.5mL，药物初始浓度为 2μmol/L，在药物浓度-时间曲线的线性范围内药物的消除半衰期 $t_{1/2}$ 为 30min，估算得到 $Cl_{i,in\ vitro}$ 为 0.02mL/[min·mg(蛋白)]：

$$Cl_{i,in\ vitro} = 0.693/(30 \times 1) = 0.02mL/[min·mg(蛋白)]$$

式中，0.693 为常数；30 为半衰期，min；1 为孵育体系中的微粒体蛋白浓度。

12.2.1.2　$Cl_{i,in\ vitro}$ 外推到体内肝固有清除率（$Cl_{i,h}$）

通过将体外研究中使用的微粒体蛋白（或 P450）浓度（或相关的肝细胞数量/密度）按比例放大到整个肝脏，可以实现 $Cl_{i,in\ vitro}$ 到 $Cl_{i,h}$ 外推。表 12-3 和表 12-4 分别总结了人类和大鼠的适当比例因子。例如，如果药物在人肝微粒体中孵育后测得的 $Cl_{i,in\ vitro}$ 为 0.02mL/[min·mg(微粒体蛋白)]，则可以将 $Cl_{i,in\ vitro}$ 乘以比例因子 1350（或 1980）（表 12-3），即：

$$Cl_{i,h}=0.02 \times 1350=27mL/[min·kg(体重)]$$

式中，比例因子是由 52.5mg(微粒体蛋白)/g(肝)乘以 25.7g(肝)/kg(体重)获得［等于 1350mg(微粒体蛋白)/kg(体重)］。因此，$Cl_{i,h}$ 的单位变为 mL/[min·kg(体重)]。

表 12-4　将体外肝固有清除率外推到体内肝固有清除率和
估算大鼠体内肝脏清除率的重要生理生化参数[a]

生理参数	文献值	比例因子[b]
肝重量	45g（肝）/kg（体重）[c]	

生理参数	文献值	比例因子[b]
肝血流速率	81 mL/［min·kg（体重）］[c]	—
肝细胞数量	135×10⁶（细胞）/g（肝）	6100
肝微粒体蛋白	45mg（蛋白）/g（肝）	2000
	54mg（蛋白）/g（肝）	2400
肝微粒体 P450 含量	0.98 nmol/mg（肝微粒体蛋白）[d]	—

[a] 数据来源于 Bäärnhielm 等（1986）和 Houston（1994）。

[b] 当体外固有肝清除率表示为 mL/[min·mg（微粒体蛋白）]{或 mL/[min×10⁶（肝细胞）]}时，估算体外肝固有清除率的比例因子{mL/[min·kg（体重）]}。

[c] 假定大鼠的平均体重为 0.25 kg。

[d] Bäärnhielm 等，1986。

12.2.1.3 肝清除模型在体内肝清除率估算中的应用

药物体内肝清除率（Cl_h）的估算可通过将 $Cl_{i,h}$、Q_h 和 f_u 的估算值拟合到肝清除模型中来实现。例如，如果一种药物有 90% 与血液成分结合（$f_u = 0.1$），并且 $Cl_{i,h}$ 估算为 27mL/[min·kg(体重)]，那么根据肝清除的充分搅拌或平行管模型，药物在人体内的 Cl_h 分别计算为 2.66mL/[min·kg(体重)]或 2.53mL/[min·kg(体重)]。

大鼠、犬和人体内每克肝脏中细胞色素 P450 的浓度和微粒体蛋白的含量见表 12-5。

表 12-5 大鼠、犬和人体内每克肝脏中细胞色素 P450 的浓度和
微粒体蛋白的含量（均值±标准差）

种属	细胞色素 P450/ ［nmol/mg（蛋白）］	微粒体蛋白浓度/ ［mg/g（肝）］	肝重/ ［g/kg（体重）］
大鼠	0.980±0.10[a]	54[a]，45[b]	42.4[a]，45[b]
犬	0.474±0.080[a]	43[a]	25.6[a]
	0.78±0.08[c]	—	—
人	0.296±0.093[a]，0.32[d]	77[a]，52.5[d]	20.2[a]

[a] 数据来源于 Bäärnhielm 等（1986）。

[b] 数据来源于 Houston（1994）。

[c] 数据来源于 Duignan 等。

[d] 数据来源于 Iwatsubo 等（1986）。

充分搅拌模型：

$$Cl_h = \frac{Q_h \cdot f_u \cdot Cl_{i,h}}{Q_h + f_u \cdot Cl_{i,h}} \quad \frac{20.6 \times 0.1 \times 27}{20.6 + 0.1 \times 27}$$

mL[min·kg(体重)]　　无单位　　mL[min·kg(体重)]

$$= 2.66 mL/[min \cdot kg(体重)]$$

平行管模型:

$$Cl_h = Q_h(1 - e^{-f_u \cdot Cl_{i,h}/Q_h}) = 2.53 mL[min \cdot kg(体重)]$$

对于低清除率药物，即 $f_u \times Cl_{i,h} << Q_h$ 的药物，这两种模型对 Cl_h 估算的差异较小。当药物的提取率大于 0.7 时，模型之间的清除率估算值的差异则会变得更加明显。尽管经过假设和简化，但作为肝清除模型中最简单的模型，充分搅拌模型似乎也还足以将体外代谢数据外推到体内清除率。同样，尽管已知酶家族和反应模式的复杂性，但简单的 Michaelis-Menten 动力学也被认为足以描述代谢酶的动力学行为。

12.2.1.4 不同体外方法预测体内肝脏清除率的比较

总的来说，与肝微粒体或肝切片相比，原代肝细胞（新鲜分离的肝细胞）似乎对 Cl_h 的体外预测更为可靠。与肝细胞相比，使用肝微粒体或肝切片的研究往往低估 Cl_h。已经发现，当归一化到一致的微粒体蛋白质浓度时（译者注：对于肝细胞来说，也是可以将一定的肝细胞浓度转换为"虚拟"的微粒体蛋白浓度的），肝细胞中药物代谢的速度大约是微粒体中药物代谢速度的三倍（Houston 和 Carlie，1997；Miners 等，1994）。微粒体中代谢速度较慢是多种因素共同导致的结果。例如：

① 微粒体的代谢能力有限。肝细胞可同时进行 I 相和 II 相代谢，而微粒体仅具有 I 相代谢或有限的 II 相代谢（如 UDPGA 介导的 II 相代谢），取决于反应条件。

② 微粒体在制备过程中形成的破坏。由于制备过程的破坏性，最终微粒体的结构完整性可能会受到一定程度的损伤，随后重新建立的代谢研究条件在生理上可能不是最佳的。

③ 微粒体中酶活性的失活。当用药物消除的半衰期来估算 $Cl_{i,in vitro}$，而不是 Michaelis-Menten 动力学得到的 V_{max} 和 K_m 来进行估算时，可能会因为肝微粒体无法在较长的孵育时间内保持很好的活性而导致无法准确测定半衰期。

④ 药物与微粒体蛋白质的非特异性结合。在微粒体中，药物与微粒体蛋白质的任何非特异性结合（在大鼠肝微粒体中，微粒体蛋白质为 1mg 时，通常的结合率为 10%至 60%）都会导致药物的可被利用浓度低于最初加入孵育体系中的浓度。另外，当归一化为一致的酶活性时，药物与肝细胞内蛋白的非特异性结合程度可能低于微粒体中的结合。

（1）微粒体和肝细胞在预测体内清除率方面的比较 基于肝细胞研究结果的预测比基于微粒体研究结果的预测更可靠。对于低清除率药物{$Cl_{i,in vitro}$ < 20μL/[min·mg（微粒体蛋白）]}，基于微粒体实验数据的 Cl_h 预测通常是合理的；但对于高清除率药物{$Cl_{i,in vitro}$ > 100μL/[min·mg(微粒体蛋白)]}，基于微粒体数据的 Cl_h 预测值则显著小于基于肝细胞数据的预测值或 Cl_h 真实值。

（2）利用肝切片预测体内清除率　由于以下原因，肝切片尚未像微粒体或原代肝细胞那样广泛用于 Cl_h 的预测：

① 新鲜肝切片保存困难和可获得性有限：肝切片冷冻保存的成功率不高。

② 缺乏基于群体研究的方法：在采用肝切片进行实验之前，针对来源于不同个体的肝切片的代谢能力进行表征存在困难。（译者注：这意味着可能无法在实验中设置可靠的对照，以及对实验结果进行可靠的解读）

③ 扩散（转运）限制型的代谢行为：由于药物在肝细胞切片的多层膜（在约 200μm 厚的切片中约有五层肝细胞存在）的扩散能力有限，药物代谢主要发生在肝切片的外层。也就是说，与分离肝细胞相比，肝切片中肝细胞对药物利用率相当有限。

12.2.1.5　药物非特异结合对体外代谢的影响

药物代谢等酶反应的 Michaelis-Menten 动力学基于孵育体系中游离药物和未结合酶分子之间的相互作用，先形成酶-药物中间体，然后分解为代谢产物和未结合酶：

$$D + E \underset{k_{-1}}{\overset{k_1}{\rightleftharpoons}} E - D \overset{k_2}{\longrightarrow} E + M$$

未结合药物分子（D）与　　生成酶 - 药物　　　生成代谢物（M）
未结合酶（E）进行反应　　中间产物　　　　并释放酶（E）

Michaelis-Menten 动力学［式（12-10）］中，药物初始消除速率是基于代谢酶实际可利用的游离药物浓度，而不是总浓度。K_m 等于初始药物消除速率为 V_{max} 一半时孵育体系中游离药物浓度，因此其应根据药物初始消除率与孵育体系中游离药物浓度之间的关系来确定。而 V_{max} 则不应受孵育体系中药物结合程度的影响（Bäärnhielm 等，1986；Ito 等，1998；Obach，1997）。

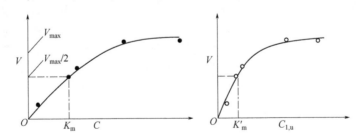

图 12-6　通过药物初始消除速率（V）与肝微粒体中药物总浓度（C，●）或游离浓度（$C_{l,u}$，○）之间的关系得到的 Michaelis-Menten 常数（即 K_m 值）的差异图示。

K_m 和 K'_m 分别表示 V 为 V_{max} 的一半时总（A）和游离（B）药物浓度。

V_{max} 是与药物和微粒体蛋白的非特异性结合无关的参数值

举例来说，当在微粒体中进行代谢研究时，由于与微粒体蛋白的非特异性结合，加入孵育体系中的药物总浓度可能不等于其游离药物浓度。事实上，基于孵育体系中总药物浓度估算的 K_m 值可能远远大于基于游离药物浓度的 K_m 值（图 12-6）。

根据非特异性蛋白结合程度校正的 K_m 值（即 K'_m 值）可通过将基于总浓度得到的 K_m 估算值乘以微粒体中游离药物浓度比率（$f_{u,m}$）得到：

$$K'_m = f_{u,m} K_m \qquad (12\text{-}21)$$

如果蛋白结合的程度是浓度非依赖性的，则可以通过蛋白结合研究来估算 $f_{u,m}$（例如，在没有辅助因子的微粒体的孵育体系中以平衡透析法来测定）。在一些研究中已经发现，当微粒体蛋白浓度为 1mg/mL 时，药物与微粒体蛋白质的非特异性结合率为 10%～60%，即 $f_{u,m}$ 为 0.4～0.9。

对于具有严重非特异性结合的药物，使用 K_m 对 $Cl_{i,in\ vitro}$ 的估算可能过低。如果预期药物具有严重的非特异性结合，那么 $f_{u,m}$ 对于评估真实的 $Cl_{i,in\ vitro}$ 是非常重要的：

$$Cl_{i,in\ vitro} = \frac{V_{max}}{K_m} = \frac{V_{max}}{f_{u,m} K_m} \qquad (12\text{-}22)$$

体外数据预测与体内研究结果之间的差异：根据体外数据预测的肝脏清除率可能低估或高估真实体内肝脏清除率（Houston 和 Carlie，1997），这并不是不常见。造成这些差异的几个潜在原因如下：

（1）体内肝脏清除率的低估　在许多情况下，由 $Cl_{i,in\ vitro}$ 预测得到的体内肝脏清除率（Cl_h）往往低于实际测得的 Cl_h，特别是对于高清除率药物{$Cl_{i,in\ vitro} >$ 100μL/[min·mg(蛋白)]}。这种差异可能是由于体外实验的以下限制：

① 代谢活动有限：这在肝微粒体研究中更加明显。

② 代谢产物对酶活性的抑制作用：这种情况在微粒体研究中尤其值得关注，因为微粒体中的活性Ⅱ相结合酶相对缺乏或较少。

③ 体外系统的变化性（如样品收集、储存条件等）：微粒体制备过程中所具有的破坏性（译者注：如使细胞破碎的步骤）可能导致不同酶亚型活性的程度不一的损失。在大多数情况下，用目前的方法分离出的原代肝细胞大约有 20% 是不具有活力的。

④ 采用肝切片进行研究时，药物在其中多层肝细胞的渗透性差。由于药物渗透性差，药物代谢主要发生在肝切片外层的肝细胞中。

⑤ 药物与微粒体蛋白和/或实验耗材的非特异性结合：由于只有未结合的药物才会发生代谢，药物在体外实验中的非特异性结合会减少实际可被利用于代谢的药物量，当采用蛋白质浓度归一化后得到的 $Cl_{i,in\ vitro}$ 将明显低于 $Cl_{i,h}$。

⑥ 无法预测体外代谢系统的胆汁清除率。

(2)体内肝清除率的高估 有时，基于 $Cl_{i,in\ vitro}$ 的体外预测 Cl_h 高于测量的 Cl_h，这可能是由于以下原因：

药物在肝窦血和肝细胞之间的缓慢平衡：当药物的固有肝脏清除率（代谢和胆汁排泄）远高于药物从肝细胞到肝窦血的外流清除率时，表观 $Cl_{i,h}$ 则更多地由从肝窦血到肝细胞的药物摄取决定。在这种情况下，体外肝微粒体中估计的 $Cl_{i,in\ vitro}$，不能反映体内从血液到肝细胞的缓慢药物摄取，从而导致 Cl_h 的高估（Kwon 和 Morris，1997）。

(3)其他因素

① 肝细胞窦膜中主动转运体的存在：当药物受到位于肝窦膜的活性转运体的影响时，其肝细胞内的游离药物浓度可能与血液中的游离药物浓度不同。仅从体外数据通常难以评估药物的主动转运对 Cl_h 的作用，还需要进一步的实验，如肝脏灌注。

② 代谢的个体差异：遗传多态性和环境因素可导致不同个体间肝脏代谢能力和代谢潜能的显著差异。因此，通常很难通过源自少数个体获得的肝脏样本的体外实验数据来预测代表群体的 Cl_h。

动物和人类不同体液容积的标准值见表 12-6。

表 12-6 动物和人类不同体液容积的标准值

种属	容积/(L/kg)[a]		
	V_p	V_e	V_r
大鼠、豚鼠	0.031	0.266	0.371
兔	0.044	0.206	0.466
猴	0.045	0.163	0.485
犬	0.052	0.225	0.328
人	0.043	0.217	0.340

[a] V_p—血浆容积；V_e—细胞外液容积减去血浆容积；V_r—药物能分配到的生理容积减去细胞外容积（细胞内液容积）。

12.2.2 药物在人体内的分布容积预测

Φie 和 Tozer 开发的式（12-23）可用于使用已知的真实生理容积和通过实验测定的游离药物分数来预测药物在人体内的稳态表观分布容积（Φie 和 Tozer，1979）。假设不同种属间的 f_{ut} 值相似，则可通过至少两个不同种属的 f_{ut} 平均值来估算人体组织细胞内游离药物和总药物浓度之比（f_{ut}）［式（12-24）］。人体 V_p、V_e 和 V_r 的已知参数值如表 12-6 所示。

$$V_{ss} = 2.4V_p + f_u V_p (V_e / V_p - 1.4) + (f_u / f_{ut})V_r \qquad (12\text{-}23)$$

$$f_{ut} = \frac{f_u V_r}{V_{ss} - 2.4V_p - f_u V_p [(V_e / V_p) - 1.4]} \qquad （12-24）$$

式中，f_u 为血浆中游离药物浓度与总药物浓度之比；f_{ut} 为细胞内空间中（即组织中）游离药物浓度与总药物浓度之比；V_p 为血浆容积，L/kg；V_e 为细胞外液容积减去血浆容积，L/kg；V_r 是药物所能分布的生理容积减去细胞外容积（即细胞内液容积），L/kg；V_{ss} 是稳定表观分布体积，L/kg。

参考文献

Bäärnhielm C. et al.，*In vivo* pharmacokinetics of felodipine predicted from *in vitro* studies in rat，dog and man，*Acta. Pharmacol. et Toxicol.* **59**：113-122，1986.

Boxenbaum H.，Interspecies scaling，allometry，physiological time and ground plan of pharmacokinetics，*J. Pharmacokinet. Biopharm.* **10**：201-227，1982.

Boxenbaum H. and D'Souza R. W.，Interspecies pharmacokinetic scaling，biological design and neoteny. *Adv. Drug Res.* **19**：139-196，1990.

Calabriese E. J.，Animal extrapolation and the challenge of human heterogeneity，*J. Pharm. Sci.* **75**：1041-1046，1986.

Chenery R. J. et al.，Antipyrine metabolism in cultured rat hepatocytes，*Biochem. Pharmacol.* **36**：3077-3081，1987.

Davies B. and Morris T.，Physiological parameters in laboratory animals and humans. *Pharm. Res.* **10**：1093-1095，1993.

Dedrick R. L.，Animal scale-up，*J. Pharmacokinet. Biopharm.* **1**：435-461，1973.

Duignan D. B. et al.，Purification and characterization of the dog hepatic cytochrome P450 isozyme responsible for the metabolism of 2，2'，4，4'，5，5'-hexachlorobiphenyl，*Arch. Biochem. Biophys.* **255**：290-303，1987.

Houston J. B.，Utility of in vitro drug metabolism data in predicting *in vivo* metabolic clearance，*Biochem. Pharmacol.* **47**：1469-1479，1994.

Houston J. B. and Carlie D. J.，Prediction of hepatic clearance from microsomes，hepatocytes，and liver slices，*Drug Metab. Rev.* **29**：891-922，1997.

Ings R. M. J.，Interspecies scaling and comparisons in drug development and toxicokinetics，*Xenobiotica.* **20**：1201-1231，1990.

Ito K. et al.，Quantitative prediction of *in vivo* drug clearance and drug interactions from *in vitro* data on metabolism，together with binding and transport，*Ann. Rev. Pharmacol. Toxicol.* **38**：461-499，1998.

Iwatsubo T. et al.，Prediction of *in vivo* drug metabolism in the human liver from *in vitro* metabolism data，*Pharmacol. Ther.* **73**：147-171，1997.

Kwon Y. and Morris M. E.，Membrane transport in hepatic clearance of drugs. I: Extended hepatic clearance models incorporating concentration-dependent transport and elimination processes，*Pharm. Res.* **14**：774-779，1997.

Mahamood I. and Balian J. D., Interspecies scaling: a comparative study for the prediction of clearance and volume using two or more than two species. *Life Sci.* **59**: 579-585, 1996a.

Mahamood I. and Balian J. D., Interspecies scaling: predicting clearance of drugs in humans: three different approaches, *Xenobiotica* **26**: 887-895, 1996b.

Miners J. 0. et al., *In vitro* approaches for the prediction of human drug metabolism, *Ann. Rep. Med. Chem.* **29**: 307-316, 1994.

Mordenti J., Forecasting cephalosporin and monobactam antibiotic half-lives in humans from data

collected in laboratory animals, *Antimicrob. Agents Chemother.* **27**: 887-891, 1985.

Mordenti J., Man versus beast: pharmacokinetic scaling in mammals, *J. Pharm. Sci.* **75**: 1028-1040, 1986.

Obach R. S., Nonspecific binding to microsomes: impact on scale-up of *in vitro* intrinsic clearance to hepatic clearance as assessed through examination of warfarin, imipramine, and propranolol, *Drug Metab. Dispos.* **25**: 1359-1369, 1997.

Φie S. and Tozer T. N., Effect of altered plasma protein binding on apparent volume of distribution, *J. Pharm. Sci.* **68**: 1203-1205, 1979.

Rane A. et al., Prediction of hepatic extraction ratio from *in vitro* measurement of intrinsic clearance, *J. Pharmacol. Exp. Ther.* **200**: 420-424, 1977.

Ritschel W. A. et al., The allometric approach for interspecies scaling of pharmacokinetic parameters, *Comp. Biochem. Physiol.* **103C**: 249-253, 1992.

Sacher G. A., Relationship of life span to brain weight and body weight in mammals, in G. E. W. Wolstenholm and M. O'Connor (eds.), CIBA Foundation Colloquium on Aging, Churchill, London, 1959, pp. 115-133.

第13章

动物生理学

  对动物生理学的深入了解是进行药动学研究并对研究数据进行合理解释的前提。本章介绍了与动物生理学相关的数据及常见实验动物给药的推荐条件。表13-1总结了动物生理学和生化学的参数，这些参数可用于设计各种实验动物和人的药动学、药物代谢研究以及数据解释。表 13-2 和表 13-3 总结了实验动物不同给药途径使用的针头型号和最大给药体积的信息。表13-4 详细介绍了药物动力学研究最常用的种属——大鼠的生理参数。表 13-5 可以作为大鼠麻醉的指南。图 13-1 介绍了细胞外液和细胞内液的化学成分以及生理差异，有助于理解内源性和外源性物质在细胞水平的药动学行为。

表 13-1　实验动物和人的重要生理学和生化学参数

项目	小鼠	仓鼠	大鼠	豚鼠	兔子	猫	猴	犬	人	备注[a]
体重（雄性)/kg	0.02~0.06	0.11~0.14	0.25~0.4	0.6~1	2.5~6	2~4	5	10	70	(1)
体表面积/m²	0.008	—	0.023	—	0.17	—	0.32	0.51	1.85	(2)
	0.004	0.026	0.033	0.06~0.07	0.13~0.30	—	—	—	—	(3)
体温/℃	36.5~38.0	37~38	37.5~38.5	38~40	38.5~39.5	38~39.5	36~40	38~39	37.0	(3)
日消耗量 食物/(g/kg)	100~200	100	100~120	30~50	25~50	40~80	50~60	25	—	(3)
日消耗量 水/(mL/kg)	150	80~100	100~120	100	60	50	—	—	—	
妊娠期/天	17~21 均值19	15~16 均值15.5	20~23 均值21	58~75 均值68	30~35 均值31	58~71 均值65	150~183 均值165	53~71 均值63	—	(3)
出生体重/g	0.5~1.5	2~3	5	70~100	30~100	90~130	450~500	200~500	—	(3)
寿命/年	1~2	2~3	2~3	5~6	5~6	10~17	20~30	10~15	—	
脏器重量/g 肾上腺	0.004	0.027	0.05	—	0.5	—	1.2	1	14	(2)、(4)、(5)
脏器重量/g 脑	0.36	—	1.8	—	14	—	90	80	1400	
脏器重量/g 脂肪	—	—	—	—	—	—	—	—	10000	
脏器重量/g 心脏	0.08	0.46	1.0	—	5	—	18.5	80	330	
脏器重量/g 肠	*1.5*	*12.23*	*11.25*	—	*120*	—	*230*	*480*	*2100*	斜体代表器官体积(mL)
脏器重量/g 肾	0.32	0.96	2.0	—	13	—	25	50	310	
脏器重量/g 肝	1.75	6.05	10.0	—	77	—	150	320	1800	
脏器重量/g 肺	0.12	0.74	1.5	—	18	—	33	100	1000	
脏器重量/g 胃肠	*0.6*	—	—	—	*47*	—	*135*	*120*	*1400*	
脏器重量/g 脾	0.1	0.54	0.75	—	1	—	8	25	180	

续表

项目		小鼠	仓鼠	大鼠	豚鼠	兔子	猫	猴	犬	人	备注[a]
血液/（mL/kg）		74.5	72.0	58.0	74.0	69.4	84.6	75.0	92.6	77.8	(2)
红细胞/%		45	37	46	48	36	44	41	42	44	
血液 pH 值		—	7.39	7.38	7.35	7.35	7.35	—	7.36	7.39	(6)
血浆/（mL/kg）		48.8	45.5	31.3	38.8	43.5	47.7	44.7	53.8	47.9	(2)
血浆白蛋白/[mg/mL（血浆）]	血浆白蛋白	32.7	—	31.6	—	38.7	—	49.3	26.3	41.8	(2)、(6)
	血浆 α-1-ACG	12.5	—	18.1	—	1.3	—	2.4	3.7	1.8	
脑脊液	总量	62	—	67	47	57	—	88	90	74	
	体积[μL/g（组织）]	—	—	—	—	—	—	—	4.9	22.4	(7)
	流速/（μL/min）	—	0.14	2.2	—	10.1	22	—	47	429	
组织液/（mL/kg）		—	—	—	—	—	—	—	—	157.1	(8)
细胞内液/（mL/kg）		—	—	—	—	—	—	—	—	400.0	
体内总水量/（mL/kg）		—	—	—	—	—	—	—	—	600.0	
血流速率/(mL/min)	肾上腺	—	—	0.4	—	32	—	20	35	100	(2)、(5)
	动物脂肪	—	—	1.3	—	—	—	72	45	260	斜体代表血浆流率
	脑	0.28	—	3.9	—	16	—	60	54	700	
	心脏	0.35	0.14	2.0	—	37	—	51	79	240	
	肝动脉	1.5	—	7.5	—	111	—	125	216	300	
	肠	1.3	5.3	9.2	—	80	—	138	216	1100	
	肾		5.27							1240	

项目		小鼠	仓鼠	大鼠	豚鼠	兔子	猫	猴	犬	人	备注[a]
血流速率/(mL/min)	肝	1.8	6.5	13.8	62	177	—	218	309	1450	
	肺	—	28.4	—	—	—	—	—	—	1400	
	肾髓	0.17	—	—	—	11	—	23	20	120	
	肌肉	0.91	—	7.5	—	155	—	90	250	750	
	门静脉	1.45	—	9.8	—	140	—	167	230	1150	
	表皮	0.41	—	5.8	—	—	—	54	100	300	
	脾	0.09	0.25	0.63	—	9	—	21	25	77	
	心输出量	8.0	—	74.0	—	530	—	1086	1200	5600	(9)
组织血量/[μL/g(组织)]	肾上腺	30	—	—	—	—	—	—	—	—	
	骨骼	110	—	45	—	—	—	—	—	—	
	骨髓	—	—	—	55	—	—	—	—	—	
	脑	30	—	11	—	—	30	—	11	—	
	心脏	—	—	60	—	—	84	—	66	—	
	肠	90	—	28	—	—	—	—	41	—	
	肾	340	—	92	—	—	93	—	81	—	
	肝	360	—	99	—	—	52	—	147	—	
	肺	490	—	111	—	—	147	—	301	—	
	骨骼肌	30	—	4	—	—	27	—	11	—	
	表皮	30	—	20	—	70	—	—	—	—	
	脾	170	—	86	133	—	195	—	510	—	
体液	睾丸	60	—	6	—	—	—	—	—	—	

分类	项目	小鼠	仓鼠	大鼠	豚鼠	兔子	猫	猴	犬	人	备注[a]
	心率/（次/min）	300~800	250~500	300~500	230~380	130~325	100~120	100~150	80~150	—	(3)
	胆汁流量[mL/（kg·d）]	100	90	90	230	120	—	25	12	5	(10)
		—	—	48~92	—	130	—	19~32	19~36	2.2~22.2	(11)
	胆汁 pH 值	—	—	—	—	—	—	—	—	7.4~8.5	胆管胆汁
		—	—	—	—	—	—	—	—	5.4~6.9	胆囊胆汁
	胆汁浓度（相对于人）	0.05	0.06	0.6	0.02	0.04	—	0.2	0.23	1	(10)
	尿流量[mL/（kg·d）]	50	—	200	—	60	—	75	30	20	(10)
	尿浓度（相对于人）	0.4	—	0.1	—	0.34	—	0.26	0.66	1	(10)
	尿 pH 值	—	—	—	—	—	—	—	—	6.3，4.5~8.0	(12)
体液	GFR/（mL/min）	0.28	—	1.31	—	7.8	—	10.4	61.3	125	(13)
	肾小球数目（×10^5/kg）	0.2	—	2.3	—	12	—	10.0	40	126	(13)
	淋巴流量/[mL/（kg·d）] 颈管	5.9	—	2.9	1.8	1.6	—	—	0.9	0.29	(14)
	心脏	—	—	—	—	—	—	—	2.6	—	
	肠	—	—	96	—	—	—	—	7.7	—	
	肾	—	—	—	—	—	37	—	29	—	
	腿	—	—	—	—	—	—	—	0.2，2	—	
	肝	—	—	7.7	—	—	18，14	—	26，36	—	

分类	项目		小鼠	仓鼠	大鼠	豚鼠	兔子	猫	猴	犬	人	备注ª
体液	淋巴流量/[mL/(kg·d)]	肺	—	—	—	—	—	—	—	7, 10	—	—
		右淋巴管	—	—	—	—	—	—	—	15, 21	—	—
		胸导管	960	—	40, 96	39	30, 88	8, 40	—	55, 132	17, 144	—
		甲状腺	—	—	—	—	—	—	—	1.8	—	—
胃肠道	胃半排空时间/min	小肠	—	—	(<15)	—	—	—	—	4~5 (180)	8~15 (77~130)	(11)、(15)、(16)
	肠道通过时间/min	全部肠道	—	—	88	—	—	—	—	111	238 (275, >600)	(2)、(15)、(17)
	肠道长度/m	小肠	0.04	—	0.1~0.15	—	3.56	—	—	4.14	7	(2)
		大肠	—	—	0.02~0.03	—	2.26	—	—	0.74	—	(11)
		全部肠道	1.5	12.23	11.25	—	120	—	230	480	2100	(11)、(18)
		肠腔	1.5	—	8.8	—	—	—	230	—	2100	(5)
	肠容积/mL	胃容积 容量/L	—	—	—	—	—	—	0.1 (0.008)	1	1~1.6 (0.024)	(11) 基础的
		小肠	—	—	—	—	—	0.11	—	—	—	—
		大肠	—	—	—	—	—	0.12	—	—	—	—

项目		小鼠	仓鼠	大鼠	豚鼠	兔子	猫	猴	犬	人	备注[a]
胃肠道	胃肠pH值 唾液	—	—	—	—	—	—	—	—	6.0~7.0	(19)
	胃液	—	—	—	—	—	—	—	—	1.0~3.5	—
	胃（禁食）	3.1~4.5	2.9~6.9	3.0~3.8	—	—	—	—	0.9~2.5	1.3~2.1	(15)、(20)、(21)
	胃（餐后）	—	—	2.3~4.5	—	—	—	—	—	1.5~3.5	(11)、(22)
	肠（禁食）	—	6.1~7.1	6.9~7.8	—	6.0~8.0	—	—	0.5~5.0	2.5~7.5	(15)、(20)、(23)
	肠（餐后）	—	—	—	—	—	—	—	6.5~7.5	5.5~6.5	(11)、(22)
	胰液	—	—	—	—	—	—	—	2~7	5~7	(15)
	小肠分泌物	—	—	—	—	—	—	—	—	5~6	(19)
	大肠分泌物	—	—	—	—	—	—	—	—	8.0~8.3	—
	胆汁	—	—	—	—	—	—	—	—	7.5~8.0	—
	粪便	—	—	6.9	—	7.2	—	—	—	7.8	—
	日分泌量/[mL/(kg·d)] 唾液	—	—	—	—	—	—	—	—	14	—
	胃液	—	—	—	—	—	—	—	—	21	—
	胰液	—	—	—	—	—	—	—	—	14	(20)、(24)
	胆汁	—	—	—	—	—	—	—	—	14	(19)
	小肠分泌物	—	—	—	—	—	—	—	—	26	—
	大肠分泌物	—	—	—	—	—	—	—	—	2.9	—

项目		小鼠	仓鼠	大鼠	豚鼠	兔子	猫	猴	犬	人	备注[a]
β-葡萄糖苷酸酶活性[nmol/h·g(含量)]	肝	2000~4000	2200	15000~30000	4500	5000	—	—	—	3000	(25)
	肾	1000~4500	1100	4000~6000	600~1700	300	—	—	—	2000	—
	肺	—	—	5000	—	300	—	—	—	500	—
	脾	4000~11000	—	15000~30000	5500	—	—	—	—	6500	—
	脑	100	—	150	300	150	—	—	—	微量	—
	胃	—	—	—	—	40	—	—	—	200~1000	—
	小肠	—	—	3000~5000	—	800	—	—	—	—	—
代谢活性	小肠内容物	1200	—	304	2.7	2.4	—	—	—	0.02	(11)、(26)
		(5015)	—	(1341)	(139)	(45.4)	—	—	—	(0.9)	
	大肠	—	—	3500	—	300	—	—	—	—	(25)
	大肠内容物	—	—	3000	—	2000	—	—	—	—	—
	细胞色素 P450/[nmol/mg(蛋白)]	—	—	0.98	—	—	—	—	0.474	0.296	(27)
		—	—	(54)	—	—	—	—	(43)	(77)	

[a] (1) 成年雄性动物的平均体重。(2) Davies B. 和 Morris T., 1993。(3) Havenaar R. 等, 1993。(4) Frank D.W., 1944。(5) Gerlowke L.E. 和 Jain R.K., 1983。(6) Altman P.L. 和 Dittmer D.S., 1971a。(7) Altman P.L. 和 Dittmer D.S., 1971b。(8) 对于体重为70kg的普通男性，血浆容量为3L，全血容量为5.5L。血浆中的细胞外液（间质液）为11L，细胞内液约为28L，全身水分约为42L（Benet L.Z. 和 Zia-Amirhosseini P., 1995）。(9) Altman P.L. 和 Dittmer D.S., 1971c。(10) Clark B. 和 Smith D.A., 1982。(11) Kararli T.T., 1995。(12) Guyton A.C. 和 Hall J.E., 1996a。(13) Lin J.H., 1995。(14) Altman P.L. 和 Dittmer D.S., 1971d。(15) Dressman J.B., 1986。(16) 摄入水或生理盐水（固体餐）后的胃排空时间。在一些对人体的研究中，有报道称小餐后的半排空时间约为 30min，而大餐后的半排空时间比人的转运时间（180~300min）具有更大的个体差异。(17) Heidelberg 胶囊在禁食条件下的平均胃道转运时间（15~206min）比人的转运时间（180~300min）具有更大的个体差异，表明大的药物吸收可能比人的更可变和不完全。(18) 无定形器官的解剖长度。(19) Guyton A.C. 和 Hall J.E., 1996b。(20) Ilett K.F., 1990。(21) 禁食胃的 pH 值。由于食物的缓冲作用，餐后胃的 pH 值最初比禁食的 pH 值高（高达 7）；然后随着胃酸的分泌，pH 值在 60~90min 内逐渐降低到饭前值。在犬类中，在禁食后，胃肠道 pH 值变化较大的情况下（0.5~3.5，平均值为 2.1），没有观察到食物的初始缓冲作用。(22) 饲喂条件下 Wistar 大鼠 pH 值的变化。(23) 在同一时间观察发现，犬的肠道 pH 值始终比人类高 1 个单位。(24) Chang R., 1981。(25) 以酚酞 β-葡萄糖醛酸酶在 38℃ 下 1h 产生的酚酞计，表示为 μg/g（湿组织）（远端）的被细菌 β-葡萄糖醛酸酶解偶联的酚酞-β-葡萄糖醛酸的纳摩尔量。(26) 存在于小肠近端（近端）（Calabrese E.J., 1986）。(27) 括号中的数字表示每克肝脏中微粒体蛋白质含量为几毫克（Baärnhielm C. 等, 1986）。

表 13-2　实验动物不同给药途径推荐使用的针号及最大体积 [a]

种属	体重	(针号/最大体积)/mL[b]				
		PO[c]	IV	IM	IP	SC
小鼠	20 g	1.0/0.5	25G/0.3	26G/0.05	26G/1	25G/0.5
仓鼠	100 g	1.0/1	25G/0.5	25G/0.1	25G/3	25G/1
大鼠 [d]	250 g	2.0/2.5	25G/0.5[e]	25G/0.2	24G/5	24G/2
豚鼠	600 g	2.0/4	24G/0.5	24G/0.3	24G/10	22G/3
兔子	4 kg	5.0/10	22G/5	23G/1	21G/50	21G/20
猫	3 kg	-/10	22G/5	23G/1	21G/30	21G/20
猴	5 kg	-/10	22G/5	23G/1	21G/30	21G/20
犬	10 kg	-/20	22G/10	21G/2	21G/100	20G/50

[a] 数据来源于 Fleckwell（1995）、Iwarsson 等（1994）、Zwart（1993）、Sharp 和 LaRegina（1998）。
[b] 给药化合物如有刺激性，应使用更小的体积。
[c] 钝插管（经口灌胃）：硬管；垂直姿势，将管沿上颚插入食管 [管径：(mm)/最大体积]。
[d] 气管给药 40μL，鼻给药 100μL 或足底给药 100μL/足（通常仅注射一只脚）。
[e] 单次注射量不应超过总血量的 10%；连续 24h 静脉滴注应少于 4mL/(kg·h)。

表 13-3　针号及尺寸标准 [a]

针号/mm[b]	0.35	0.45	0.55	0.7	0.9	1.25	1.65	2.10
标准尺寸（G）	28	26	24	22	20	18	16	14

[a] 数据来源于 Iwarsson 等（1994）。
[b] 外径。

表 13-4　大鼠的生理参数 [a]

基本生理学参数	妊娠期	21~23d
	出生体重	5~6g
	寿命	2.5~3.5 年
	发育期	（50±10）d
	雄性体重	450~520g[b]
	雌性体重	250~300g[b]
	体温（直肠）	35.9~37.5℃
	体表面积	$0.03 \sim 0.06 cm^2$
	采食量	50~60g/[kg(体重)·d]
	饮水量	100~120 mL/[kg(体重)·d]
	胃肠道通过时间	12~24h
	心率	330~480 次/min
	心输出量	10~80 mL/min（平均 50 mL/min）

	体内总水量	167mL[b]
	细胞内液	92.8mL[b]
	细胞外液	74.2mL[b]
	血容积	57.5～69.9（平均 64.1mL/kg）
	血浆容积	（36.3～45.3）mL/kg（平均 40.4mL/kg）
	红细胞体积	（36.3±1.0）mg/kg
体液	红细胞（RBC）计数	5×10^9～10×10^9/mL
	白细胞（WBC）计数	3×10^6～17×10^6/mL
	血红蛋白（HB）	（110～190）mg/mL
	红细胞压积	0.35～0.57
	血浆白蛋白	（29～59）mg/mL
	脑脊液（CSF）容积	（250±16）μL[c]
	脑脊液生成速率	（2.83±0.18）μL/min[（1.88±0.17）μL/min[c]]
	脑脊液压力	（38±4）mm Hg[c]
	尿量	55 mL/[kg(体重)·d]

[a] 数据来源于 Cocchetto 和 Bjornsson（1983）以及 Sharp 和 LaRegina（1998）。
[b] 体重可能随进食量或压力而变化。
[c] 30 日龄大鼠。

表 13-5 适合大鼠手术或轻度麻醉的注射麻醉剂 [a]

类型	麻醉时间/min	麻醉剂	剂量/（mg/kg）[b]	沉睡时间/min
手术	≤5	美索比妥	（10～15）IV	10
	≤5	丙泊酚	10 IV	10
	≤10	硫喷妥钠	30 IP	15
	至少 20	氯胺酮+甲苯噻嗪	（75～100）IP+10 IP	120～240
浅麻	15	戊巴比妥	40～50IV	120～240
	20～30	氯胺酮+地西洋	75 IP+5IP	120
	20～30	氯胺酮+咪达唑仑	75 IP+5IP	120
	60	水合氯醛	（300～400）IP	120～180
	—	氯胺酮	100IP	—
	—	美索比妥	10IV	—
	—	硫喷妥钠	30IV	—
	—	尿烷	1000IP	—

[a] 数据来源于 Sharp 和 LaRegina（1998）。
[b] IP—腹腔注射；IV—静脉注射。

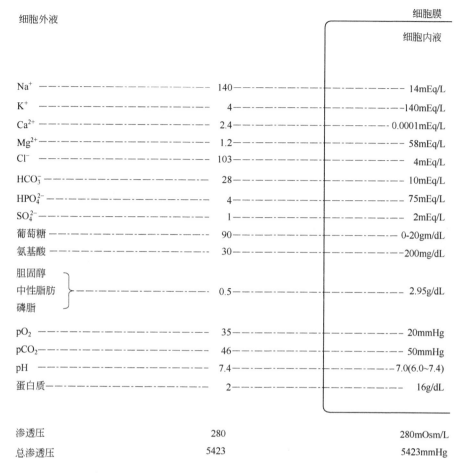

图 13-1 细胞外液和细胞内液的化学成分以及生理差异

参考文献

Altman P. L. and Dittman D. S.，*Respiration and Circulation*，Federation of American Society for Experimental Biology，Bethesda，1971，（*a*）p. 225，（*b*）pp. 388-390，（*c*）pp. 383-385，（*d*）pp. 438–439.

Bäärnhielm C et al.，*In vivo* pharmacokinetics of felodipine predicted from *in vitro* studies in rat, dog and man, *Acta. Pharmacol. Toxicol.* **59**：113-122，1986.

Benet L. Z. and Zia-Amirhosseini P.，Basic principles of pharmacokinetics，*Toxicol. Pathol.* **23**：115-123，1995.

Calabrese E. J.，Animal extrapolation and the challenge of human heterogeneity，*J. Pharm. Sci.* **75**：1041-1046，1986.

Chang，R.，*Physical Chemistry with Applications to Biological Systems*，*2nd Ed.*，Macmillan，New York，1981.

Clark B. and Smith D. A.，Pharmacokinetics and toxicity testing，*CRC Drit. Rev. Toxicol.* **12**：343-385，1982.

Cocchetto D. M. and Bjornsson T. D.，Methods for vascular access and collection of body fluids from the laboratory rat，*J. Pharm. Sci.* **72**：465-492，1983.

Davies B. and Morris，T.，Physiological parameters in laboratory animals and humans，*Pharm. Res.* **10**：1093-1095，1 993.

Dressman J. B.，Comparison of canine and human gastrointestinal physiology，*Pharm. Res. 3* 123-131，1986.

Flecknell P. A.，Anaesthesia，in A. A. Tuffery（ed.），*Laboratory Animals：An Introduction for Experiments*，2nd Ed.，John Wiley & Sons，New York，1995，*(a)* pp. 255-294，*(b)* pp. 324-325.

Frank D. W.，Physiological data of laboratory animals，in E. C. Melby，Jr. and N. H. Altman（eds），*Handbook of Laboratory Animal Science*，*Vol. 11.1*，CRC Press，Cleveland，1974，pp. 23-64.

Gerlowke L. E. and Jain R. K.，Physiologically based pharmacokinetic modeling：principles andapplications，*J. Pharm. Sci.* **72**：1103-1127，1983.

Guyton A. C. and Hall J. E.，*Textbook of Medical Physiology*，9th Ed.，W. B. Saunders Co.，Philadelphia，*(a)* p. 386，*(b)* p. 817.

Havennar R. et al.，Biology and husbandry of laboratory animals，in L. F. M. van Zutphen，V. Baumansand A. C. Beynen（eds.），*Principles of Laboratory Animal Science：A Contribution to the Humane Useand Care of Animals and to the Quality of Experimental Results*，Elsevier，New York，1993，pp. 17-74.

Ilett K. F.，Metabolism of drugs and other xenobiotics in the gut lumen and wall，*Pharmacol. Ther.* **46**：67-93，1990.

Iwarsson K. et al.，Common non-surgical techniques and procedures，in P. Svendsen and J. Hau（eds.），*Handbook of Laboratory Animal Science*，*Vol. 1: Selection and Handling of Animals in BiomedicalResearch*，CRC Press，London，*(a)* 1994，p. *233*，*(b)* p. 231.

Karali T. T.，Comparison of the gastrointestinal anatomy，physiology，and biochemistry of humans andcommonly used laboratory animals，*Biopharm. Drug Dispos.* **16**：35 1-380，1995.

Lin J. H.，Species similarities and differences in pharmacokinetics，*Drug Metab. Dispos.* **23**：1008-1021，1995.

Sharp P. E. and LaRegina M. C.，*The Laboratory Rat*，CRC Press，New York，1998；*(a)* p. 138，*(b)* pp. 1-19，*(c)* pp. 105–107.

Zwart P.，Biology and husbandry of laboratory animals，in L. F. M. van Zutphen，V. Baumans and A.C. Beynen（eds.），*Principles of Laboratory Animal Science：A Contribution to the Humane Use and Care of Animals and to the Quality of Experimental Results*，Elsevier，New York，1993，pp. 17-74.

名词术语

ABC（见 ATP 结合盒）。

绝对生物利用度（absolute biovailability，见相对生物利用度）：与静脉内给药的药物总量剂量相比，在血管外给药后达到全身循环的药物总量比例。血管外给药（F）后的绝对生物利用度估算如下：

$$F = \frac{\text{AUC}_{ex,0-\infty} \times D_{iv}}{\text{AUC}_{iv,0-\infty} \times D_{ex}}$$

式中，$\text{AUC}_{ex,0-\infty}$ 和 $\text{AUC}_{iv,0-\infty}$ 分别为血管外给药或静脉给药后，时间 $0\sim\infty$ 的 AUC；D_{ex} 和 D_{iv} 分别为血管外给药剂量或静脉给药剂量。

准确度（accuracy of assay，见精密度）：测定的相对误差。通过将仪器的响应值代入回归方程来确定质控样品的实验浓度，可以评估分析的准确性。实验浓度与理论（标示值）浓度之间的相对差异产生相对误差。

活性代谢物（active metabolite）：具有显著药理作用的药物代谢物。

主动转运（active transport，见扩散）：药物跨膜的转运机制，是载体介导的，可饱和，需要消耗能量。药物通过主动转运的净运动可以与浓度梯度相反。

ADME：药物动力学特征，即药物的吸收、分布、代谢和排泄。

Akaike 信息准则（Akaike information criterion，AIC）：由 Akaike 提出的一种确定受试化合物血浆暴露量的药动力学模型的统计方法（Akaike H., A new look at the statistical model identification, *IEEE Trans. Automat.Control.* **19**: 716-723，1974）。在不同的模型中，产生最低 AIC 值（负值情况下为最高负值）的模型是描述数据最适合的模型：

$$\text{AIC} = n\ln(\text{WSS}) + 2m$$

式中，n 和 m 分别为模型中使用的数据点和参数的数量；WSS 是加权平方和。

白蛋白（albumin）：最丰富的血浆蛋白 [35～50mg/ml(血浆)]，分子量约为 65000。酸性化合物通常与白蛋白结合。肝脏是人体产生白蛋白的主要器官。

等位基因（allele）：基因的两种或多种替代形式中的一种，在特定的染色体上占据相同的位置（基因座），并包含特定的遗传特征。

异速增长法（allometry）：一种研究方法，用来建立动物的大小、形状、表面积和/或寿命与其对动物生理功能或药物动力学特征的影响之间的经验关系，而不必了解其机制。药物药物动力学中最常用的异速关系是：

$$Y = \alpha X^{\beta}$$

式中，Y 是待考察的药动学参数，例如，清除率或分布容积；X 是生理参数，如体重。异速增长系数（α）和异速增长指数（β）的估计值可分别从上述方程对数图的截距和斜率中获得：

$$\lg Y = \lg \alpha + \beta \lg X$$

α 相（alpha phase，分布相）：静脉注射后血浆药物浓度-时间曲线的初始部分。在这一阶段，血浆中药物浓度的下降通常比后期的阶段（如拟平衡相、消除相或末端相）更为剧烈，这主要是由于在这一阶段药物分子从血浆池中分布到体内其他组织和器官中。药物清除也可能在 α 相发生。

无定形形式（amorphous drug form，见结晶形式）：没有明确晶体结构的固体药物颗粒。一般来说，化学物质的无定形形式比其结晶形式更易溶于水，与结晶化合物相比，口服后可具有更好的吸收。然而，结晶形式在热力学上比无定形形式更稳定，因此随着时间的推移，无定形形式将转变为更稳定的结晶形式。由于无定形形式的这种不稳定性，化合物的制造和质量控制上会优先考虑结晶形式。

拮抗作用（antagonism）：两种不同药物在共同给药后的一种表观总作用，小于单独给药后每种药物所产生的各自作用之和（加和作用）。

APCI（atmospheric pressure chemical ionization）：大气压化学电离。

API（atmospheric pressure ionization）：大气压电离。

ATP 结合盒（ATP binding cassette，ABC）：ATP binding cassette（ABC）家族是原核生物和真核生物中最大的蛋白超家族之一。在真核生物中，这个家族可分为四到六个亚家族。药动学意义上重要的 ABC 蛋白包括 ATP 依赖的主动转运蛋白，如 p-糖蛋白[多药耐药（MDR）基因产物]和多药耐药相关蛋白（MRP），它们负责排泄器官（如肝脏）中各种有机阳离子和阴离子的主动排泄。

AUC：血浆药物浓度-时间曲线下面积。AUC 的单位是浓度乘以时间（例如 $\mu g \cdot h/mL$）。

AUMC：在线性坐标图上，血浆药物浓度与时间曲线的一阶矩曲线下面积（血浆药物浓度与时间乘积-时间曲线下面积）。AUMC 单位是浓度乘以时间的平方（例如：$\mu g \cdot h^2/mL$）（附图 1）。

自身诱导（auto induction）：化合物在单次或多次给药后诱导自身代谢的现象。这可能是由于化合物代谢酶的生成被诱导和/或其体内稳定性被增强（即代谢酶的体内降解被减缓）。当化合物受到自身诱导作用时，多次给药后化合物的暴露程度（如 AUC 和/或 C_{max}）通常低于单次给药后的暴露程度。

BBB（见血脑屏障）。

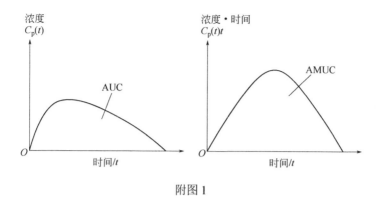

附图 1

β 相（β phase，拟平衡相、后分布期、消除相或末端相）：静脉注射后血浆药物浓度-时间曲线的后期部分。在这个阶段，血浆中药物浓度的降低主要是由于药物分子从血浆中被清除，并且通常比早期阶段（α 相或分布相）更缓。在 β 相，血浆和组织中药物总量的比率保持恒定。

生物检测：通过检测生物活性物质对生物体的影响程度来确定其数量或药理作用。

生物利用度（bioavailability，见绝对生物利用度和相对生物利用度）：任何一种给药途径下到达全身循环系统的药物的一个固定比例。由于静脉给药后药物是 100%到达循环系统的，血管外给药（如口服给药）后的生物利用度（F）可估算如下：

$$F = \frac{D_{iv} \times AUC_{po,0-\infty}}{D_{po} \times AUC_{iv,0-\infty}}$$

式中，D_{iv} 和 D_{po} 分别为静脉和口服剂量；$AUC_{iv,0-\infty}$ 和 $AUC_{po,0-\infty}$ 分别是静脉或口服给药后血浆药物浓度-时间（时间 $0\sim\infty$）曲线下面积。

生物等效性（bioequivalence）：同一剂量水平下不同产品或制剂的药物的生物利用度（包括吸收程度和吸收速率）在统计学上是可比的。口服两种不同制剂后，相同的生物利用度意味着相同的吸收程度和速率。因此，即使两种不同的制剂在口服后产生相同的 AUC（吸收程度），如果由于吸收速率不同而导致时间-浓度曲线（例如 C_{max}、T_{max}、半衰期等）不同，则这些制剂的生物利用度可以认为是不同的（不是生物等效的）。

生物相（biophase）：药物在体内的药理效应部位。

生物转化（biotransformation）：药物在体内经酶或生化作用，转化为其他化学形式，即代谢物。在大多数情况下，内源性或外源性化合物的生物转化过程是不可逆的。生物转化一词可与代谢互换。

血脑屏障（blood brain barrier，BBB）：血液和大脑之间的生理和生化屏障，可限制血液中的内源性和外源性化合物通过毛细血管内皮细胞进入大脑,毛细血管内皮细胞连接非常紧密,没有胞饮小泡。一般来说,分子量在 400~600 以下的脂溶性小分子很容易通过脂质介导的转运方式(译者注:即被动扩散方式)透过血脑屏障(Pardridge W. M., CNS drug design based on principles of blood-brain barrier transport, *J.Neurochem.* **70**:1781-1792,1998)。

快速注射剂量(bolus dose):单次给药的剂量,通常通过静脉快速注射。

BSA(Bovine serum albumin):牛血清白蛋白。

Caco-2 细胞(Caco-2 cells):最初来源于人类结肠腺癌细胞。当在多孔膜上生长时,Caco-2 细胞自发分化成具有肠上皮细胞功能的单层极化细胞。除了细胞旁转运通透性更接近于结肠上皮细胞外,这些细胞的形态和生化特性更接近于小肠绒毛细胞。由于这些特性,Caco-2 细胞系已成为评估外源性物质在人体肠道渗透性的最常用和广泛研究的细胞系之一。

囊片(caplet):胶囊状的包衣片剂。

胶囊(capsule):一种固体剂型,其中原料药和其他辅料,如填充剂,装在通常由明胶制成的软壳或硬壳中。通常情况下,胶囊中的药物释放速度比片剂快。

盒式给药(cassette dosing):鸡尾酒法给药或多合一给药(Cocktail dosing or N-in-1 dosing)。将几种化合物(N)混合在一个溶剂里(1)同时对单个动物给药,而不是一个化合物单独给药。

中央室(central compartment):代表整个血浆池和充分灌注的身体器官和组织隔室,这些区域的药物浓度与血浆中药物浓度瞬间平衡。假设前提是,血浆药物浓度的任何变化都可以通过中央室的药物浓度来定量和定性地反映出来。中央室的容积乘以给定时刻血浆中的药物浓度,表示当时中央室的药物总量。对于许多药物来说,中央室的容积通常大于身体整个血浆池的实际容积。

螯合作用(chelation):在一个分子内部发生的氢原子或金属原子被结合从而被"抓住"的反应(如铁与血红素的螯合作用或钙与 EDTA 的螯合作用)。(译者注:原书中所指的氢原子是指可以被金属离子替换的活泼氢原子,这是广义上的螯合作用所涉及的)

手性(chirality,见对映体):在镜像上不能互相重合的分子称为手性分子。分子的手性是其对映体存在的充分和必要条件。

手性中心(chiral center,见对映体):连接有四个不同基团的一个碳原子。

时辰药理学(chronopharmacology,chronergy):药物的药理作用随时间的变化而发生的节律性规律性变化。

时辰药物动力学(chronopharmacokinetics):药物动力学随时间而发生的节律性变化。

年节律(cirannual rhythm):周期为一年的生物节律。

昼夜节律（circadian rhythm）：周期为 24h 的生物节律。

清除率（clearance）：清除率最常见的定义是药物在体内（系统清除率）或器官（器官清除率）使用适当参考体液（如血浆）中的浓度归一化后的清除速率。清除率也可以被视为单位时间内参考体液中药物被完全清除的表观容积。

Clg*P* 和 Mlg*P*：化合物的 lg *P* 计算值，这两个值是根据加利福尼亚州波莫纳学院药物化学系或 Moriguchi 等（Moriguchi I. et al, Simple method of calculating octanol/water partition coefficient. Chem.Pharm.Bull.40：127-130，1992）开发的方法计算得出的。

cMOAT（见多药耐药相关蛋白）：位于肝细胞小管膜上的小管多特异性有机阴离子转运体。cMOAT 被认为是 MRP2。

鸡尾酒法给药（cocktail dosing，见盒式给药）。

房室（compartment，见中央室和外周室）：人体中的假想空间，代表一组组织、器官和/或液体，这些组织、器官和/或液体可以被视为一个动力学意义上的均匀单元。房室中药物的动力学均匀性并不一定意味着其中所有组织的药物浓度在任何给定时间都是相等的，而是血浆与各个器官和组织之间达到分布平衡的时间是相似的。

房室模型（compartmental model）：一种解释给药后血浆药物浓度与时间曲线的药物动力学方法，该方法中假设人体可被视为一个或几个不同的房室。在描述血浆浓度-时间曲线的微分方程中，房室的数目等于指数项的数量。例如，如果血浆浓度-时间曲线数据用双指数方程拟合最为合适，则可以使用如附图 2 所示的两室模型。

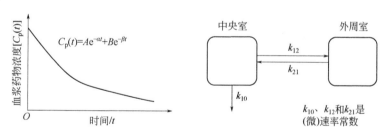

附图 2

控释剂型（controlled-release dosage form，见缓释剂型）：一种固体剂型，与缓释产品相比，在较长时间内以精确控制的速率（通常为零级速率）释放药物。控释剂型的优点是，与普通剂型相比，它们不需要频繁的给药，但仍保持治疗药物的浓度，从而提高患者的依从性。

肌酐（creatinine，见 GFR）：体内以恒定的速率产生的内源性肌肉分解物质。人血浆中肌酐的浓度约 15μg/mL，由于其蛋白质结合可忽略不计，且几乎完全通过肾小球滤过排泄，因此认为肌酐的肾脏清除率与肾小球滤过率（GFR）相同。

交叉研究（crossover study）：在动物（或人类）身上以交叉对应的顺序进行的一种针对不同处理手比对性研究，以使每只动物（或每位人类受试者）都接受这两种处理手段，从而互相作为自身的对照。

结晶形式（crystalline drug form，见无定形形式和多态性）：具有明确可识别结晶形状的固体药物材料。有些化学物质可能以一种以上的结晶形式存在（多态性），这取决于诱导结晶的条件（温度、溶剂、时间、压力等）。

GSF（cerebrospinal fluid）：脑脊液。

环糊精（cyclodextrin，CD）：环状低聚糖。天然环糊精，即 α-、β-和 γ-环糊精，分别是 6、7 和 8 个吡喃葡萄糖单元的环状低聚糖，水溶解度为 150～230mg/mL。在环糊精吡喃糖单元的 2-、3-和 6-羟基处进行化学取代，例如 2-羟丙基 β-环糊精，可以将天然环糊精的水溶解度提高到 500mg/mL 以上。环糊精的三维结构类似于一个截头圆锥体，具有非极性富电子的疏水性内部和亲水性外部（见附图 3）。由于这些结构特征，环糊精可以将化合物的疏水部分"围困"在疏水核内，减少化合物和周围水分子之间的疏水相互作用，从而提高疏水分子甚至肽、蛋白质等生物大分子的水溶性和稳定性。

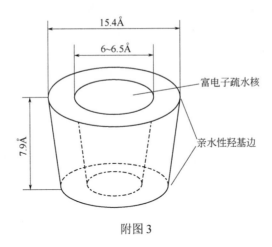

附图 3

深层房室（deep compartment，见外周房室）：代表某些器官或组织的房室，药物从血浆向其分布的速度明显慢于体内其他区域。通过灵敏度高的分析方法或使用放射性标记化合物后通常可以发现药物清除半衰期延长，这可能是由于药物从深层房室缓慢释放所导致。由于在多次给药后药物在这些器官或组织中蓄积，识别与深层房室有关的器官或组织的潜在毒性是非常重要的。

非对映异构体（diastereomers，见手性中心和对映异构体）：互为镜像而不可重叠的立体异构体即对映异构体。一般来说，非对映体异构具有多个手性中心。

一个分子只能有一个对映异构体，但可能有几个非对映异构体。一个分子可能的立体异构体的最大数目等于$2n$，其中n是分子中手性中心的数量。非对映异构体具有相似的化学性质，但具有不同的物理性质，如溶解度、熔点和密度。

扩散（diffusion，见主动转运）：药物跨膜的扩散转运。易化扩散与简单扩散的区别在于其具有更高的转运速率以及这种转运过程具有可饱和性。虽然易化扩散是载体介导的转运，但它与主动转运的不同之处在于物质的转运不会逆浓度梯度进行，即在平衡状态下物质在细胞内外的浓度相等，并且物质的转运不需要能量。

处置（disposition）：药物的处置通常意味着分布和消除（代谢和排泄）过程。

分布系数（distribution coefficient，见分配系数）：分布系数（一般用D或$\lg D$描述）定义为分布平衡时解离和未解离化合物在有机相和水相之间的总比例：

分布平衡时：

$$D = \frac{[未电离化合物]_{平衡时有机相}}{[未电离化合物]_{平衡时水相}+[电离化合物]_{平衡时水相}}$$

分布平衡（distribution equilibrium）：当药物的处置可以用两室模型来充分描述的情况下，静脉注射后，外周室的药物量变化率为零的状态即为分布平衡状态。此时药物的分布容积就是所谓的"稳态表观分布容积"。

分布相（distribution phase，见α相）。

DDS（drug delivery system，见药物递送系统）。

剂量依赖性药物动力学（dose-dependent pharmacokinetics，见 nonlinear kinetics）：不同的剂量水平下，药物在吸收、分布、代谢和排泄过程中表现出的药物动力学行为不同的现象。不同剂量水平下的剂量依赖性血浆浓度-时间曲线表明该药物在体内为非线性动力学。

剂量比例（doseproportionality，见叠加）。

药物递送系统（drug delivery system，DDS）：将药物递送至理想的身体部位进行释放和吸收的技术。例如，透皮贴剂就是一种药物递送系统。

E（见抽提比）。

ED$_{50}$：给药后50%的动物出现药效反应的剂量水平。

EDTA（ethylenediaminetetraacetic acid）：乙二胺四乙酸（$C_{10}H_{16}N_2O_8$，分子量292.24），重金属或二价阳离子（如Ca^{2+}）的螯合剂。EDTA也可用作食品中的抗凝剂或抗氧化剂。

EHC（见肝肠循环）。

电喷雾离子化（electrospray ionization）：利用电喷雾使溶液中的化合物形成离子。在电喷雾端口，通过在窄孔毛细管或电喷雾针中施加电场（通常为3～4kV

电位差），将液相色谱（LC）流出物（样品溶液）雾化成带电的小气溶胶进入大气压区域。电喷雾离子化最适合在 LC 流出物中已经形成离子的化合物、改变 pH 值后易电离的化合物，或可以与小的离子（如 NH_4^+）结合的极性中性分子。

消除相（elimination phase，见 β 相）。

EM（extensive metabolizer，见强代谢）。

乳化剂（emulsifying agent）：能使一种液体在另一种不互溶的液体中形成稳定良好的分散颗粒的一种化学物质［例如聚氧乙烯（50）硬脂酸盐、聚氧乙烯醚蓖麻油］。

乳剂（emulsion）：一种分散剂型，其中药物被包含在某液体的小滴中并完全分散在另一种不互溶的液体中。例如，水包油乳剂是指含药的油滴（内相）分散在水中（外相）。相反，内水相分散在油性外相中的乳剂称为油包水（W/O）乳液。

对映异构体（enantiomers）：两个立体异构体，互为镜像而不可重叠。例如，乳酸的两个对映异构体如附图 4 所示。对映异构体具有相同的物理化学性质，如溶解度、沸点、熔点和非手性分析柱上的保留时间，但在旋转偏振光面上的性能则不同，即右旋（d 或+，向右旋转）或左旋（l 或-，向左旋转）。

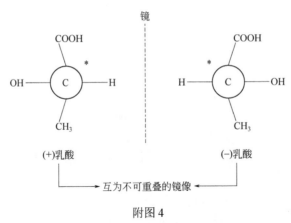

附图 4

包封剂（encapsulating agent）：一种化学物质，用来形成薄壳并将药物或药物制剂包起来，以便于给药。

肠溶衣（enteric coating）：药物固体剂型（如片剂或胶囊）外层包裹的涂层，使制剂安全通过胃的酸性环境进入肠内，在肠内发生崩解或溶解。肠溶片剂或胶囊剂适用于在低 pH 值下不稳定或靶向肠道吸收或病变部位给药的药物。

肝肠循环（enterohepatic circulation，EHC）：排泄到胆汁中的一部分药物在肠道中被重新吸收，并在其后不断地重复这个"排泄到胆汁中然后再从肠中重新吸收"的循环过程。

强代谢者（extensive metabolizer）：对某种药物具有正常代谢活动的个体。

细胞外液（extracellular fluid）：细胞外的液体，由血管内液体和间隙液组成。平均体重70kg的人体内约含有14L细胞外液，约占总体重的20%或总体液的33%（体重70kg的人总体液约为42L）。

抽提比（extraction ratio，*E*）：药物单次通过清除器官如肝脏或肾脏时（从器官的血流入口到出口），从单位体积的血液中抽提的药物分数。抽提比（*E*）是器官清除率（Cl）与血液流速（*Q*）的函数，即 Cl = *QE*。

血管外液体（extravascular fluid）：血管外的液体，由间隙液和细胞内液组成。

血管外给药（extravascular administration）：除直接将药物注入血管内这一给药途径（例如动脉内或静脉内注射）之外的所有其他给药途径。

离体（*ex vivo*）**实验**：用离体的生物样品（例如从经过化合物预处理的动物身上获得的血液或尿液）进行的实验。

FIM（first in man）：首次人体临床实验（见临床Ⅰ期研究）。

一级动力学（first-order kinetics）：浓度[*C*(*t*)]或药物量随时间的变化速率与药物浓度成正比的动力学过程，即：

$$药物浓度的变化速率 = kC(t)$$

式中，*k* 是一级速率常数。

首过效应（first-pass effect，系统前消除）：口服给药后，药物在首次到达全身循环之前的损失，这是由于肠细胞（胃肠道膜）中的药物代谢、肝脏中的药物代谢和胆汁排泄和/或肺中的药物代谢所造成的。

含黄素单氧化酶（flavin-containing monooxygenase，FMO）：除细胞色素P450外，肝微粒体还含有第二类单氧化酶，即含黄素单氧化酶（FMO）。FMO主要存在于肝、肾和肺中，与细胞色素P450一样均被认为是代谢含杂原子化合物的重要酶系。FMO需要NADPH和氧来氧化异物分子上的亲核氮（N）、硫（S）和磷（P）杂原子，而不是直接在碳原子上氧化。FMO不耐热，在没有NADPH的情况下，将微粒体在50℃下加热1min可使其灭活。

倒置动力学（flip-flop kinetics）：用于描述药物从给药部位的吸收速率与进入系统循环后药物体内的清除率相似或慢于其体内清除率的术语。在口服缓释药物制剂后经常可以观察到这一现象。当药物受倒置动力学影响时，口服（p.o.）给药后后期的血浆浓度[*C*p(*t*)]与时间曲线的斜率比静脉（i.v.）快速推注后的斜率要缓，如附图5所示。

FMO（flavin-containing monooxygenase，见含黄素单氧化酶）。

游离药物假说（free drug hypothesis）：一种假设，即某一激素的生物活性由血浆中的游离浓度而不是蛋白结合浓度所决定。（译者注：原书中对游离药物假说的定义过于狭窄，理由如下：a. 该假说并不限于"某一激素"，而是适用于所有的小分子化合物；b. 该假说还有另一层很重要的意思，即只有游离药物才能通过被动扩散透过生物膜而到达体内各部位。）

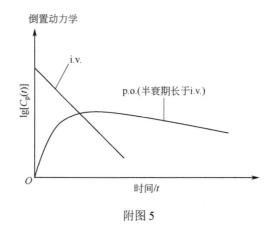

附图 5

无效循环（futile cycling，见可逆代谢）：内源性或外源性化合物的结合代谢物（葡萄糖醛酸结合物或硫酸结合物）不断经历结合物的生成和由一种以上的酶水解回原形化合物的循环现象。

GCP（good clinical practice，见临床实验质量管理规范）。

基因治疗（gene therapy）：一种用于疾病（主要由基因缺陷引起的疾病）治疗的方法。将人类基因递送到靶器官，随后产生一种"基因产物"或蛋白质（例如酶），它可以起到药物的作用。基因的递送可以通过脂质体、DNA 载体或重组逆转录病毒来实现。

基因型（genotype）：生物染色体中包含的遗传信息（基因）的基本分类。

GFR（glomerular filtration rate，见肾小球滤过率）。

GLP（good laboratory practice）：良好实验室规范。

肾小球滤过率（glomerular filtration rate，GFR）：肾小球滤过率可作为受试者肾功能的一个指标。通常，肾功能不全会导致肾小球滤过率降低。

谷胱甘肽 *S*-转移酶（glutathione *S*-transferase，GST）：谷胱甘肽 *S*-转移酶是 Ⅱ 相解毒系统的重要组成部分。谷胱甘肽结合反应通过催化谷胱甘肽与底物（疏水的和通常有毒的底物）上亲电基团的结合来保护细胞免受氧化性和化学性诱导的毒性和压力。在肝脏中，谷胱甘肽 *S*-转移酶占细胞质总蛋白的 5%。

GMP（good manufacturing practice）：良好生产质量管理规范。

临床实验质量管理规范（good clinical practice，GCP）：临床实验计划和执行的指南。

gp170（见 P-糖蛋白）。

GST（glutathione *S*-transferase，见谷胱甘肽 *S*-转移酶）。

Gunn 鼠（Gunn rat）：Wistar 大鼠的突变品种，遗传上缺乏某些糖苷配基的结合，例如胆红素、平面的且大体积酚类。

半衰期（half-life）：血液或血浆中的药物浓度（或体内药物浓度）降至参考值一半所需的时间。

加热雾化器（heated nebulizer）：一种液相色谱（LC）-质谱（MS）接口，由气动雾化器和加热去溶剂管（或室）组成，用于将样品溶液（LC 柱流出物）引入大气压化学电离源（APCI）。在加热雾化器中，LC 柱子的流出物在室温下被气动雾化到加热管中，在其中 LC 流出物的溶剂蒸发（去溶剂化过程）。由于样品溶液挥发需要热量，所以加热雾化器不适用于不耐热化合物。

红细胞比容（hematocrit）：血液中红细胞的组成比例。红细胞比容可以通过在"红细胞比容管"中对血液进行离心，直到红细胞在试管底部紧密地堆积起来后进行测定。健康男性和女性的红细胞比容值分别约为 0.4 和 0.36。

Henderson-Hasselbalch 方程（Henderson-Hasselbalch equation）：说明酸碱 pH 和 pK_a 之间关系的方程式。

$$酸(HA): \quad pH = pK_a + lg([A^-]/[HA])$$

$$碱(B): \quad pH = pK_a + lg([B]/[BH^+])$$

异方差性（heterocedacity，见同方差性）。

同方差性（homocedacity）：当线性回归中计算的残差彼此独立且呈方差相等时正态分布，数据方差相等的条件称为同方差性。当存在不相等时，数据方差不相等的条件称为异方差性（heterocedacity）（附图 6）。

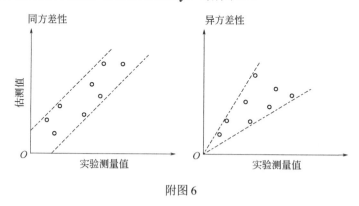

附图 6

体内稳态（homeostasis）：负责维持生物体内生化和生物学功能及状态恒定的生理过程。

HPL[(high-pressure(or performance)liquid chromatography)]：高压（或高效）

液相色谱法。

混合速率常数（hybrid rate constant，见房室模型）：由一个以上微常数组成的表观速率常数。例如，用于描述药物静脉注射后双相血浆浓度-时间曲线的双指数方程即 $C_p(t)=Ae^{-\alpha t}+Be^{-\beta t}$ 中的指数 α 和 β 就是混合常数，因为它们是二房室模型中的微常数 k_{10}、k_{12} 和 k_{21} 的函数。

高渗溶液（hypertonic solution）：与对照溶液相比，渗透压更高的溶液。例如，氯化钠含量超过 0.9%的溶液被认为对细胞内液（渗透压为 280mOsm/L，相当于 0.9%氯化钠溶液）具有高渗性。

低渗溶液（hypotonic solution）：与对照溶液相比，渗透压更低的溶液。例如，氯化钠含量低于 0.9%的溶液被认为对细胞内液（渗透压为 280mOsm/L，相当于 0.9%氯化钠溶液）具有低渗性。

逆时针滞后（hysteresis）：药物的血浆浓度与其所观察到的药效之间的表观关系随时间的变化。当将血浆药物浓度与相应的观察到的药效作图，并且将这些点按时间顺序连接后，在相同药物浓度下观察到的药效有时会不同。如果在相同的血浆浓度下，在较晚的时间点的药效比在较早的时间点的药效低，这种浓度-效应关系随时间的变化关系称为"顺时针滞后（或 proresis）"；如果在相同血药浓度下，较晚时间点的药效强度比在较早的时间点强，这种现象被称为"逆时针滞后（或 hysteresis）"。

I.A.注射（intraarterial injection）：动脉注射。

研究者手册（Investigator's Brochure，IB）：由申办者向所有临床研究人员提供的关于研究中新药（IND）已知信息的一份文件，这份文件中包含所有该 IND 相关的信息，如动物与人体内的药理毒理作用（如有任何数据）。

ICH（international committee of harmonization）：人用药品注册技术要求国际协调会议。

I.M.注射（intramuscular administration）：肌内注射。

IND（investigational new drug）：研究中的新药（见临床 I 期研究）。

诱导剂（inducer）：一种可以增加组织中代谢酶的浓度，从而提高内源性或外源性底物代谢速率的化合物。

诱导（induction，或酶诱导）：酶的含量或活性的增加。代谢酶的诱导通常导致药物更快的代谢，这可能是由于酶的合成增强和/或原有酶活性的增加所致。外源物质促进酶合成是酶诱导最常见的机制。如果一种药物诱导了自身的代谢，称为自身诱导。

抑制（inhibition）：酶的含量或活性的降低。代谢酶的抑制通常导致药物代谢减慢，这可能是由于酶的合成受到抑制和/或原有酶活性的灭活所致。根据抑制剂与酶相互作用的模式，存在三种不同类型的抑制，即竞争性、非竞争性和反竞争性抑制。a.竞争性抑制：抑制剂与底物竞争酶的相同结合位点，与没有抑制剂的情况相比，这种类型的抑制使米-曼氏常数 K_m 增加，但最大速率 V_{max} 没有变化。b.非竞争性抑制：抑制剂与未结合的酶以及酶-底物复合物相结合。这种类型的抑制导致 V_{max} 降低，但 K_m 没有变化。c.反竞争性抑制：抑制剂与酶-底物复合物结合。这种类型的抑制导致 V_{max} 和 K_m 均降低。

原位（*in situ*）**实验**：使用完整的器官或组织进行的实验。

间隙液（interstitial fluid）：存在于细胞间空间的液体，细胞间空间即所谓的间隙（等于细胞外液减去血浆体积）。平均体重 70kg 的人体内大约有 11L 的间隙液，约占总体重的 16%或总体液的 26%（70kg 的人体内约有 42L 总体液）。间隙液是通过血浆的过滤和毛细管膜扩散产生的，除了血浆蛋白浓度较低以外，成分几乎与血浆相同。

细胞内液体（intracellular fluid）：细胞内的液体。平均体重 70kg 的人体内大约有 28L 细胞内液体，约占全身的 40%体重或体液总量（70kg 的人体内约有 42L 总体液）的 67%。

血管内液体（intravascular fluid）：存在于血管内的液体，即血浆水。

固有清除率（intrinsic clearance）：一般来说，固有清除是指清除器官（例如肝脏）在不受其他影响体内药物清除的生理因素限制的情况下，对药物的固有清除能力。例如，在肝血流（将药物输送至肝脏）、膜转运（药物从窦状隙毛细血管到肝细胞）、辅助因子、药物与血液成分的结合均不是药物清除的限制因素的前提下，固有肝清除率就是指肝脏对药物的代谢和/或胆汁排泄清除的固有能力。

体外（*in vitro*）**实验**：在实验室玻璃器皿中进行的实验。

活体（*in vivo*）**实验**：在完好的动物身上进行的实验。

离子电渗透（iontophoresis）：利用微小电流将离子化的分子转移到组织（通常是皮肤）中的过程。

I.P.注射（intraperitoneal injection）：腹腔注射。

等电点（isoelectric point, p*I*）：一个分子如氨基酸、肽或蛋白质分子的净电荷为零时的 pH 值，即在 p*I* 时该分子是电中性的。

异构体（isomers，结构异构体）：具有相同分子式并在化学结构上具有共同特征的不同分子实体。存在两种不同的结构异构体，一种是构造异构体，其原子排列顺序不同；另一种是立体异构体，构造相同，但原子的空间位置不同。例如 1-普萘洛尔（HO—CH₂—CH₂—CH₃）和 2-普萘洛尔（CH₃—CHOH—CH₃）是构造异构体，而(+)-乳酸和(−)-乳酸是立体异构体（见立体异构体）。

等渗溶液（isotonic solution）：与参照溶液具有相同渗透压的溶液。例如，0.9%的氯化钠溶液或 5%的葡萄糖溶液对细胞内液是等渗的，因为它们产生相同的渗透压（280mOsm/L）。

I.V.注射（intravenous injection）：静脉注射。

拉格朗日法（lagrange method）：一种用三次多项式函数拟合曲线的方法，通过数据点如血浆药物浓度[$C_p(t)$]与时间(t)曲线绘制出一条平滑曲线。通常情况下，曲线图中感兴趣区段周围的四个数据点用如下所示的三次函数拟合：

$$C_p(t) = A + Bt + Ct^2 + Dt^3$$

滞后时间（lag time）：从给药到药物进入全身循环或从进入全身循环到发挥药理作用之间的时间。例如，口服固体制剂（如片剂、胶囊剂，尤其是肠溶片等）后，经常可以观察到给药与药物在全血或血浆中暴露的时间上的滞后。这种延迟是由于药物在被吸收之前，剂型在胃肠道中的崩解和/或溶出的时间需要几分钟到几小时不等。

LC（liquid chromatography）：液相色谱法。

LD$_{50}$（半数致死量）：给药后50%的动物致死的药物剂量水平。

线性条件（linear conditions，见线性动力学和可叠加性）：药物的药物动力学过程（如吸收、分布、代谢和排泄）可以用一级动力学进行描述的条件。当某药物在不同剂量水平下的剂量归一化的血浆浓度-时间曲线是可重叠的，并且可以用相同的一级动力学进行很好的描述时，则认为该系统是线性的。

线性动力学（linear kinetics，见一级动力学）：可以使用一级动力学来描述的药物动力学过程。

脂质体（liposome）：由一个双层膜（单膜脂质体）或多个双层膜（多层脂质体）形成的稳定的微观囊泡，这些双层膜（多层脂质体）由各种磷脂和类似的两亲性脂质成分以同心方式围绕在水核周围而构成。当某些磷脂分散在过量的水中时，脂质体会自发形成。脂质体被用作药物递送系统，在其脂质双层中携带亲脂性化合物。

负荷剂量（loading dose）：在治疗开始时与常规剂量方案联合一次性给药的剂量，达到治疗药物浓度的速度比常规剂量更快。

基因座（locus）：任何基因所处的位置。

lg D（见分布系数）：分布系数的对数。在任何给定pH值下，化合物的lg D的粗略估算值可通过从lg P中减去pK_a高于pH值的部分（对于酸）或pH值低于pK_a的差值（对于碱）：

$$\lg D \approx \lg P - \Delta |pK_a - pH|$$

lg $D_{7.4}$：水相中pH值为7.4时测得的lg D。

lg P（见分配系数）：分配系数的对数。

MAD（maximum absorptive dose）：最大吸收剂量。

MAO（monoamine oxidase，见单胺氧化酶）。

物质平衡研究（mass balance study）：在人或动物身上给予放射性标记化合物来阐明该化合物的药物动力学特征，通常是使用小型实验动物，如大鼠或小鼠。小型动物体内的物质平衡研究，使用代谢笼收集尿液和粪便样品来估算药物回收的程度。不同组织和器官中的放射性水平可以通过在不同时间点将动物处死后进行检测来确定。这些研究的主要目的是考察给药后药物及其代谢物在体内的清除途径和程度，并了解药物及其代谢物的组织分布情况（如需要）。这些研究的信息可以用来解释药物潜在的器官毒性。人体中放射性标记化合物的物质平衡研究涉及许多监管和伦理问题，在不同的国家有许多不同的指导原则。一般来说，一项物质平衡研究仅在少数的志愿者（如3~4个）中进行，通常是男性，育龄期妇女排除在外。

MAT（见平均吸收时间）。

多药耐药（MDR，见多药耐药基因产物和P-糖蛋白）。

平均吸收时间（mean absorption time，MAT）：药物分子从给药部位（例如口服给药后在胃肠道）被吸收进入全身循环所需的平均时间。药物的MAT可以通过口服和静脉快速推注给药后的平均滞留时间（MRT）之间的差值来确定。

平均输入时间（mean input time，MIT）：药物分子从血管外给药部位到达全身循环所需的平均时间。血管外给药后药物的MIT可以通过血管外给药和静脉注射给药后的平均滞留时间（MRT）之间的差值来确定。

平均滞留时间（mean residence time，MRT）：给药后药物分子在体内被清除前所经历的平均时间。

机理性抑制剂（mechanism-based inhibitor）：化合物通过酶（例如CYP450）生成代谢产物后，代谢产物与酶形成共价键，从而抑制代谢酶的活性。例如，1-氨基苯并三唑（ABT）是多种细胞色素P450同工酶的机理性抑制剂。ABT经过P450氧化形成苯炔（一种反应性中间体），并共价结合到细胞色素P450的血红素辅基上，从而导致酶活性的不可逆损失。

膜（membrane）：细胞膜基本上由两种不同的分子组成，即脂类和蛋白质类分子。脂类有三种，即磷脂、胆固醇和糖脂。结构中同时具有亲水基团和亲脂基团的磷脂分子排列形成一个双层（厚度约70Å），极性基团构成膜的外表面，而非极性基团则埋藏在膜的内部区域。蛋白质分子可能位于或接近内外膜表面，或部分或全部穿透膜（附图7）。

代谢率（metabolic ratio，MR）：原形药物与其特定代谢物在尿液中排泄量的比值。当某些代谢物是由基因多态性酶所产生的，则这些代谢物的MR值测定可用于多态性酶的表型筛选：

$$MR = \frac{尿液中原形药的总量}{尿液中代谢物的总量}$$

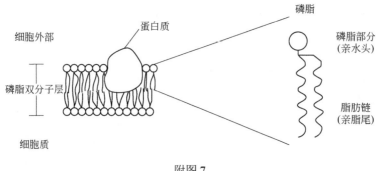

细胞外部　　蛋白质　　磷脂
磷脂部分
(亲水头)

磷脂双分子层

脂肪链
(亲脂尾)

细胞质

附图 7

亚稳态形态（metastable form，见多晶型）：在一定的温度和压力下，存在一种在热力学上最稳定的晶型，但是也存在各种类型的亚稳态结晶形式。化合物的亚稳态形式在一定时间内会转化为稳定的晶体形式。

MFO（mixed function oxidase）：混合功能氧化酶。

MIC（minimum inhibitory concentration，见最低抑制浓度）。

Michaelis-Menten 方程（Michaelis-Menten equation）：描述某些浓度依赖性的生物学或药物动力学过程（例如，蛋白质结合、代谢和主动转运）的方程式，如下所示

$$\frac{\mathrm{d}C}{\mathrm{d}t} = \frac{V_{\max}C}{K_{\mathrm m} + C}$$

式中，C 为底物浓度；$K_{\mathrm m}$ 为 Michaelis-Menten 常数（反应速率为 $V_{\max}$ 一半的底物浓度）；$V_{\max}$ 为反应的最大速率。当底物浓度远低于 $K_{\mathrm m}$ 时，反应速率是浓度的函数[$\mathrm{d}C/\mathrm{d}t = (V_{\max}/K_{\mathrm m})C$，即一级动力学]；而浓度远高于 $K_{\mathrm m}$ 时反应速率则成为常数（$\mathrm{d}C/\mathrm{d}t = V_{\max}$，即零级动力学）。

微透析（microdialysis）：通过将半透膜探针植入动物（可自由活动）的组织或血管来测量细胞外游离药物浓度的技术。典型的微透析探针由一根非渗透管连接一根直径为 200～400μm、分子质量截留为 10000～30000Da 的中空半透纤维膜上，在上面的结构内部再放置一根非渗透管以进行灌注。可以专门设计探针用于匹配不同的组织。微透析探针是双向的。也就是说，它可以通过用等渗溶液灌注冲洗探针内部的管子来从植入部位采集含有药物的样本；也可以通过向管内灌注药物溶液来输送药物。微透析也可用于体外实验，例如，蛋白质结合和药物在微粒体中的代谢（附图 8）。

中间分子（见中间分子学说）：研究者们鉴定出的尿毒症中的一系列特定尿毒症毒素，分子量约为 300 至 12000。代表中间分子的尿毒症滞留溶质包括甲状旁腺素、β_2-微球蛋白、一些肽和葡萄糖醛酸结合物等，其中大多数仍然没有被证实

具有毒性。

中间分子学说（middle-molecule hypothesis）：一种假说，认为尿毒症综合征（伴随肾功能衰竭而发生的肾脏生理生化功能的恶化）是由于一种分子量约为300～12000 的代谢化合物（所谓的"中间分子"）在体内滞留的结果，正常情况下由健康肾脏清除。

最低抑制浓度（minimum inhibitory concentration，MIC）：体外培养病原微生物一定时间后（通常为 18～24h），可抑制琼脂培养基上病原微生物生长的最低药物浓度。

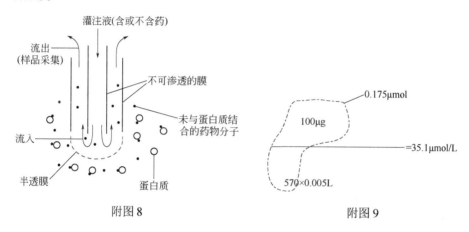

附图8   附图9

MIT（mean input time，见平均输入时间）。

物质的量浓度（molarity，见物质的量）：1L 溶液中溶解的溶质物质的量。1mol/L、1mmol/L 和 1μmol/L 代表 1L 溶液中含有 1mol、1mmol 和 1μmol 药物。因此，物质的量浓度为浓度单位，即摩尔/升：

$$物质的量浓度(mol/L、mmol/L或\mu mol/L)=$$
$$\frac{溶质的物质的量(mol、mmol、\mu mol)}{溶液体积(L)}$$

例如，100μg 化合物 A（分子量为 570）溶于 5mL 水的物质的量浓度为 35.1μmol/L（附图9）。如果需要在 5mL 的 1%DMSO 和水中配制 10μmol/L 的化合物 A，则将 28.5μg 化合物 A 溶解于 50μL 二甲基亚砜中，并添加 4.95mL 水：

$$\frac{10\mu mol \times 570}{1000mL} \times 5mL = 28.5\mu g$$

物质的量（mole）：每 1mol 任何物质含有阿伏伽德罗常量（6.022×10^{23}）的原子或分子。例如，1mol 水分子包含 6.022×10^{23} H_2O 分子，即 12.044×10^{23} H 原

子和 6.022×10^{23}O 原子。1mol 物质的质量等于其分子量，单位为克。例如，1mol、1mmol 和 1μmol 水分别等于 18 g、18 mg 和 18μg：

$$物质的量(mol、mmol或\mu g)=\frac{物质的质量(g、mg或\mu g)}{分子量}$$

单胺氧化酶（monoamine oxidase）：已知单胺氧化酶（MAO）与外源酪胺的代谢以及在一定条件下摄入大量含酪胺的食物所产生的"芝士效应"有关。MAO 催化生物胺的氧化脱氨基反应。它主要分布于线粒体中，但是也有报道在微粒体发现了少量。

MR（metabolic ratio，见代谢率）。

MRM（multiple reaction monitoring）：选择反应监测的模式下同时用于两种物质的检测，例如在药物伴随内标的情况下。

MRP（multidrug resistance-associated protein，见多药耐药性相关蛋白）。

MRT（mean residence time，见平均滞留时间）。

MS（mass spectrometry）：质谱。

MTD（maximum tolerated dose）：最大耐受剂量。

多药耐药相关蛋白（multidrug resistance-associated protein，MRP）：ATP 结合盒式（ABC）转运蛋白家族的一员，分子质量约为 190kDa，能使肿瘤细胞对多种底物产生耐药性。多药耐药相关蛋白（MRP）最早是在多药耐药细胞系中发现的，其中未发现编码为 MDR1 基因的 mRNA 和 P-糖蛋白的过度表达。MRP 也存在于正常细胞中，其组织分布模式与 P-糖蛋白相似，例如，MRP 可存在于肝（小管）、红细胞膜、心脏、肾脏和肠道刷状缘膜以及肺中。人类和啮齿动物肝细胞中至少存在两种不同的 MRP 亚型，即 MRP1 和 MRP2。MRP1 以非常低的水平存在于正常肝细胞的侧膜结构中，而 MRP2 仅存在于肝细胞的小管膜中。MRP1 和 MRP2 被认为与 ATP 依赖性谷胱甘肽（GSH）S-结合物转运体和微管多特异性有机阴离子转运体（cMOAT）相同，它们负责阴离子两亲性结合物（如谷胱甘肽、葡萄糖醛酸结合物和硫酸结合物）的胆汁主动排泄（以 ATP 依赖方式）。

多药耐药基因产物（multidrug resistance gene product，见 P-糖蛋白）：多药耐药基因产物（也称 P-糖蛋白或 P-gp）在细胞膜上起到了 ATP 依赖性药物外排泵的作用，从而降低细胞内的细胞毒药物浓度，是癌细胞对多种化疗药物产生耐药性的潜在原因之一。MDR 基因产物也存在于正常细胞中，其位置仅限于特定器官（如肝、肠、肾和脑）细胞的腔内区域（lumenal domains）。正常细胞中 MDR 基因产物的生理功能似乎与有机阳离子的主动转运有关。正常人细胞有两种不同的亚型，即 MDR1 和 MDR3。大鼠和小鼠细胞有三种 MDR 基因产物，即 *mdr1a*、*mdr1b* 和 *mdr2*（译者注：一种约定俗成的方式是，人的多药耐药基因用大写，而大小鼠的用小写来表示）。MDR1、*mdr1a* 和 *mdr1b* 可以使其他药物敏感细胞产生耐药性,而 MDR3 和 *mdr2* 不产生耐药性。最近的研究表明,正常肝细胞中的 MDR1 和 MDR3 可能分别介导小管膜上的疏水性有机(阳离子)化合物和磷脂酰胆碱的主动胆汁排泄(附表 1)。

附表 1　MDR 基因产物命名

种属	Ⅰ类基因型	Ⅱ类基因型
人	MDR1	MDR3
大鼠、小鼠、仓鼠	mdr1a、mdr1b	mdr2

NADPH（nicotinamide-adenine-dinucleotide-phosphate，烟酰胺腺嘌呤二核苷酸磷酸）：细胞色素 P450 酶氧化反应的辅助因子。

NAT（*N*-acetyltransferase）：*N*-乙酰基转移酶。

NCE（new chemical entity）：新化学实体。

NDA（new drug application，新药申请，见Ⅲ期研究）：在完成Ⅲ期临床实验后，研究中新药（IND）的新药申请（NDA）提交到政府监管机构进行审查，申请上市许可。

幼态持续（neoteny）：由于发育迟缓而导致成年后仍保留了幼年特征，即动物的某种持久的幼年化或从幼年到成年的缓慢发育。涉及人，幼态持续是指在成年人身上仍保留着灵长类动物祖先幼年阶段的形状和生长速度。

N-in-1 给药（N-in-1 dosing，见盒式给药）。

NOAEL（no adverse effect level，无不良反应水平）：在实验动物的毒性研究中未观察到不良（毒性）作用的受试化合物的血浆或全血暴露水平。

非房室模型（noncompartmental model）：一种无需对身体作任何特定房室模型假设的药物动力学分析方法，根据血浆药物浓度与时间的关系曲线估算药物动力学参数，如清除率、分布容积、平均滞留时间和生物利用度。有多种非房室技术，包括统计矩分析和药物血浆浓度与时间曲线的非房室循环模型。

非线性条件（nonlinear condition，见非线性动力学）：药物吸收、分布、代谢和排泄等药物动力学过程不满足一级动力学的条件。当不同剂量水平的单位剂量下血药浓度-时间曲线不可叠加且不能用相同的一级动力学进行恰当的描述时，可以认为系统是非线性的。

非线性动力学（nonlinear kinetics，见米-曼氏方程和零级动力学）：任何不遵循一级动力学的药物动力学的过程。当不同剂量水平的血浆药物浓度与时间曲线不存在可重叠性时，可以识别药物在体内为非线性动力学。在高剂量（或浓度）水平下，药物在吸收、分配、代谢或排泄过程中各种酶或载体介导过程总会出现饱和，因此在高剂量（或浓度）水平下几乎所有药物的药物动力学过程都可以被认为是非线性的。

NONMEM（nonlinear mixed effect modeling，非线性混合效应模型）：一种计算机程序，源代码为 FORTRAN 形式，由加州大学旧金山分校 NONMEM 项目组开发。NONMEM 可以对来自个体或群体药物动力学研究的稀疏数据集进行非线性回归分析。

NSAID（nonsteroidal anti-inflammatory drug）：非甾体抗炎药。

OROS（oral osmotic pump drug delivery system，见渗透泵）：口服渗透泵给药系统。

渗透性（osmolarity）：溶液的容积渗透克分子浓度（每升水的渗透克分子，Osm/L）。一个单位的渗透克分子等于 1mol 溶质，即 6×10^{23} 个分子。例如，1L 水中含有 1mol 葡萄糖的溶液的容积渗透克分子为 1 渗透克分子/升（Osm/L）（葡萄糖）。如果一个分子解离成一个以上的离子，则溶液的渗透压受溶液中渗透活性分子或离子数量的影响。例如，含有 1mol 氯化钠的溶液渗透浓度为 2Osm/L，因为一个氯化钠分子分解成两个离子，即钠和氯离子。

渗透作用（osmosis）：水从低浓度溶质溶液通过两种溶液之间的半透膜（只允许水分子扩散通过）到高浓度溶质溶液的净扩散。

渗透压（osmotic pressure）：为防止渗透（水通过半透膜的净扩散）而必须施加在溶液上的精确压强。溶液的渗透压越高，其溶质浓度越高。

渗透泵（osmotic pump，OROS，口服渗透给药系统）：由加利福尼亚州帕洛阿尔托市的 Alza Co.公司开发的一种固体口服剂型。渗透泵制剂口服给药后，利用渗透药芯和通过半透膜从胃肠道吸取的水分形成渗透压，从而通过一个或多个药物递送小孔以恒定速率释放药物溶液（附图 10）。

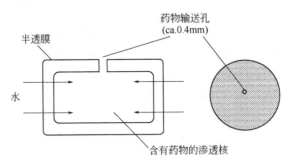

附图 10　口服渗透泵给药系统的横截面图（左）和鸟瞰图（右）

OTC（over-the-counter drug）：非处方药。

PAH（polycyclic aromatic hydrocarbons）：多环芳烃。

PAPS（phosphoadenosine-5-phosphosulfate，磷酸腺苷-5-磷酸硫酸盐）：通过磺基转移酶进行硫酸化所需的辅助因子。

肠外给药（parenteral administration）：通过注射而不进入胃肠道的给药方式，如动脉内（动脉）、关节内（关节）、心内（心脏）、皮内（皮肤）、皮下（皮肤下）、肌内（肌肉）、骨内（骨）、腹腔内（腹腔）、椎管内（脊柱）、静脉内（静脉）或滑膜内（关节液区）注射。

分配系数（partition coefficient，见分布系数）：分配系数（通常描述为 P 或 $\lg P$）定义为平衡时有机相和水相之间未电离化合物浓度之比。分配系数可被视为化合物在未电离或未解离情况下该化合物的固有亲脂性的指标。

$$P = \frac{[未电离化合物]_{有机相}}{[未电离化合物]_{水相}}$$

PC-NONLIN：一种对药物动力学和药效学数据进行非线性回归分析的计算机程序。

PCR（polymerase chain reaction）：聚合酶链反应。

PEG（polyethylene glycol）：聚乙二醇。

拟肽化合物（peptidomimetic compounds）：在化学结构方面类似肽的化合物。具有一个以上酰胺部分，其键合顺序与肽类似。

外周房室（peripheral compartment，见深层房室）：代表一类体内器官和组织的房室，药物在其血浆中的分布比在中央室代表的器官和组织中慢。

经口给药（peroral administration）：药物经口腔进入胃肠道。

PD（pharmacodynamics，见药效学）。

P-糖蛋白[P-glycoprotein，P-gp、gp170 或 MDR 基因产物，见多药耐药（MDR）基因产物]：一种分子质量为 170kDa 的跨膜蛋白，主要的 ATP 依赖性活性转运体，属于 ATP 结合盒式（ABC）转运蛋白超家族。P-糖蛋白（P-gp）最初被认定为一种多药耐药（MDR）基因产物，可从肿瘤细胞中泵出多种抗癌药物如长春碱和柔红霉素，导致这些药物细胞内浓度降低而产生耐药性。其广泛的底物特异性被认为是癌细胞的 P-gp 表达增强产生多药耐药的机制之一。除抗癌药物外，它的底物包括多种肽类如环孢霉素、钙通道阻滞剂如维拉帕米以及各种阳离子。P-gp 也存在于正常组织的管腔膜中，包括肝（肝细胞的小管膜）、肠（肠细胞的刷状缘膜）、肾、肾上腺和脑。根据 *mdr2* 基因敲除小鼠实验结果，肝细胞小管膜磷脂酰胆碱转运作用也被发现是 P-gp 的生理功能之一。

pH 值：水中化学物质氢离子浓度的负对数，表示化合物的酸碱度，范围为 0 到 14；$pH = -\lg[H^+]$。

吞噬作用（phagocytosis）：细胞摄取（"吞噬"）固体颗粒的过程。

药效学（pharmacodynamics）：靶酶或受体所在作用位点的药物浓度与药物药理作用强度之间的关系的研究。

药物遗传学（pharmacogenetics）：对各种药物的反应或代谢差异的遗传（基因）基础的研究。

药物动力学（pharmacokinetics）：通过分析药物在易获得的体液（如血液或血浆）中的浓度随时间变化的规律，研究药物分子在给药后在体内的行为，即吸收、分布、代谢和排泄（ADME）过程。

Ⅰ期临床研究（phase Ⅰ study）：研究中新药（IND）的首次人体内（FIM）实验。这些实验包括对少数健康男性受试者或目标疾病的患者进行短期研究。Ⅰ期临床实验的主要目标是建立剂量-耐受性关系，并在可能的情况下评估药物的药理特性和药效。受试者的数量通常在 20～80 之间。

Ⅱ期临床研究（phase Ⅱ study）：Ⅰ期临床研究之后对患者进行初步的治疗研究。Ⅱ期临床研究的主要目的是评估研究中新药（IND）的有效性和确定常见的短期副作用。这些研究为临床药动学和药效学关系提供信息，通常得到短期药效参数，即所谓的替代终点。一般来说，Ⅱa 期为探索性研究（对照或非对照的），Ⅱb 期为对照研究。参与实验的目标疾病受试者人数在 100～200 之间，并且对照研究通常在双盲和安慰剂治疗的条件下进行。

Ⅲ期临床研究（phase Ⅲ study）：从Ⅱ期临床研究中获得研究中新药（IND）有效性的初步证据后，更大规模的对照和非对照临床实验将启动。Ⅲ期临床研究的主要目的是收集更多有效性和不良反应（安全性）信息，以评价整体获益与风险关系，并验证其剂量范围。参与实验的患有目标疾病或多种疾病的受试者人数通常在 600～800 之间。Ⅲ期临床研究成功后，IND 的新药申请（NDA）将提交政府监管机构审查。

Ⅳ期临床研究（phase Ⅳ study，postmarketing surveillance，上市后监测）：已上市药物的上市后监测和/或临床实验。在这一阶段，将继续考察和研究新的适应证、药物制剂、给药方法、给药方案和目标人群。如果有需要，Ⅳ期临床实验可以作为新药品的上市申请实验进行，其目的与某些国家的上市前实验相似。

表型（phenotype）：生物体的遗传潜能（基因型）与周围环境相互作用所产生的可观察到的结构和功能特性。

基于生理学的药物动力学（PBPK）模型 [physiologically based pharmacokinetic （PBPK）model，或生理药物动力学模型]：基于实际动物生理学和解剖学的药物动力学模型。与传统的房室模型（例如，一房室或二房室模型是在未对动物生理学做细致了解的情况下，对整体机体进行药物处置的研究）不同，基于生理学的药物动力学模型将身体或器官以具有相关解剖位置和生理功能的房室进行描述。换言之，这些生理上更真实的模型中的房室以实际体积表示身体中的实际器官或组织，并根据它们在身体中的解剖位置与适当的器官血流相连接。同时测定不同器官或组织中的药物浓度，就可以实现准确描述目标器官或组织中药物浓度的时间关系。此外，这些模型中参与运算的参数符合实际的生理和物理化学数据，如器官血流速率、体积以及药物在血液和组织之间的分配系数。因此，可以估算和/或预测由于特定器官或组织的功能的生理或病理改变而导致的药物处置动力学的任何变化。由于这些模型的参数反映了实际的生理和解剖测量值，因此基于生理药物动力学的动物推算法为不同物种间的参数外推提供了合理的基础。

p*I* （isoelectric point，见等电点）。

胞饮作用 （pinocytosis）：细胞主动摄取液体的过程。

匹兹堡鸡尾酒法 （Pittsburgh cocktail）：五种代谢酶探针药物，即咖啡因（CYPlA2 的探针）、美芬妥英（CYP2C19）、异喹胍（CYP2D6）、氯唑沙宗（CYP2E1）和氨苯砜（CYP3A 和 *N*-乙酰化），作为代谢考察的"鸡尾酒"同时给药，以评估人体内细胞色素 P450 和 *N*-乙酰转移酶的表型活性（Frye R. F. et al.，Validation of the five-drug "Pittsburgh cocktail" approach for assessment of selective regulation of drug-metabolizing enzymes，*Clin. Pharmacol. Ther.* **62**：365-376，1997）。

PK （见药物动力学）。

p*K*$_a$ （见 Henderson-Hasselbalch 方程）：K_a 的负对数，酸或碱的平衡解离常数。可电离化合物的 pK_a 与其电离和未电离形式浓度相同时的 pH 值相同。pK_a 值越小，酸性越强，而 pK_a 值越大，碱性越强。

安慰剂效应 （placebo effect）：在病人身上观察到的明显的（通常是有益的）治疗效果，为服用惰性物质（安慰剂）后的心理因素引起。

血浆 （plasma，见血清）：血液离心后的澄清上清液。血浆中仍含有凝血因子。

血浆蛋白结合 （plasma protein binding）：血浆蛋白结合表示血浆中药物总量中有多少与血浆蛋白（如白蛋白或 α_1-酸性糖蛋白）结合。

弱代谢者[poor metabolizer，PM，见强代谢者（EM）]：由于遗传缺陷而导致某种代谢酶对特定药物的代谢能力不足的个体。

p.o.给药 （oral administration）：口服给药。

多态性 （polymorphism）：a.一种孟德尔或单基因性状，在群体中至少存在两种表型（也预计至少有两种基因型），两者的频率均不低于群体的 1%～2%。如果频率低于 1%～2%，则称为稀有性状。b.同一化学物质具有不止一种晶型。一些化学物质可以以几种不同类型的结晶形式存在，这取决于诱导结晶的条件，例如温度、溶剂、时间和压力。在特定的温度和压力下，纯化学物质只有一种形式最稳定。其他的形式则被称为亚稳态形式，并可以在一定时间内转化为更稳定的晶体形式。同一化学物质的各种多晶型形式在物理性质上可能不同，例如水溶性和熔点。通常来说，亚稳态形式表现出更高的动力学水溶性，因此比同一化学物质的稳定晶体形式具有更高的溶解速率。然而，在给定的储存条件下最稳定的晶型在药物剂型中通常是优选的，因为其不易化学降解。

上市后监测（postmarketing surveillance，见Ⅳ期临床研究）。

分析精密度（precision of assay，见分析准确度）：一个分析批中重复测定的可重复性（批内方法精密度）和独立分析批之间的可重复性（批间精密度）。

系统前消除（presystemic elimination，见首过效应）。

原代细胞培养（primary cell culture）：一种自生物体直接取出细胞、组织或器官而开始的细胞培养。

初级代谢物（primary metabolite，见次级代谢物）：由母体化合物产生的最初代谢物，尚未进一步代谢。

叠加原则（principles of superposition，见叠加）。

前药（prodrug）：在体内进行生物转化和/或化学降解以产生活性原药的任何化合物。前药可分为两类，即载体连接前药（即通常所称的前药）和生物前体。载体连接的前药包含一种特定的无毒部分（载体），大部分载体具有亲脂性且与活性原药相连，以改变原药的不良理化性质（通常与水溶性和/或膜通透性差有关）。前药在体内，在适当的时机将通过简单的化学或酶水解被切断载体并在体内释放活性药物。载体通常通过酯键或酰胺键与活性原药连接起来。生物前体是指可经体内代谢生成活性代谢物的化合物。它不同于载体连接的前药，因为它并不意味着活性药物和载体部分之间的简单临时连接，而是涉及对活性分子的化学修饰，该修饰会受到体内代谢的影响。设计载体连接的前药的典型标准是：a. 体连接与原药间的连接通常是共价键；b. 连接键主要在体内裂解；c. 性原药的产生必须以正确的动力学进行，以确保效应部位的有效药物水平，并尽量减少前药自身的代谢；d. 药本身及其体内释放的载体无毒。

产物抑制（product inhibition）：母体化合物的代谢产物对其自身代谢的抑制。

辅基（prosthetic group）：某些蛋白质分子的非肽部分，可能与该蛋白质的特定生物活性密切相关。例如，血红素是血红蛋白的辅基。

顺时针滞后（proteresis，见逆时针滞后）。

拟分布平衡相（pseudodistribution equilibrium phase，另见 β 相）：当静脉注射给药后血浆药物浓度与时间[对数 $C_p(t)$ 与 t]的半对数曲线呈双指数下降时，曲线的末端称为拟分布平衡相。这个阶段也被称为 β 相、后分布相、消除相或末端相。在这一阶段，血浆池和体内所有组织之间的药物量之比保持恒定。

定量构效关系（quantitative structure-activity relationship，QSAR）：一系列同类化合物的各种物理化学参数与特定生物学或药理活性的定量效力之间的关系。如果定量构效关系（QSAR）的研究表明某些物理化学性质对特定的药理活性很重要，那么一系列的结构修饰将增强这些性质，从而产生具有更高效力的化合物。药物设计中使用最广泛的 QSAR 方法之一是 Hansch 方法（Hansch C. and Leo A., *Substituent Constantsfor Correlation Analysis in Chemistry and Biology*, John Wiley &

Sons，NewYork，1979）。

外消旋体（racemate，外消旋混合物，另见对映体）：等物质的量对映体的混合物。外消旋混合物不具有旋光性。通常，前缀(±)指特定样品的外消旋性质。例如，(＋)-乳酸和(-)-乳酸的 1∶1 混合物为乳酸的外消旋混合物并且可以用(±)-乳酸表示。

速率常数（rate constant）：将药物量的变化率（dA/dt）与药物量（A）联系起来的比例常数，例如，在最简单的情况下，$dA/dt = kA$，其中 k 是一级速率常数。

限速步骤（rate-limiting step）：在连续发生的动力学过程中速率常数最小的过程，它影响过程到最终结果的总速率。

区域专一性反应（regiospecific reaction）：特定反应的特征，当反应的取向有可能产生几个异构体时，只生成或主要生成其中一个产物的反应。

相对生物利用度（relative bioavailability，见绝对生物利用度）：血管外途径给药后，相同剂量药物在相同途径给药后到达体循环的相对比例。在静脉给药后的暴露水平未知的情况下，可以评估同一药物的几种剂型的相对生物利用度。例如，与口服给药后的剂型 B 相比,剂型 A 的药物的相对生物利用度可以使用以下公式获得：

$$F = \frac{\text{AUC}_{0-\infty,\text{A}} \times D_\text{B}}{\text{AUC}_{0-\infty,\text{B}} \times D_\text{A}}$$

式中，$\text{AUC}_{0-\infty,\text{A}}$ 和 $\text{AUC}_{0-\infty,\text{B}}$ 分别为口服 A 或 B 剂型药物后从零时到无穷大的 AUC；D_A 和 D_B 分别为口服 A 或 B 剂型药物的剂量；F 为生物利用度（在本例中为相对生物利用度）。

肾清除率（renal clearance）：药物通过肾脏的清除率，包括肾小球滤过、主动分泌和被动重吸收。肾清除率可通过以下公式估算：

$$\text{肾清除率} = \frac{\text{尿中原形药总量}}{\text{原形药AUC}}$$

可逆代谢（reversible metabolism）：底物与其代谢物之间通过单一代谢酶的互换性。

5 规则（rule of 5）：一个由 Lipinski 提出的根据化合物的理化性质来评估药物发现过程中化合物口服吸收潜在问题的一般准则（Lipinski C. A. et al.，Experimental and computational approaches to estimate solubility and permeability in drug discovery and development settings，*Adv. Drug Del. Rev.* **23**：3-25，1997）。根据该学说，当观察到以下两个或多个条件的任意组合时，化合物将具有较大可能因其水溶性和/或膜渗透性有限而导致化合物在体内吸收较差：a. 化合物的分子量大于 500；b. 分子中有 5 个以上的氢键供体；c. 分子中有 10 个以上的氢键受体

（氮和氧原子之和）；d. 化合物的 ClgP 大于 5（或 MlgP＞4.15）。这些规则不适用于拟肽化合物或在肠膜中具有主动转运机制的化合物。

安全范围（safety margin，见治疗指数）：动物无不良反应（毒性）暴露水平（NOAEL）与人体产生足够药理反应所需暴露水平之比。

SAR（structure-activity relationship）：构效关系（见定量构效关系）。

S.C.注射（subcutaneous injection）：皮下注射。

次级代谢物（secondary metabolite，见初级代谢物）：由母体化合物产生的初级代谢物而继续生成的代谢物。

选择性（selectivity）：一种分析方法所具有的在样品中存在其他成分时区分和量化目标分析物的内在能力。

血清（serum）：在没有抗凝剂的情况下，红细胞凝结，并将血液离心后的澄清上清液。血清不含凝血因子。

SHAM 分析（SHAM analysis）：从给药后的药-时曲线获得斜率、高度、面积和矩（SHAM）等信息的数据分析。

假手术（sham operation）：通常在对照动物身上进行的外科手术，以考察其对受试化合物在接受相同类型手术的研究动物身上的药物学或药理学特性的影响。

SIM（selected ion monitoring，选择离子监测）：一种质谱操作模式，在这种模式下，对目标化合物特异性的单一离子进行监测。

软药（soft drug）：一种药理上有效的化合物，在发挥其治疗作用后，在体内经历可预测和可控的代谢失活，变成无毒物质。

溶液（solution）：一种液体剂型，含有一种或多种可溶于水的化学物质。

SRM（selected reaction monitoring，选择性反应监测）：串联质谱（MS/MS）中对分析物的一种连续性监测过程。它由三个连续步骤组成：a.在仪器的第一个四极杆中分离分析物的前体离子（母离子）；b.在碰撞室借由氩原子进行裂解；c.在仪器的第三个四极杆中分离出强度高和特征性强的产物离子（子离子）。

稳态状态（steady state condition）：药物进入系统（如机体）的输入速率（给药速率）与该药物从系统中的输出速率（消除速率）相等的状态。例如，药物在体内的稳态可以通过恒定速率的静脉输注来实现。当药物以恒定速率输注到体循环（血液）中时，血浆药物浓度开始升高，直到药物输注速率（输入速率）等于消除速率（输出速率）。在稳态下，体内药物净含量的变化率为零。

立体异构体（stereoisomers，见非对映异构体和对映异构体）：一种特殊的结构异构体，仅在原子空间方向上不同。目前有两种不同类型的立体异构体，即非对映异构体和对映异构体。

立体选择性反应（stereoselective reaction，见非对映异构体和对映异构体）：一种特定反应，在这种反应中优先产生一个非对映异构体（或一对对映异构体），而非所有其他可能的非对映异构体。

立体特异性反应（stereospecific reaction，见非对映体和对映体）：一种特定反应，在这种反应中从立体异构性的起始原料（底物）而产生具有不同立体异构特性的产物。

化学计量学（stoichiometry）：参与化学反应的物质的相对量，根据其在化学反应中的物质的量比例测定。

结构−活性关系（structure-activityrelationship，SAR，见定量结构-活性关系）：各种分子结构与其药理和/或生化活性之间的定量或定性关系。

皮下注射（subcutaneous injection）：通过皮下注射给药。

舌下给药（sublingual administration）：通过舌下给予药物。

自杀性抑制剂（suicide inhibitor，见机理性抑制剂）。

叠加（superposition，剂量比例性，见一级动力学）：剂量归一化后，不同剂量水平的药物血浆浓度与时间曲线可叠加的现象。当药物的动力学过程遵循一级（线性）动力学时，可以观察到药物暴露曲线的可叠加性。可叠加性可以表示药物在体内药动学行为是呈线性的。

悬浮液（suspension）：药物的细小固体颗粒悬浮在合适溶剂中。口服悬浮液通常在水性溶剂中配制，而用于其他目的（例如肌内注射）的悬浮液，可以在非水性溶剂（例如油）中制备。在常规固体剂型如片剂或胶囊给药不方便的情况下，悬浮液可用于药物的大量给药。

缓释剂型（sustained-release dosage form，见控释剂型）：一种固体剂型，与含有同等剂量的常规剂型相比，可以在体内一段较长时间范围内以明显更缓慢的速率释放药物。常规的固体剂型，如片剂或胶囊，是为了在体内快速、完全释放药物。与普通剂型相比，缓释剂型的优点是，维持治疗药物的浓度只需要较少的给药次数，从而提高患者的依从性。

协同作用（synergism）：两种不同药物联合给药后的一种表观总效应，大于单独给药后各自效应的加合（加合效应）。

片剂（tablet）：一种由固体药物颗粒经压缩或模压而成的固体剂型，其可能包含或不包含其它药用辅料，如稀释剂、崩解剂、包衣剂或着色剂。

快速抗药反应（tachyphylaxis，见耐受性）：快速和重复给药后机体对药物反应的降低。

TDR（见治疗药物监测）。

末端半衰期（terminal half-life，见半衰期）：化合物在其血浆浓度-时间曲线的终末阶段的半衰期：

$$t_{1/2} = \frac{-0.693}{\lambda_z}$$

式中，$t_{1/2}$ 是末端半衰期；λ_z 是血浆药物浓度与时间对数线性图（即半对数图）上终末阶段的负斜率。注意，在一室或二室模型中，λ_z 分别与 k 或 β 相同。

治疗药物监测（therapeutic drug monitoring）：监测特定目标药物的浓度，然后适当调整给药方案，以实现对单个患者的最佳治疗。治疗性药物监测（TDM）有时被称为药物浓度监测（DCM），其基本逻辑是药物动力学存在显著的个体间变异性，导致在任何设定的给药速率下呈现的稳态药物浓度范围都很大。对于治疗指数较窄（即毒性与治疗浓度的比值相对较小）的药物，充分的 TDM 尤其重要。

治疗等效性（therapeutic equivalence）：不同产品或制剂中药物的临床疗效和安全性具有可比性。

治疗指数（therapeutic index，见安全范围）：人体血液或血浆中可耐受的最大药物浓度与产生足够药理反应的最小药物浓度之比。

组织房室（tissue compartment，见外周房室）。

耐受性（tolerance）：一次或多次给药后，药物反应程度的降低。反应降低可能是由于效应部位药物浓度的变化和/或药物受体的脱敏所致。

毒代动力学（toxicokinetics）：应用药物动力学原理和技术，对毒性研究中所设的（高）剂量水平下产生的浓度与时间数据进行研究，以确定实验动物体内受试化合物暴露速率、程度和持续时间。

吐温 80：聚氧乙烯山梨醇酐单油酸酯，一种乳化剂。

UDPGA（尿苷二磷酸葡萄糖醛酸）：尿苷二磷酸葡萄糖醛酸转移酶的辅助因子。

UDPGT：尿苷二磷酸葡萄糖醛酸转移酶。

不动水层（unstirred water layer，UWL）：与肠道膜腔表面相邻的不流动水层，可以作为阻止药物分子从肠腔吸收的屏障。

尿毒症中间分子（uremic middle molecules，见中间分子）。

分布容积：体内药物的量与参考体液（如血液或血浆）中测得的药物浓度的比例常数。分布容积不一定代表可识别的生理器官/组织或容积，而是一个假设的容积。通过假设的分布容积，用测定得到的体液中的药物浓度来计算药物在体内的总量。分布的程度取决于化合物的各种物理化学性质，如亲脂性及生理因素，包括血浆和组织中的蛋白质结合以及血液和组织的实际容积。与药物有关的三个重要分布容积参数是中央室分布容积（V_c）、稳态分布容积（V_{ss}）和拟分布平衡分布容积（V_β）。

WBA：全身放射自显影术。

零级动力学（zero-order kinetics，见一级动力学）：一种动力学过程，其中浓度或药量随时间变化的速率恒定，而与药物浓度和时间无关，即：

$$药物浓度变化速率 = k_0$$

式中，k_0 为零级速率常数。

附录

附录 A　重要的药物动力学公式

1. 线性动力学下，一房室模型中 t 时刻的血浆药物浓度

静脉给药后：

$$C_p(t) = C_0 e^{-t}$$

式中　C_0——外推的零时刻血浆浓度（静脉给药剂量/中央室分布容积）；

　　　$C_p(t)$——静脉注射给药后 t 时刻血浆药物浓度。

口服给药后：

$$C_p(t) = \frac{k_a F D_{po}}{V(k_a - k)} \cdot (e^{-kt} - e^{-k_a t})$$

式中　$C_p(t)$——口服给药后 t 时刻血浆药物浓度；

　　　D_{po}——口服给药剂量；

　　　F——口服生物利用度；

　　　k_a、k——分别为吸收和消除速率常数；

　　　V——表观分布容积。

2. 系统血浆清除率

$$Cl_s = \frac{D_{iv}}{AUC_{iv,0-\infty}}$$

式中　Cl_s——系统（血浆）清除率；

$AUC_{iv,0-\infty}$——静脉注射给药后，从零时到无穷大时间内的血浆药-时曲线下面积；

　　　D_{iv}——静脉给药剂量。

3. 系统全血清除率和系统血浆清除率

$$Cl_b \times AUC_b = Cl_p \times AUC_p$$

$$Cl_b \times C_b = Cl_p \times C_p$$

式中　AUC_b、AUC_p——分别为静脉注射给药后全血或血浆药-时曲线下面积；

　　　C_b、C_p——分别为全血或血浆药物浓度；

　　　Cl_b——系统全血清除率；

Cl_p ——系统血浆清除率。

4. 肝全血清除率

充分搅拌模型：

$$Cl_h = \frac{Q_h f_{u,b} Cl_{i,h}}{Q_h + f_{u,b} Cl_{i,h}}$$

平行管模型：

$$Cl_h = Q_h [1 - \exp(-f_{u,b} Cl_{i,h} / Q_h)]$$

式中　Cl_h ——肝清除率；

　　　$Cl_{i,h}$ ——肝固有清除率；

　　　$f_{u,b}$ ——全血中游离药物与总药物浓度的比值；

　　　Q_h ——肝血流速率。

5. 肾血浆清除率

$$Cl_r = \frac{A_{e,0-\infty}}{AUC_{0-\infty}}$$

式中　$A_{e,0-\infty}$ ——从零时到无穷大时间内尿液中药物累积排泄量；

　　　$AUC_{0-\infty}$ ——给药后从零时到无穷大时间的血浆药-时曲线下面积；

　　　Cl_r ——肾清除率。

6. 稳态分布容积

$$V_{ss} = \underbrace{\frac{D_{iv}}{AUC_{iv,0-\infty}}}_{Cl_s} \times \underbrace{\frac{AUMC_{iv,0-\infty}}{AUC_{iv,0-\infty}}}_{MRT}$$

式中　$AUC_{iv,0-\infty}$——静脉注射给药后从零时到无穷大时间的血浆药-时曲线下面积；

　　　$AUMC_{iv,0-\infty}$——静脉注射给药后从零时到无穷大时间的一阶矩血浆药-时曲线下面积；

　　　Cl_s ——系统血浆清除率；

　　　MRT ——平均滞留时间；

　　　V_{ss} ——稳态分布容积。

或

$$V_{ss} = V_p + \frac{f_u}{f_{u,t}} \times V_t$$

式中　V_p ——血浆实际生理容积；

V_t ——药物分布的血管外空间（间隙液和组织）的实际生理容积；

f_u ——血浆中游离药物与总药物浓度的比值；

$f_{u,t}$ ——血管外空间中游离药物与总药物浓度的平均比值。

7. 末端半衰期

$$t_{1/2} = \frac{-0.693}{\lambda_z}$$

式中　λ_z ——血浆药物浓度-时间曲线半对数图末端相斜率的负值。λ_z 与描述血浆药-时曲线的单指数或双指数微分方程的指数系数 k 或 β 相同；

　　　$t_{1/2}$ ——末端半衰期。

或

$$t_{1/2} = \frac{-0.693V_{ss}}{\lambda_z}$$

仅适用于静脉注射后可通过一房室模型正确描述血浆药-时曲线的情况。否则，$t_{1/2}$ 是末端相的分布体积 V_{β} 的函数，而非稳态分布容积 V_{ss} 的函数（$V_{\beta} > V_{ss}$）。

8. 口服生物利用度

$$F = \frac{AUC_{po,0-\infty} \times D_{iv}}{AUC_{iv,0-\infty} \times D_{po}}$$

式中　$AUC_{iv,0-\infty}$ ——静脉注射给药后，从零时到无穷大时间内的血浆药-时曲线下面积；

　　　$AUC_{po,0-\infty}$ ——口服给药后，从零时到无穷大时间内的血浆药-时曲线下面积；

　　　D_{iv} ——静脉给药剂量；

　　　D_{po} ——口服给药剂量；

　　　F ——口服生物利用度。

9. 平均滞留时间

$$MRT = \frac{AUMC_{0-\infty}}{AUC_{0-\infty}}$$

式中　$AUC_{0-\infty}$ ——给药后，从零时到无穷大时间内的 AUC；

　　$AUMC_{0-\infty}$ ——给药后，从零时到无穷大时间内的 AUMC；

　　　MRT ——平均滞留时间。

10. 平均吸收时间

$$MAT = MRT_{po} - MRT_{iv}$$

式中　　MAT ——平均吸收时间；

MRT_{iv}、MRT_{po} ——分别为静脉注射或口服给药后的 MRT。

11. 持续静脉输注后的稳态血浆药物浓度

$$C_{p,ss} = \frac{k_0}{Cl_s}$$

式中　$C_{p,ss}$ ——连续静脉输注后的稳态血浆药物浓度；

　　　Cl_s ——系统血浆清除率；

　　　k_0 ——输注速率。

12. 代谢物动力学

$$AUC_{0-\infty} \times f_m \times Cl_s = AUC_{0-\infty,m} \times Cl_m$$

式中　$AUC_{0-\infty}$，$AUC_{0-\infty,m}$——分别为给药后从零时到无穷大时间内的药物

　　　　　　　　　　　　　的 AUC 和代谢物的 AUC；

　　　Cl_s、Cl_m ——分别为药物和代谢物的系统血浆清除率；

　　　f_m ——药物转化为代谢物的比例。

13. 全血和血浆浓度的关系

$$C_b = Hct \times C_{rbc} + (1 - Hct)C_p$$

式中　C_b ——全血药物浓度；

　　　C_{rbc} ——红细胞中药物浓度；

　　　C_p ——血浆药物浓度；

　　　Hct ——红细胞比容。

14. 口服给药后吸收入门静脉的药物量

质量平衡法：

$$A_a = Q_{pv}(AUC_{po,pv} - AUC_{po,sys})$$

式中　　　　　A_a ——口服后吸收进入门静脉的药物总量；

$AUC_{po,pv}$、$AUC_{po,sys}$ ——分别为口服给药后门静脉和系统全血（若血浆和全血
中的药物浓度相同，也可表示为血浆）中从零时至无
穷大时间内药物的 AUC；

　　　　　　　Q_{pv} ——门静脉血流速率。

清除法：

$$A_a = Cl_b \times AUC_{po,pv}$$

式中　Cl_b ——系统全血（若血浆和全血中的药物浓度相同，也可表示为血浆）
清除率；

　　　$AUC_{po,pv}$ ——口服给药后门静脉全血（若血浆和全血中的药物浓度相同，也
可表示为血浆）的 AUC。

附录 B　典型的药物动力学问题及其可能原因

给药途径	问题	可能原因
口服给药	生物利用度低	吸收受限：水溶性差（溶解速率受限）；膜渗透性差（渗透速率受限）；肠道中 P-糖蛋白或多药耐药相关蛋白外排 肠道中的菌群代谢，例如偶氮化合物的还原 严重的首过代谢：进入体循环前肠道代谢（CYP3A4、CYP2C9、UDPGT 等）；进入体循环前肝清除（代谢和/或胆汁排泄）
	暴露曲线中有多个峰值	肝肠循环：原形药物的肝肠循环；代谢物经胆汁排泄后在肠腔内转化为母体药物（例如，经胆汁排泄的药物葡糖苷酸结合物随后在肠腔内解离）；胃中 pH 的变化 延迟的胃排空
	倒置动力学（口服给药后的末端半衰期比静脉给药末端半衰期长）；	药物吸收缓慢：药物从肠道吸收的速度比从体内消除的速度慢
	随剂量增加，暴露量增加比例低于剂量增加比例	非线性吸收和/或清除：有限的水溶性 吸收过程中肠细胞中活性转运蛋白饱和 蛋白结合饱和
	随剂量增加，暴露量增加比例高于剂量增加比例	非线性吸收和/或清除 吸收过程中肠细胞外排机制饱和 清除机制饱和
	多次给药后暴露量减少	诱导：自身诱导代谢；胆汁和/或肠道排泄的 P-糖蛋白诱导 多房室分布
静脉给药	暴露量曲线呈双指数下降	非线性蛋白结合：初始期的高浓度下的饱和蛋白结合率 非线性代谢：后期的代谢产物对原形药物代谢的抑制作用
	暴露量在开始持续或升高，然后下降	非线性清除率：初始期的底物代谢抑制 药物在注射部位沉淀并随后溶解
	半衰期短	快速清除：高度代谢、胆汁和/或肾脏消除 蛋白结合率低 分布容积小：药物被限制在血浆中；血浆中的蛋白结合比组织中更广泛
	较高剂量水平下半衰期较长	非线性清除率 在低浓度下检测灵敏度的限制（如检测灵敏度更高，则不会观察到剂量依赖性半衰期变化） 代谢产物抑制

附录 C　动物实验参考文献

动物生理学

Altman P. L. and Dittmer D. S.，Respiration and Circulation，Federation of American Society for Experimental Biology，Bethesda，1970.

Dressman J. B.，Comparison of canine and human gastrointestinal physiology，*Pharm. Res.* **3**：123-131，1986.

Frank D. W.，Physiological data of laboratory animals，in E. C. Melby Jr. and N. H. Altman（eds.），*Handbook of*

Laboratory Animal Science, *Vol II* CRC Press, Cleveland, 1974, pp. 23-64.

Havenaar et al., Biology and husbandry of laboratory animals, in L. F. M. van Zutphen, V. Baumans and A. C. Beynen (eds.), *Principles of Laboratory Animal Science: A Contribution to the Humane Use and Care of Animals and to the Quality of Experimental Results*, Elsevier, New York, 1993, pp. 17-74.

Kararli T. T., Comparison of the gastrointestinal anatomy, physiology, and biochemistry of humans and commonly used laboratory animals, *Biopharm. Drug Dispos.* **16**: 351-380, 1995.

Lindstedt S. L. and Calder III W. A., Body size, physiological time and longetivity of homeothermic animals, *Q. Rev. Biol.* **56**: 1-16, 1981.

动物处理

Andrews E. J. et al., Report of the AVMA panel on Euthanasia, *JAVMA* **202**: 229-249, 1993.

Coates M. E., Feeding and watering, in A. A. Tuffery (ed.), *Laboratory Animals: An Introduction for New Experiments*, *2nd Ed.*, John Wiley & Sons, New York, 1995, pp. 107-128.

Gregory J. A., Principles of animal husbandry, in A. A. Tuffery (ed.), *Laboratory Animals: An Introduction for New Experiments*, *2nd Ed.*, John Wiley & Sons, New York, 1995, pp. 87-106.

Laboratory Animal, Reference Series *[The Laboratory Mouse (T. L. Cunliffe-Beamer, 1998)*, The Laboratory Guinea Pig* (L. Terril, 1998), *The Laboratory Hamster and Gerbil* (K. Field, 1998), *The Laboratory Cat* (B. J. Martin, 1998), *The Laboratory Rat* (P. Sharp and M. LaRegina, 1998), and *The Laboratory Rabbit* (M. A. Suckow and F. A. Douglas, 1997)], CRC Press, Boca Raton, FL.

Mann M. D. et al., Appropriate animal numbers in biomedical research in light of animal welfare considerations, *Lab. Animal Sci.* **41**: 6-14, 1991.

Morton D. B. et al., Removal of blood from laboratory mammals and birds, First report of the BVA/FRAME/RSPCA/UFAW joint working group in refinement, *Lab. Animals* **27**: 1-22, 1993.

Morton D. B. and Griffiths P. H. M., Guidelines on the recognition of pain, distress and discomfort in experimental animals and an hypothesis for assessment, *Vet. Record* **16**: 431-436, 1985.

Runciman W. B. et al., A sheep preparation for studying interactions between blood flow and drug disposition. I: physiological profile, *Br. J. Anaesth.* **56**: 1015-1028, 1984.

动物疾病模型

Cawthorne M. A. et al., Adjuvant induced arthritis and drug-metabolizing enzymes, *Biochem. Pharmacol.* **25**: 2683-2688, 1976.

Cypess R. H. and Hurvitz A. I., Animal models, in E. C. Melby Jr. and N. H. Altman (eds.), *Handbook of Laboratory Animal Science*, *Vol. 11*, CRC Press, Cleveland, 1974, pp. 205-228.

Gurley B. J. et al., Extrahepatic ischemia-reperfusion injury reduces hepatic oxidative drug metabolism as determined by serial antipyrine clearance, *Pharm. Res.* **14**: 67-72, 1997.

Ramabadran K. and Bansinath M., A critical analysis of the experimental evaluation of nociceptive reactions in animals, *Pharm. Res.* **3**: 263-270, 1986.

Sofia R. D., Alteration of hepatic microsomal enzyme systems and the lethal action of non-steroidal anti-arthritic drugs in acute and chronic models of inflammation, *Agents Actions* **7**: 289-297, 1977.

转基因动物模型

Cameron E. R. et al., Transgenic science, *Br. Vet. J.* **150**: 9-24, 1994.

Nebert D. W. and Duffy J. J., How knockout mouse lines will be used to study the role of drug-metabolizing enzymes and their receptors during reproduction and development, and in environmental toxicity, cancer and oxidative stress, *Biochem. Pharmacol.* **53**: 249-254, 1997.

动物手术和实验
普外科，样本采集和麻醉

Beyner A. C. et al., Design of animal experiments, in L. F. M. van Zutphen, V. Baumans and A. C. Beynen (eds.), *Principles of Laboratory Animal Science: A Contribution to the Humane Use and Care of Animals and to the Quality of Experimental Results*, Elsevier, New York, 1993, pp. 209-240.

Castaing D. et al., *Hepatic and Portal Surgery in the Rat*, Masson, Paris, 1980.

Chaffee V. W., Surgery of laboratory animals, in E. C. Melby Jr. and N. H. Altman (eds.), *Handbook of Laboratory Animal Science*, Vol. I, CRC Press, Cleveland, 1974, pp. 231-274.

Cocchetto D. M. and Bjornsson T. D., Methods for vascular access and collection of body fluids from the laboratory rat, *J. Pharm. Sci.* **72**: 465-492, 1983.

Heavner J. E., Anesthesia, analgesia and restraint, in W. I. Gay (ed.), *Methods of Animal Experimentation*, Academic Press, New York, pp. 1-36, 1986.

McGuill M. W. and Rowan A. N., Biological effects of blood loss: implications for sampling volumes and techniques, *ILAR News* **31**: 5-20, 1989.

Scobie-Trumper P., Animal handling and manipulations, in A. A. Tuffery (ed.), Laboratory Animals: *An Introduction for Experiments*, 2nd Ed., John Wiley & Sons, New York, 1995, pp. 233-254.

Sharp P. E. and LaRegina M. C., *Veterinary Care*, pp. 105-107, *Experimental Methodology*, pp. 129-159, *The Laboratory Rat*, CRC Press, New York, 1998.

Steinbruchel D. A., Microsurgical procedures in experimental research, in P. Svendsen and J. Hau (eds.), *Handbook of Laboratory Animal Science, Vol. I: Selection and Handling of Animals in Biomedical Research*, CRC Press, London, 1974, pp. 371-382.

Tuffery A. A., *Laboratory Animals: An Introduction for Experiments*, 2nd Ed., John Wiley & Sons, New York, 1995.

Wilsson-Rahmberg M. et al., Method for long-term cerebrospinal fluid collection in the conscious dog, *J. Inves. Sur.* **11**: 207-214, 1998.

代谢/肝灌注/门静脉插管/肝损伤

Effeney D. J. et al., A technique to study hepatic and intestinal drug metabolism separately in the dog, *J. Pharmacol. Exp. Ther.* **221**: 507-511, 1982.

Gerkens J. F. et al., *Hepatic and extrahepatic glucuronidation of lorazepam in the dog*, *Hepatology* **1**: 329-335, 1981.

Gores G. J. et al., The isolated perfused rat liver: conceptual and practical considerations, *Hepatology* **6**: 511-517, 1986.

Iwasaki T. et al., Regional pharmacokinetics of doxorubicin following hepatic arterial and portal venous administration: evaluation with hepatic venous isolation and charcoal hemoperfusion, *Cancer Res.* **58**: 3339-3343, 1998.

Maza A. M. et al., Influence of partial hepatectomy in rats on the activity of hepatic microsomal enzymatic systems, *Eur. J. Drug Metab. Pharmacokinet.* **22**: 15-23, 1997.

Plaa G. L., A four-decade adventure in experimental liver injury, *Drug Metab. Rev.* **29**: 1-37, 1997.

Sahin S. and Rowland M., Development of an optimal method for the dual perfusion of the isolated rat liver, *J. Pharmacol. Toxicol. Methods* **39**: 35-43, 1998.

Sloop C. H. and Krause B. R., Portal and aortic blood sampling technique in unrestrained rats, *Physiol. Behav.* **26**: 529-533, 1981.

Urban E. and Zingery A. A., A simple method of cannulation of the portal vein and obtaining multiple blood samples in the rat, *Experienta* **37**: 1036-1037, 1981.

吸收/肝肠循环/肠灌注

Fujieda Y. et al., Local absorption kinetics of levofloxacin from intestinal tract into portal vein in conscious rat using portal-vein concentration difference, *Pharm. Res.* **13**: 1201-1204, 1996.

Kuipers F. et al., Enterohepatic circulation in the rat, *Gastroenterology* **88**: 403-411, 1985.

Pang K. S. et al., Disposition of enalapril in the perfused rat intestine-liver preparation: absorption, metabolism, and first-pass effect, *J. Pharmacol. Exp. Ther.* **233**: 788-795, 1985.

Tabata K. et al., Evaluation of intestinal absorption into the portal system in enterohepatic circulation by measuring the difference in portal-venous blood concentrations of diclofenac, *Pharm. Res.* **12**: 880-883, 1995.

Tsutsumi H. et al., Method for collecting bile with a T-cannula in unrestrained conscious Beagles, *Exp. Anim.* **45**: 261-263, 1996.

Windmueller H. G. and Spaeth A. E., Vascular autoperfusion of rat small intestine *in situ Methods Enzymol.* **77**: 120-129, 1981.

生物利用度

Dressman J. B. and Yamada K., Animal models for oral drug absorption, in P. G. Welling, F. L. S. Tse, and S. V. Dighe (eds.), *Pharmaceutical Bioequiualence*, *Vol. 48*, Dekker, New York, 1991, pp. 235-266.

Humphreys W. G. et al., Continuous blood withdrawal as a rapid screening method for determining clearance and oral bioavailability in rats, *Pharm. Res.* **15**: 1257-1261, 1998.

Krishnan T. R. et al., Use of the domestic pig as a model for oral bioavailability and pharmacokinetic studies, *Biopharm. Drug Dispos.* **15**: 341-346, 1994.

Lukas G. et al., The route of absorption of intraperitoneally administered compounds, *J. Pharmacol. Exp. Ther.* **178**: 562-566, 1971.

微透析

Deguchi Y. et al., Muscle microdialysis as a model study to relate the drug concentration in tissue interstitial fluid and dialysate, *J. Pharmacobio-Dyn.* **14**: 483-492, 1996.

Evrard P. A. et al., Simultaneous microdialysis in brain and blood of the mouse: extracellular and intracellular brain colchicine disposition, *Brain Res.* **786**: 122-127, 1998.

Telting-Diaz M. et al., Intravenous microdialysis sampling in awake, freely-moving rats, Anal. Chem. **64**: 806-810, 1992.

Terasaki T. et al., Determination of *in vivo* steady-state unbound drug concentration in the brain interstitial fluid by microdialysis, *Int. J. Pharm.* **81**: 143-152, 1992.

胎盘灌注

Poranen A. K. et al., Vasoactive effects and placental transfer of nifedipine, celiprolol, and magnesium sulfate in the placenta perfused *in vitro*, *Hyper. Preg.* **17**: 93-102, 1998.

Schneider H. et al., Transfer across the perfused human placenta of antipyrine, sodium and leucine, *Am. J. Obstet. Gynecol.* **114**: 822-828, 1972.

其他

Beyssac E., The unusual routes of administration, *Eur. J. Drug Metab. Pharmacokinet.* **21**: 181-187, 1996.

Cocchetto D. M. and Wargin W. A., A bibliography for selected pharmacokinetic topics, *Drug Intel. Clin. Pharm.* **14**: 769-776, 1980.

Ramabadran K. and Bansinath M., A critical analysis of the experimental evaluation of nociceptive reactions in animals, *Pharm. Res.* **3**: 263-270, 1986.

附录 D   符号表

α:	双指数微分方程的指数系数。
A_a:	口服后吸收进入门静脉的药物总量。
$A_c(t)$:	中央室在 t 时刻的药物总量。
A_e:	尿液中累积药物排泄量。
$A_{e, 0-\infty}$:	从零时到无穷大时间内尿液中药物累积排泄量。
$A_m(t)$:	静脉给药后 t 时刻体内的代谢产物量。
$A(t)$:	t 时刻体内药物量。
ADME:	吸收、分布、代谢和排泄。
AUC:	血浆药物浓度-时间曲线下面积。
AUC_m:	血浆中代谢物浓度-时间曲线下面积。
AUC_{ia}:	动脉注射给药后的血浆药物浓度-时间曲线下面积。
AUC_{ip}:	门静脉（或腹腔）注射给药后的血浆药物浓度-时间曲线下面积。
AUC_{iv}:	静脉注射给药后的血浆药物浓度-时间曲线下面积。
AUC_{po}:	口服给药后的血浆药物浓度-时间曲线下面积。
$AUC_{po,pv}$:	口服给药后门静脉全血（或血浆）中药物的 AUC。

$AUC_{po,vc}$: 口服给药后腔静脉全血（或血浆）中药物的 AUC。

AUMC: 一阶矩血浆药物浓度-时间曲线下面积。

β: 双指数微分方程的指数系数。

C: 浓度。

$C_{avg,ss}$: 固定给药剂量和给药间隔，稳态时一个给药间隔期间平均血浆药物浓度。

$C_b(t)$: t 时刻全血药物浓度。

$C_e(t)$: t 时刻效应部位药物浓度。

$C_{in,ss}$: 稳态时进入消除器官的全血药物浓度。

C_{int}: 胃肠液中的药物浓度。

$C_{i,u}$: 肝细胞内或可用于代谢酶和/或胆汁排泄的游离药物浓度。

$C_m(t)$: t 时刻血浆中代谢物浓度。

C_{max}: 血管外给药后血浆最高药物浓度。

$C_{out,ss}$: 稳态时离开消除器官的全血药物浓度。

$C_p(0)$: 静脉注射给药后零时血浆中的假想药物浓度，通过将血浆药物浓度-时间曲线外推至零时估算获得。

$C_p(t)$: t 时刻血浆药物浓度。

$C_{p,ss}$: 静脉输注后的稳态血浆药物浓度。

C_{rbc}: 红细胞中的药物浓度。

C_{ss}: 稳态药物浓度。

$C_t(t)$: 药物分布 t 时刻血管外空间中的平均药物浓度。

$C_T(t)$: t 时刻外周房室（组织）中的平均药物浓度。

$C_u(t)$: t 时刻血浆中游离药物浓度。

Cl_b: 系统全血清除率。

Cl_{bl}: 胆汁清除率。

Cl_d: 分布清除率。

Cl_g: 肠清除率。

Cl_h: 肝（血）清除率。

$Cl_{i,h}$: 肝固有清除率。

Cl_m: 产生特定代谢物的代谢清除率。

$Cl_{(m)}$: 代谢物的系统清除率。

Cl_{nr}: 非肾脏清除率。

Cl_{other}: 药物的除通过代谢为特定代谢物之外的清除率。

Cl_p: 血浆清除率。

Cl_r:	肾脏清除率。
Cl_s:	系统（血浆）清除率。
Cl_u:	游离药物清除率。
CYP:	细胞色素 P450。
D_{ia}:	动脉给药剂量。
D_{ip}:	门静脉（或腹腔）给药剂量。
D_{iv}:	静脉给药剂量。
D_n:	分散数。
D_{po}:	口服给药剂量。
E:	抽提比或药物作用。
E_g:	肠抽提比。
E_h:	肝抽提比。
$E(t)$:	药物在 t 时刻的药理作用。
EC_{50}:	半数效应浓度。
E_{max}:	药物最大效应。
F:	（口服）生物利用度。
F_a:	口服给药后从肠腔吸收进入胃肠上皮细胞的药物分数。
f_e:	排泄至尿液中的原形药回收分数。
F_g:	口服给药后逃过系统前肠道消除而被吸收进入肠上皮细胞的药物分数。
F_h:	单次通过肝脏而未被肝脏消除的药物分数，或口服给药后进入肝脏而逃过系统前肝脏消除的药物分数。
F_l:	单次通过肺脏而未被肺脏消除的药物分数，或口服给药后进入肺脏而逃过系统前肺脏消除的药物分数。
f_m:	被代谢的药物占剂量的分数。
F_r:	经肾小球和近曲小管过滤和分泌后从肾远端小管被重吸收的药物分数。
F_s:	口服给药后以原形药形式进入体循环的药物分数（也考虑肺首过效应在内）。
f_u:	血浆中游离药物与总药物浓度的比值。
$f_{u,b}$:	全血中游离药物与总药物浓度的比值。
$f_{u,t}$:	组织（血管外间隙）中游离药物与总药物浓度的平均比值。
GFR:	肾小球滤过率。
Hct:	红细胞比容。
IC_{50}:	半数抑制浓度。

k:	一级速率常数。
k_{10}:	中央室一级消除速率常数。
k_{12}、k_{21}:	分别为从中央房室至外周房室或从外周房室至中央房室的一级分布速率常数。
k_a:	一级吸收速率常数。
K_m:	代谢酶和/或胆汁排泄的米-曼氏常数或表观米-曼氏常数。
k_m:	母体药物形成代谢物过程相关的一级速率常数。
$k_{(m)}$:	代谢物消除过程相关的一级速率常数。
k_0:	药物输注速率常数或零级速率常数。
MAT:	口服给药后药物的平均吸收时间。
MIT:	药物的平均输入时间。
MRT:	平均滞留时间。
MRT_{abs}:	溶液中药物分子吸收进入体循环的 MRT。
MRT_{disint}:	经口给药后由固体制剂崩解至混悬液的 MRT。
MRT_{diss}:	经口给药后混悬液中的固体药物颗粒溶解的 MRT。
MRT_{iv}:	静脉注射后 MRT。
MRT_{po}:	口服给药后 MRT。
P450:	细胞色素 P450。
P_{app}:	表观膜渗透性。
P_{int}:	肠膜渗透性。
Q:	血流速率。
Q_h:	肝血流速率。
Q_{pv}:	门静脉血流速率。
Q_r:	肾血流速率。
R:	蓄积因子。
S_{int}:	可用于药物吸收的肠膜有效表面积。
$t_{1/2}$:	血浆药物浓度-时间曲线图在末端相的半衰期。
t_{last}:	可定量药物浓度的最后一个时间点。
t_{max}:	血管外给药后达到 C_{max} 的时间。
V:	表观分布容积。
V_{β}:	以血浆药物浓度为基础的 β 相（或末端相）表观分布容积。
V_c:	以血浆药物浓度为基础的中央房室表观容积。
$V_{extrapolated}$:	药物的初始稀释体积。

V_m:　　　代谢物的表观分布容积。

V_{max}:　　酶促反应的最大速率或代谢酶和/或胆汁排泄的表观最大速率。

V_p:　　　血浆真实生理容积。

V_{ss}:　　以血浆药物浓度为基础的稳态表观分布容积。

$V(t)$:　　t 时刻药物表观分布容积。

V_t:　　　血浆外药物分布的血管外空间（血细胞、间隙液和组织）的真实生理容积。

V_T:　　　药物的外周房室（组织）表观容积。

λ:　　　半对数坐标上血浆药物浓度-时间曲线末端相的负斜率。